"十三五"高等职业教育医药院校规划教材/多媒体融合创新教材

供护理、助产、相关医学技术类等专业使用

急危重症护理学

JIWEI ZHONGZHENG HULIXUE

主编◎ 王建英　王福安

郑州大学出版社

郑　州

图书在版编目(CIP)数据

急危重症护理学/王建英,王福安主编.—郑州:郑州大学出版社,2018.2(2021.1 重印)

ISBN 978-7-5645-4902-2

Ⅰ.①急… Ⅱ.①王…②王… Ⅲ.①急性病-护理学②险症-护理学 Ⅳ.①R472.2

中国版本图书馆 CIP 数据核字（2017）第 264408 号

郑州大学出版社出版发行
郑州市大学路 40 号　　　　　　　邮政编码:450052
出版人:孙保营　　　　　　　　　发行电话:0371-66966070
全国新华书店经销
郑州龙洋印务有限公司
开本:850 mm×1 168 mm　1/16
印张:14
字数:341 千字
版次:2018 年 2 月第 1 版　　　　　印次:2021 年 1 月第 2 次印刷

书号:ISBN 978-7-5645-4902-2　　　定价:37.00 元

本书如有印装质量问题,由本社负责调换

作者名单

主　　编　王建英　王福安
副 主 编　张旭明
编　　委　（按姓氏笔画排序）
　　　　　王　鸽　王建英　王福安
　　　　　田　杰　刘　磊　李桂林
　　　　　余小柱　张旭明　张洪泉
　　　　　胡晓娜

"十三五"高等教育医药院校规划教材/多媒体融合创新教材

建设单位

(以单位名称首字拼音排序)

安徽医学高等专科学校	漯河医学高等专科学校
安徽中医药高等专科学校	南阳医学高等专科学校
安阳职业技术学院	平顶山学院
宝鸡职业技术学院	濮阳医学高等专科学校
达州职业技术学院	三门峡职业技术学院
广东嘉应学院	山东医学高等专科学校
汉中职业技术学院	山西老区职业技术学院
河南护理职业学院	邵阳学院
河南医学高等专科学校	渭南职业技术学院
鹤壁职业技术学院	襄阳职业技术学院
湖北职业技术学院	新乡学院
湖南环境生物职业技术学院	新乡医学院三全学院
湖南医药学院	信阳职业技术学院
黄河科技学院	邢台医学高等专科学校
黄淮学院	许昌学院
吉林医药学院	雅安职业技术学院
济源职业技术学院	永州职业技术学院
金华职业技术学院	运城护理职业学院
开封大学	郑州工业应用技术学院
乐山职业技术学院	郑州澍青医学高等专科学校
临汾职业技术学院	郑州铁路职业技术学院
洛阳职业技术学院	周口职业技术学院

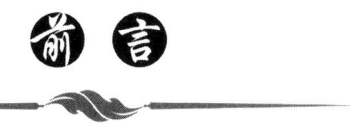

《急危重症护理学》是护理专业的主干课程之一,是急诊医学的重要组成部分,它是以挽救急危重症患者生命、提高抢救成功率、促进患者康复、减少伤残率、提高生命质量为目的,以现代医学科学、护理学专业理论为基础,研究急危重症患者抢救、护理和科学管理的一门综合性应用学科。

当今社会随着人口老龄化、疾病谱和社会活动方式的改变,急危重症患者日益增多,救护的知识和技能也日新月异。本课程主要讲述院前救护、常见急救技术、急诊科管理、重症监护、常见急危重症和各脏器功能衰竭的病情评估、救治原则和护理。按急危重症的救治流程,围绕院前急救、急诊科救护及重症监护的常用知识和技能展开编写,突出理论与实践的有机结合,使学生适应现代急救及护理发展的需要,掌握各种常见急诊疾病的相关急救知识和急救技能,建立整体护理观念和科学的思维方式。在教材编写中注重培养学生的急诊、急救意识,使学生能够综合运用基础护理知识及各专科理论知识。每章从学习目标开始展开学习内容,正文后配合相关习题进行巩固和提高。通过学习,使学生系统掌握急危重症护理学的基本理论、常用急救护理技术及各种临床常见急危重症的急救护理知识,熟悉急危重症护理的工作范围与特点,为今后从事和发展急危重症护理工作奠定基础。

本书严格贯彻整体护理理念,突出"以人为本,以护理程序为框架"的编写模式,侧重应用性、实用性和发展性,既符合了学生的学习规律和国家护士执业资格考试大纲内容,也符合了临床护理工作的要求。本书主要供高职高专护理专业、助产专业的学生使用,同时可供其他层次护理教学及临床护理工作者参考。

本教材的编写得到了护理界同仁和郑州铁路职业技术学院的大力支持,在此表示诚挚的谢意!由于编者水平有限,书中难免有错误和疏漏之处,恳请使用本教材的师生、同仁和读者谅解并惠正。

王建英

2017 年 6 月

目 录

第一章 绪论 … 1
第一节 急危重症护理学与急救护理工作 … 1
一、国内外急危重症护理学简介 … 1
二、急危重症护理的发展及范畴 … 4
三、急救护理工作的特征和要求 … 6
第二节 急诊医疗服务体系 … 7
一、急诊医疗服务体系的组成及管理 … 7
二、急诊医疗服务体系的基本要素 … 8

第二章 院前急救 … 10
第一节 院前急救的原则与工作模式 … 10
一、院前急救的原则 … 10
二、院前急救的工作模式 … 11
第二节 院前急救护理工作程序 … 12
一、现场评估 … 12
二、现场救护 … 13
三、转运与途中监护 … 15

第三章 心搏骤停与心肺脑复苏 … 18
第一节 心搏骤停 … 18
一、心搏骤停的常见原因 … 18
二、心搏骤停的临床表现及判断 … 19
第二节 心肺脑复苏 … 20
一、基础生命支持 … 20
二、进一步生命支持 … 23
三、延续生命支持 … 24
第三节 复苏后的监测与护理 … 26

第四章 常见各系统急症救护 … 29
第一节 急性心肌梗死 … 29
第二节 哮喘持续状态 … 33
第三节 咯血 … 37

第四节 急性上消化道出血 ………………………………………………… 40
第五节 昏迷 ……………………………………………………………… 43
第六节 休克 ……………………………………………………………… 48
第七节 急腹症 …………………………………………………………… 53
第八节 常见临床危象 …………………………………………………… 56
　一、高热 ……………………………………………………………… 56
　二、高血压危象 ……………………………………………………… 57
　三、高血糖危象 ……………………………………………………… 58
　四、低血糖危象 ……………………………………………………… 60
　五、甲状腺危象 ……………………………………………………… 61

第五章　急诊科救护 ……………………………………………………… 64
第一节 急诊科的设置 …………………………………………………… 64
　一、一般设置 ………………………………………………………… 64
　二、急救绿色通道 …………………………………………………… 65
第二节 急诊科护理工作 ………………………………………………… 65
　一、急诊科护理工作任务 …………………………………………… 65
　二、急诊科护理工作特点 …………………………………………… 66
　三、急诊科护理工作程序 …………………………………………… 66
第三节 急诊科的护理管理 ……………………………………………… 68
　一、急诊科护理人员的基本要求 …………………………………… 68
　二、急诊科各医疗单元的护理管理 ………………………………… 68
　三、院内感染的管理 ………………………………………………… 70
第四节 急诊患者的心理护理 …………………………………………… 70
　一、急诊患者的心理护理措施 ……………………………………… 71
　二、减轻患者家属心理压力 ………………………………………… 71

第六章　重症医学科救护 ………………………………………………… 73
第一节 ICU 的设置与管理 ……………………………………………… 73
　一、ICU 的设置 ……………………………………………………… 73
　二、ICU 的管理要求 ………………………………………………… 74
　三、ICU 的护理工作 ………………………………………………… 75
　四、ICU 的感染管理与控制 ………………………………………… 76
第二节 重症医学科监测技术 …………………………………………… 77
　一、血流动力学监测 ………………………………………………… 77
　二、心电图监测 ……………………………………………………… 81
　三、呼吸功能监测 …………………………………………………… 83
　四、体温监测 ………………………………………………………… 86
　五、脑功能监测 ……………………………………………………… 87
　六、肾功能监测 ……………………………………………………… 89
　七、动脉血气分析和酸碱平衡监测 ………………………………… 90

第七章　多器官功能障碍综合征的救护 … 94
第一节　多器官功能障碍综合征概述 … 94
第二节　常见器官衰竭的救护 … 99
一、急性心力衰竭 … 99
二、急性呼吸衰竭 … 101
三、急性肝功能衰竭 … 104
四、急性肾衰竭 … 106

第八章　急性中毒的救护 … 112
第一节　急性中毒概述 … 112
一、毒物的体内过程 … 112
二、中毒机制 … 113
三、病情评估 … 114
四、急救处理 … 115
五、护理措施 … 118
第二节　常见急性中毒的救护 … 119
一、有机磷杀虫剂中毒 … 119
二、镇静催眠药中毒 … 123
三、一氧化碳中毒 … 125
四、亚硝酸盐中毒 … 127
五、急性酒精中毒 … 129

第九章　常见环境及理化因素损伤的救护 … 133
第一节　中暑 … 133
第二节　淹溺 … 137
第三节　触电 … 141
第四节　咬伤 … 145
一、毒蛇咬伤 … 145
二、犬咬伤 … 147

第十章　创伤急救技术 … 152
第一节　创伤概述 … 152
一、创伤的分类 … 152
二、临床表现 … 153
三、创伤急救特点 … 153
四、创伤评分 … 154
第二节　止血技术 … 154
一、压迫止血法 … 154
二、止血带止血法 … 157
第三节　包扎技术 … 158
一、绷带包扎法 … 158
二、三角巾包扎法 … 160

三、特殊情况包扎法 …………………………………………………………………… 165
第四节　固定技术 …………………………………………………………………………… 165
　　一、常见的固定方法 …………………………………………………………………… 165
　　二、外伤固定的注意事项 ……………………………………………………………… 166
第五节　搬运技术 …………………………………………………………………………… 167
　　一、常用的搬运方法 …………………………………………………………………… 167
　　二、特殊伤员的搬运方法 ……………………………………………………………… 168

第十一章　常用救护技术 …………………………………………………………………… 170
第一节　气管插管术及切开置管术 ………………………………………………………… 170
　　一、气管插管术 ………………………………………………………………………… 170
　　二、气管切开置管术 …………………………………………………………………… 174
第二节　环甲膜穿刺术及切开置管术 ……………………………………………………… 178
　　一、环甲膜穿刺术 ……………………………………………………………………… 178
　　二、环甲膜切开置管术 ………………………………………………………………… 179
第三节　动、静脉穿刺置管术 ……………………………………………………………… 180
　　一、静脉穿刺置管术 …………………………………………………………………… 180
　　二、动脉穿刺置管术 …………………………………………………………………… 182
第四节　呼吸机的应用 ……………………………………………………………………… 184
　　一、呼吸机的工作原理 ………………………………………………………………… 184
　　二、呼吸机通气模式 …………………………………………………………………… 184
　　三、呼吸机的连接 ……………………………………………………………………… 186
　　四、呼吸机参数设定 …………………………………………………………………… 186
　　五、呼吸机治疗的适应证和禁忌证 …………………………………………………… 186
　　六、机械通气患者的监测与护理 ……………………………………………………… 187
　　七、呼吸机撤离 ………………………………………………………………………… 188
　　八、使用呼吸机的并发症 ……………………………………………………………… 189
第五节　抗休克裤的应用 …………………………………………………………………… 190
　　一、适应证与禁忌证 …………………………………………………………………… 190
　　二、使用方法及注意事项 ……………………………………………………………… 190
第六节　胸腔穿刺术与胸腔闭式引流术 …………………………………………………… 190
　　一、胸腔穿刺术 ………………………………………………………………………… 190
　　二、胸腔闭式引流术 …………………………………………………………………… 192
第七节　血液净化治疗 ……………………………………………………………………… 193
　　一、治疗方式及适应证 ………………………………………………………………… 193
　　二、设备准备及患者准备 ……………………………………………………………… 193
　　三、护理措施 …………………………………………………………………………… 194
第八节　心电除颤术 ………………………………………………………………………… 194
　　一、适应证与禁忌证 …………………………………………………………………… 194
　　二、放电方式 …………………………………………………………………………… 195
　　三、操作步骤 …………………………………………………………………………… 195

四、注意事项及护理要点 …………………………………………… 196
第十二章 危重症患者的营养支持 …………………………………………… 197
第一节 危重症患者代谢特点及营养评定 …………………………………… 197
一、危重症患者的代谢特点 ………………………………………… 197
二、营养评定 ………………………………………………………… 198
三、危重症患者的营养支持目的和原则 …………………………… 199
第二节 营养支持方式 ……………………………………………………… 200
一、肠外营养 ………………………………………………………… 200
二、肠内营养 ………………………………………………………… 202
第三节 营养支持的监护 …………………………………………………… 203
一、营养支持效果的监测 …………………………………………… 204
二、营养支持的并发症及其护理 …………………………………… 205

习题答案 ………………………………………………………………………… 209
参考文献 ………………………………………………………………………… 210

第一章 绪 论

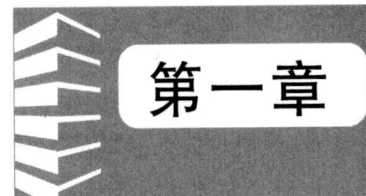

学习目标

1. 掌握急诊医疗服务体系的组成。
2. 熟悉急危重症护理学的概念、范畴、任务及急诊科护士应具备的素质。
3. 了解急危重症护理的发展史、急救护理工作的特征及促使急危重症护理发展的因素。

第一节 急危重症护理学与急救护理工作

一、国内外急危重症护理学简介

急危重症护理学是伴随急诊医学的发展而逐步建立、发展起来的一门新型临床护理学科,是临床护理学的一个重要分支,其与急诊医学的发展密不可分。急诊医学主要研究和处理各类急性病、慢性病急性发作、突发创伤及危重症患者的抢救、护理与管理的一门跨学科的综合性应用学科。急危重症护理贯穿于救护的全过程,急救护理人员不仅需要拥有在院内对常见急、危、重症的识别、观察和监护能力,还要具备对发生在院外的各种危及生命的急症、意外伤害等进行现场救护的能力,达到挽救患者生命、提高抢救成功率、促进患者康复、减少伤残率和提高生命质量的目的。

(一)国际发达国家的急救工作状况

急危重症护理的起源,可追溯到19世纪南丁格尔时代。克里米亚战争(1854—1856年)期间,南丁格尔率领护士赶赴前线参加战地救护,为伤病员止血、包扎、固定、搬运等,为现代急救护理的诞生拉开了序幕。

近年来,由于交通事故频繁发生,各种意外事件、灾难事故及心脑血管疾病不断增加,急诊救护工作既涉及院内救护,又涉及院前救护,不仅涉及陆地上的救护,还涉及海上和空中救护,在医疗实践中占有极其重要的地位,多数国家已经把急诊救护作为一门综合性的学科建立起来,培训了大批专业人员,广泛开展有关的科学研究工作。

国际红十字会与红新月国际联合会将每年 9 月的第 2 个星期六定为"世界急救日",呼吁世界各国重视急救知识的普及,让更多的社会人士掌握急救技能技巧。

1. 美国　美国是急诊医学的发源地。20 世纪 60 年代末期,由于小汽车占有量大,交通事故多。1966 年美国颁发了《公路安全条例》,提出了院前急救的概念,要求各州建立本地区的急救医疗系统;1968 年美国成立了美国创伤协会;1970 年美国成立了急诊护士协会,建立急诊护理专业和考试制度;1973 年美国开始实施《急救医疗系统条例》,要求在全国范围内建立全面的急救医疗服务系统,各城市完善和形成了急救网络组织,急救人员均要培训上岗,规定"911"为全国统一的急救呼叫号码。此后,急救理论与技术不断发展,抢救设备日益完善,急救护理技术的理论与实践也相应发展。在许多地区,急诊科护士往往成为第一个提供急救医疗的人,她们经常通过对讲机和遥控系统给现场的急救人员提供服务。

2. 英国　早在 1948 年,英国政府即开始实行"国家卫生服务制",是欧美发达国家中唯一向所有国民提供免费医疗卫生服务的国家。1974 年"国家卫生服务制"改组,全国成立了 53 个急救站,每个郡设立一个急救中心调度站,实行分级规划管理,统一指挥。英国急诊工作的特点是服务项目种类繁多,急救站不仅为急诊患者和意外事故的伤员服务,而且负责转送非急诊的患者。全国统一实行"999"急救电话号码,城市在接到急救呼叫后 3 min 内出车,7 min 内到达出事地点。英国政府比较注重对公民、警察进行急救知识教育,全民都能掌握一定的急救技能。

3. 德国　德国急救医疗组织者主要是红十字会和汽车俱乐部,救护车 90% 属于红十字会所有,医院不承担运送患者任务,只负责收治。全国统一急救电话号码为"112",急救调度中心不但可以调度管辖下的急救站,还可以调度空中、海上救护艇及其他地区的急救力量,实行地面、空中、水中、高山等立体救护。1970 年德国在慕尼黑开始了第一架直升机救援。1980 年底,德国已发展到 30 个直升机救护站,覆盖全国 95% 的国土面积,服务半径平均为 50 km,10 min 可赶赴现场,许多医院都有直升机停机坪。近十年来德国又出现了"轻型救护飞机",即喷气式救护飞机,速度更快,机内宽大,设有病室。德国是世界上空中急救最发达的国家。

4. 法国　法国最早的急诊医疗来自消防队。20 世纪 70 年代一些麻醉医师开始对有危及生命急症的创伤患者进行医疗。1986 年法国法律规定院前急救医学系统在政府的控制下统一运作、统一培训、统一配置,每个院前急救医学系统所用的设备及运送工具内部的布局都一样,其设备配备相当于医院的一个小型重症监护室。法国统一的急救电话号码为"15"。目前消防队急救医疗服务仍然在继续,主要单独存在于农村地区,而在大的市镇则与院前急救医疗系统并肩工作。对所有急诊求救电话进行接收和分派,并通过调控各大医院的急救车单位完成急救反应,对急诊患者尽可能提供好的医疗服务。

5. 日本　1963 年 8 月日本修订了《消防法》,明确了由消防机构负责急救患者的运送,消防部门设有急救队,既负责救火,又负责救人,因此日本的火警电话和急救电话均为"119"。1964 年日本开始实施急救医疗计划,颁发了救护车标准;1979 年日本学术协会提出建立急救医学教育制度的建议,政府大幅度增加了对急救医疗的拨款,使日本的急救医疗系统得到明显改善。目前在亚洲国家中,日本灾害医疗中心和急救中心装备精良、设备最先进,配备了具有国际先进水平的化学毒剂侦检和防护装备。

信息通信、微电子、计算机等现代高新技术已广泛应用于日本灾害救援的组织指挥、情报信息和决策咨询。

(二)我国急救护理工作的发展

我国急救历史悠久。早在公元400年,华佗就曾用类似人工呼吸和心脏按压法抢救呼吸、心搏骤停者。在抗日战争和解放战争中,现场对伤员实施的初级救护和快速转运表现最为突出。

新中国成立后,我国开始参照苏联的救护模式在大中城市建立急救站,医院各病房也普遍将危重症患者集中在靠近护士站的病房或急救室,以便于护士密切观察与护理。早期急救站比较简陋,有为数不多的救护车,救护车内除担架外,几乎没有其他急救设备,只是起到转运患者的作用。其功能只是"抬了患者就走",暂时解决了一些危重症患者的"燃眉之急"。21世纪70年代大医院成立了心脏监护病房,将心脏手术后患者先送到心脏监护病房进行监护,然后再转回病房。

随着我国改革开放和国民经济的发展,我国的急救事业发生了质的变化,表现为医疗急救与快速转运为一体的院前医疗急救服务模式。卫生部制定了一系列的法规和政策,1980年10月颁发了《关于加强城市急救工作的意见》,这是新中国成立后颁布的第一个有关急救的正式文件;1984年颁发了《医院急诊科(室)建设方案(试行)》,明确规定了急诊科(室)的工作任务、急诊医疗的发展方向、组织与管理,并要求建立、健全急诊医疗护理的规章制度。1986年12月中华医学会正式批准成立了"中华医学会急诊医学分会",急诊医学作为一门独立学科在我国正式确立,开创了我国急诊医学事业发展的新阶段。同年卫生部与邮电部联合将中国的急救特服电话号码设为"120"。1987年7月《关于加强急诊抢救和提高应急能力》的通知下发,医院急诊科(室)增添了新的抢救器材、监护设备和救护车的数量,并开始筹建、改建城市急诊医疗服务系统与急救网络,有效地促进了急救医学、护理在全国各地的兴起和发展。1989年11月卫生部发布《关于实施医院分级管理的通知》和《综合医院分级管理标准(试行草案)》,提出了医院急诊科、重症监护室和冠心病监护病房的各项工作标准。

2003年传染性非典型肺炎全球流行和我国部分城市的暴发,使国家更加重视急救与应急工作。2003年5月国务院公布了《突发公共卫生事件应急条例》。2005年6月卫生部通过互联网在全国征求《急救中心建设标准》和《急救中心建筑技术规范》修改意见稿,推动了我国急诊医疗服务系统的现代化进程。2006年1月国务院发布《国家突发公共事件总体应急预案》,2006年2月卫生部下发了《国家突发公共事件医疗卫生救援应急预案》,2007年8月国务院颁布了《中华人民共和国突发事件应对法》,对突发事件的预防与应急准备、监测与预警、应急处置与救援等提出明确要求。2006年4月中华医学会重症医学分会经过反复酝酿、讨论,制定了《中国重症加强治疗病房(ICU)建设与管理指南》,2009年2月卫生部在此基础上印发了《重症医学科建设与管理指南(试行)》,规范了我国医疗机构重症医学科的组织与管理。2009年5月卫生部印发了《急诊科建设与管理指南(试行)》,两文件对加强重症医学科和急诊科的建设与管理提出了明确要求。目前我国城市基本上都已建立了急救医疗中心,二级医院建立了重症医学科,现代化的急诊医疗服务体系已初步形成。我国的急救护理逐步走向科学化和规范化管理。

二、急危重症护理的发展及范畴

(一)促使急危重症护理发展的因素

随着社会的进步、交通事业的发展、疾病谱的改变、人口结构及自然环境的变化等,急危重症患者迅速增多,意外伤害事故及自然灾害的发生也有明显增加的趋势。促使急危重症护理发展的因素如下。

1. 交通事故增多　交通事业飞速发展,人均占有小汽车量急剧增加,公路交通已成为"第一杀手"。交通事故所致患者的快速安全转运及抢救给急诊护士提出了更高要求。

2. 人口结构的改变　联合国规定:65岁以上老年人占总人口数7%的地区,就视为进入老龄化社会。我国老龄化程度以上海最高,其次是浙江、北京、天津、江苏、重庆、湖北等省市,预计到2020年我国65岁以上老龄人口将达到1.67亿人,全世界4个老年人中就有1个人是中国老年人。而中国独生子女的增多提出了一个急诊护理家庭化、社区化的问题。

3. 疾病谱的改变　由于生物医学和公共卫生领域的一些重大发明和研究成果,非感染性疾病已成为导致人们死亡的首因。现代急诊死亡率较高的是心脑血管疾病。

4. 社会转型的影响　社会竞争加强,生活节奏加快,生活压力增大,出现了许多神经、精神疾病等,患者可能会攻击他人,导致各种意外伤害的发生。此外,建筑业发展较快,建筑工伤事故不断发生。

5. 自然灾害增多　我国是自然灾害的高发地带,如地震、泥石流、洪水、台风等,对人类构成较大的危害。

(二)急诊医学的发展趋势

急诊医学作为一个独立的学科体系虽然时间不长,自从1979年国际上正式承认急诊医学作为医学领域中的一门独立学科以来,其发展呈现出健康、快速的良好态势,无论是在临床研究、专业队伍建设、专业装备及教育培训等方面都取得了很大的进展。

1. 队伍专业化　中华医学会1986年成立了急诊医学分会,标志着急诊医学作为一门独立学科在我国确立。杂志、书籍、网络等促进了急诊医学的快速发展。2009年国家卫生部下发了急诊科和重症医学科建设与管理指南,明确要求急诊科、重症医学科必须配备足够数量、受过专门训练的医护人员,其目的是使急救队伍达到指挥高效、反应灵敏、救治有力,使我国的急救队伍更加专业化。

2. 工作社会化　急诊救护是一项涉及全社会的工作,不仅需要政府部门的关心支持和医疗卫生机构的重视,也需要全社会的共同参与。1987年,我国八部委联合下发了《关于开展群众性卫生救护训练的通知》,要求各地广泛开展群众性卫生救护训练。1992年,卫生部与中国红十字会又联合下发了《关于进一步开展卫生救护工作的意见》,重申了国家对于卫生救护工作的重视。2001年8月,中国红十字会与教育部、公安部、民政部等14个部委局联合发出了《中国红十字会关于广泛深入开展救护工作的意见》。全国各地红十字会已经相继开展了群众性卫生救护训练工作。坚持初级卫生救护工作与安全生产、职业培训等相结合的方式,累计培训红十字救护员上千万人次,促进了现场应急救护知识与技能在公众中的普及。互联网上开通了中华急诊网、中国急救网、急救快车等急救网站,方便了学术交流和急救知识的普及。

3. 设备现代化　在救护设施上,各种现代化治疗、监护设备的应用及重症医学科的建立等,为急危重症患者的救护提供了有利的条件。通信网络的健全、统一的急救号码,为急救的呼救受理、指挥调度、信息汇集、社会联动等带来了便利。我国部分城市开始试行医疗急救电话"120"、公安报警电话"110"、火警电话"119"、交通事故报警电话"122"等系统的联动机制,不少急救中心还安装了全球卫星定位系统。一些发达城市的急救中心建立了急救设备精良、功能齐全的水、陆、空立体化的急救网络,以最快的速度将伤病员送往合适的医院或急救中心。

4. 教育规范化　我国自20世纪90年代以来,各大院校相继开设了急救专业课程,国家教委也将急救护理学列入护理专业的主干课程,卫生部在上海设立了急救培训中心,《急诊医学》《急救护理学》等专业教材也相继出版,这些都使得急诊急救的专业教育进一步规范。

5. 组织网络化　现代急救工作的一个重要特征就是急救组织的网络化,也就是急诊医疗服务体系的建立。我国城市的急救网络由急救中心、急救分中心和急救站三级机构组成。一级急救网络由社区医院和乡镇卫生院组成,收治一般伤病员;二级急救网络由区、县级医院组成,收治较重的伤病员;三级急救网络由市级以上综合医院组成,收治病情危重、复杂的伤病员。农村三级急救网是指县医院的急诊科、乡卫生院的急诊室和村卫生所三级急救网络。

6. 发展国际化　1975年5月,在前联邦德国召开了急救医疗会议,有国际红十字会参加,提出了急救事业的国际化、国际互助和标准化的方针及急救情报方面的交流等急救基本建设问题。1992年成立了国际急救与复苏联合会,为国际上一些主要的急诊急救医学与复苏组织搭建起一个交流的论坛。2007年12月1日"首届世界急诊急救医师大会(中国)"在深圳市成功举办,这是急诊急救医学领域第一次在中国举行的学术年会,也是世界华人急诊急救与复苏医疗界精英首次聚集中国大陆。大会旨在"构建国际急诊急救医学交流平台,传播与分享最新学术成果,进一步普及民众急诊急救医学知识"。

(三)急危重症护理的范畴

凡在急救工作范围内的各种患者的救护均属于急危重症护理的范畴,主要包括院前救护、急诊科救护、重症医学科救护、救灾抢险、战地救护,以及急救护理人才培养和科学研究工作。

1. 院前救护　院前救护是指急、危、重症患者进入医院以前的医疗救护,也称为院外急救。现场救护时的注意事项:①首先应使伤病员脱离危险区;②坚持"救命第一"的原则,先救命后治病;③因地制宜,就地取材展开急救;④注意保留离断的肢体或器官;⑤必要的急救处理后就近转送;⑥加强转送途中的监护与救治。

2. 急诊科救护　急诊科救护是指医院急诊科的医护人员在接到急诊患者后对其采取的抢救治疗和护理。其研究范围包括急诊科的设置与管理,急性中毒、严重损伤、休克、昏迷等急症患者的救护等。

3. 重症医学科救护　重症医学科是急诊医疗服务体系的重要部分,是收治危重症患者的主要场所之一。由受过专门培训的医护人员,在备有各种先进的监护设备和救治设备的重症医学科内,对来自院内外的各种危重症患者进行全面监护与治疗。其研究范围包括重症医学科的设置与管理、急性脏器衰竭患者的救护及重症监测技术的应用等。

4. 救灾抢险 灾难事件突然发生时,往往有大批人员的伤亡,如地震常造成多发伤、感染,洪水造成溺水,火灾造成烧伤、感染、休克。一旦灾难发生,应立即组织医护人员赶赴现场并寻找受伤人员进行现场救护,快速检伤分类,不同伤给予不同处理,同时做好伤员的运输和疏散。

5. 战地救护 战地救护是研究在野外情况下对大批伤员实施紧急救护的组织措施和工作方法,熟练掌握止血、包扎、固定、转运等战地救护的知识和技能,可提高战地救护质量,达到保护伤员生命、预防并发症、提高救治成功率、降低伤残率的目的。

6. 急救护理人才培养和科学研究工作 急救护理人员的培养和业务技术培训工作是急救护理发展的重要环节,包括急救护理人员的业务技术培训,急诊急救护理工作的管理、科学研究和情报交流;组织在职护理人员进行急救护理技术知识培训,有计划地开展急救护理技术知识讲座、培训等学术活动;同时大力发展健康教育,普及公众急救知识与急救技术,培养现场最初目击者的急救意识;开展急救护理的科学研究与学术交流,学习急救新业务、新技术、新理论,探索各种急危重症患者及严重创伤患者的评估、分诊及救护方法,总结急救护理经验,使教学、科研、实践紧密结合,提高学术水平。

三、急救护理工作的特征和要求

1. **急救护理工作的特征** ①急迫性:急救工作主要体现的是"急"和"救"两大特征。如遇到心搏骤停时,救助须在事发最初的 4 min 时间内进行,俗称"黄金 4 min"。时间就是生命,分秒必争,刻不容缓。②连续性:急救地点可能发生在各个不同的区域、场所,在经过现场急救处理后,伤病员往往需要送往医院急诊科或重症医学科进行进一步救护。急救护理工作无论是院前还是院内救护,都应该是一个连续的统一体。③突发性:急救工作所涉及的伤病经常是突然发生的,特别是在一些自然灾害和重大事故时,会突然出现大批伤病员需要救护。④复杂性:急诊患者疾病谱广,涉及专业多,病情复杂多变,常需要多学科的相互协作,救护人员应具有广泛的理论知识和实践经验。⑤社会性:急救工作常与多个部门及不同患者、家属接触,涉及社会的各个方面,甚至会涉及一些法律纠纷,有着明显的社会性特征。

2. **急救护士的素质要求** 鉴于急救工作的特殊性与重要性,对从事急救工作的人员要求较高。急救护士的素质要求:①有良好的职业道德和高度的责任心、同情心;②有丰富的理论知识和较强的判断能力;③思维敏捷、评估正确,监测技术、抢救技术熟练;④沟通、协调能力强,身体素质、心理素质好;⑤有一定的管理能力;⑥团队合作意识强,能熟练地配合医生进行抢救。

3. **学习急救护理技术的指导思想** ①树立正确的职业思想,以人为本,以现代护理理念为指导,掌握"时效观念,生命第一"的两大基本原则。②运用急救护理的思维方法,分清轻、重、缓、急,即首先判断患者是否存在危及生命的情况,并立即解除;其次优先处理患者目前最紧急最严重的问题,解除患者痛苦。注意处理好整体与局部的矛盾,尽量满足本人要求,使之得到最好的急救处理。③注重理论与实践相结合的学习方法,了解院前救护、急诊室救护、重症医学科救护基本要求;熟悉急救设备的使用方法及监测技术,掌握急救技术的操作方法;学会应用各种救护程序为急危重症患者进行抢救。

第二节 急诊医疗服务体系

院前救护、院内急诊科救护及重症监护组成的具有严密组织和统一指挥的急救系统称为急诊医疗服务体系(emergency medical service system,EMSS)。完整的急诊医疗服务体系包括完善的通信指挥系统、现场急救组织、先进的急救设备、现代化的运输工具、高水平的医院急诊服务、功能齐全的重症医学科,是一个有严密组织和统一指挥的急救网络。急救医疗服务体系实行统一调配、统一配置、统一运作,用最短的时间把最有效的医疗护理服务提供给最需要救护的患者,畅通"绿色通道";平时以急诊医疗护理工作为主,更适合于大型灾害或意外事故的救援。

一、急诊医疗服务体系的组成及管理

大型城市院前急诊医疗服务体系分为急救中心、急救分中心、急救站三级急救网络,中小城镇设急救中心(站)及急救网点。共同组成上下相通、纵横相连、布局合理、院前院内紧密联系的急救网络体系。

在城市各级卫生行政部门和所在单位直接统一领导下,急救医疗服务体系负责本地区急救工作的领导、指挥和协调。各级急救医疗机构在接到急救医疗指挥系统的指令后要迅速赶往现场实施抢救,并根据情况对伤病员分类处理。在灾害或突发性事故中,充分利用"110、119、112"等现有的通讯、装备、人员、信息等资源,紧急情况下可向具有快速运输工具的单位和部队提出呼救请求援助,任何单位都应积极予以支援。各级政府和急救医疗指挥部在特急情况下,有权调用本地区各部门和个体运输工具,执行临时性急救运送任务。保持急救通讯指挥系统的灵敏有效,达到快速、便捷、高效、专业的目的。

1. 急救中心的任务　急救中心是国家公共卫生医疗救治体系的重要组成部分,既要为人民群众提供日常急救医疗服务,也承担各类突发公共事件、重要会议及重大活动的急救指挥和应急保障任务。

2. 急救中心的建设　城市的急救网络由急救中心、急救分中心和急救站三级机构组成。每个地、市均设一个急救中心,可独立设置也可依托医院设置。一般18～50 km² 设一个分中心或急救站,服务半径为3～5 km。由于各地的经济实力、城市规模、急救意识、服务区域及传统观念的不同,急救中心大体可分为以下4个类型。

(1) 独立型　该型急救中心的管理和运行完全单独且具有法人资质,人员、车辆设备、财务管理等方面独立核算,从接警到送院,全过程均由急救中心管理。

(2) 依托型　该型急救中心属于一个独立的机构,设置在医院内,工作所需的用房完全由医院提供,部分人员、车辆、设备和支出靠医院解决,由政府和医院共同承担急救中心的运行成本。

(3) 依附型　该型急救中心不属于独立的机构,设在医院内,人员、设备、车辆等全由医院解决,支出由医院承担,整个运行管理也由医院派人兼管。

(4) 指挥型　该型急救中心不是一个完整的独立机构,主要起到协调急救、公安、消防、交通的作用,负责调度指挥这一环节所涉及的设备、人员、场地。其他的如车辆、驾驶员、医务人员、医疗救治质量、反应时间等都由各所在医院自行来承担和指挥、调控、管理。

二、急诊医疗服务体系的基本要素

急诊医疗服务体系的三大要素包括救护人员、急救运输工具和通信设备。

1. 救护人员　由城市急救医疗单位人员、二级或三级综合医院的各级医务人员和红十字会初级卫生人员三部分组成。救护人员要有较丰富的临床经验和较强的应急能力,基本功过硬,具有独立操作能力,以急诊内、外科医生和护士为主。急救人员上岗前应接受有关培训与考核。急救中心有专业接线员,统一受理公民"120"急救电话呼救,24 h调度指挥各急救点开展急救工作。救护车的人员配备由医生、护士、驾驶员、护工(担架员)按需组合。

2. 急救运输工具　以救护车为主,可以根据急救工作需要积极发展急救直升机或快艇。目前已开始配备高标准的监护型车,抢救设备优质齐全,也称为"流动的重症监护室和急诊手术室"。

(1) 普通监护型救护车的配置标准　手提出诊专用急救箱、微型医用氧气瓶、气动急救呼吸机、手持或脚踏吸引器、手提多参数监护仪、便携式心电图机、骨折负压固定装置及折叠、铲式、车式担架各一副。

(2) 负压监护型救护车的配置标准　手提出诊专用急救箱、呼吸系统急救箱、循环系统急救箱、创伤外科急救箱、骨折负压固定装置、电动吸引器、无创呼吸机、全导联心电图机、除颤监护仪、铲式和自动上车担架及防护服等。

3. 急救中心通信系统基本配置标准　有线、无线通信系统,数字交换系统,急救信息系统、数字录音系统、不间断(无干扰)电源系统(uninterruptible power system, UPS)。省会以上城市全球定位系统(global positioning system, GPS)应包括车辆定位和数字信息,省会以下城市GPS可以仅有导航定位功能。有条件的急救中心可有多功能发光二极管(light emission diode, LED)显示系统、电子大屏幕投影系统、视频监控系统。

急诊医疗服务体系见图1-1。

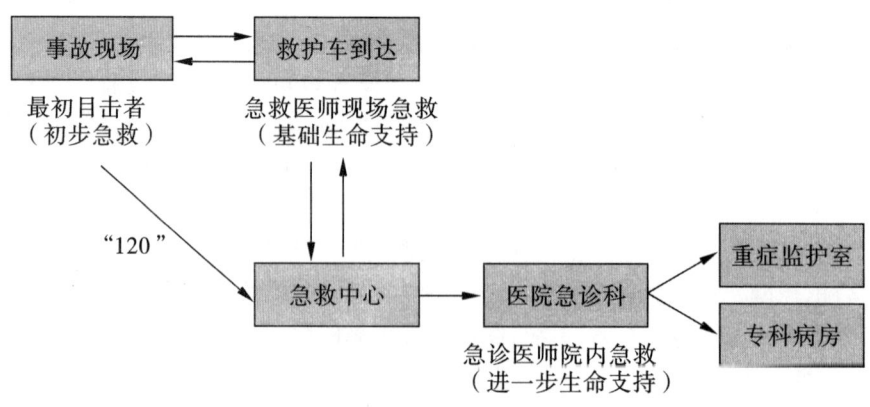

图1-1　急救医疗服务体系

问题分析与能力提升

李先生,35 岁。左前臂被汽车撞伤 40 min,伤后左前臂疼痛、不能活动。左前臂中段有一长 5 cm 的出血裂口,出血量较多,骨折端外露,左手感觉运动正常。你随救护车到达现场为患者进行现场急救。体格检查:体温 36.5 ℃,心率 110 次/min,呼吸 24 次/min,血压 70/50 mmHg(1 mmHg= 0.133 kPa)。

思考:①该患者可能的诊断是什么？②目前主要的救护措施有哪些?

习题

一、单项选择题

1. 以下哪些不是急危重症护理学的研究范畴(   )
   - A. 急性心肌梗死
   - B. 脊柱骨折
   - C. 乙型肝炎
   - D. 窒息
   - E. 开放性气胸

2. 急诊医疗服务体系不包括下列哪项(   )
   - A. 医院前的救护
   - B. 到达急诊室后的处理
   - C. 普通病房的护理
   - D. 重症监护病房的加强护理
   - E. 转运途中的监护

3. 在急诊医疗服务体系中下列哪项是最重要的环节(   )
   - A. 院前救护
   - B. 医院急诊科救护
   - C. 病房救护
   - D. 重症医学科危重症患者救护
   - E. 转运途中的监护

4. 急救站的服务半径为(   )
   - A. 3~5 km
   - B. 5~8 km
   - C. 8~10 km
   - D. 10~15 km
   - E. 15~20 km

二、名词解释

1. 急诊医学
2. 急危重症护理学
3. 急诊医疗服务体系

三、简答题

1. 简述发达国家急诊医疗服务体系的特点。
2. 简述我国急诊医疗服务体系的建设概况。
3. 简述现代急诊护理学的范畴。
4. 怎样学好急危重症护理学？
5. 简述急诊医疗服务体系的组成要素和功能。

(郑州铁路职业技术学院　王建英)

第二章 院前急救

> **学习目标**
> 1. 掌握院前急救的概念、原则。
> 2. 熟悉院前急救护理的程序、任务。
> 3. 了解院前急救的现状、发展和工作模式。

院前急救也称院外急救,是现代急诊医疗服务体系的重要组成部分,也是政府城市和地区应急防御系统的重要组成部分。及时、正确、果断的院前急救是抢救成功的关键,它可以降低患者的死亡率,减少其伤残率,改善后期的生活质量。随着急救事业的发展,院前急救越来越受到人们特别是专业人员的重视。现今,院前急救更是成为衡量一个城市乃至一个国家的保障防御体系、应急救援能力和急救水平的重要标志。

第一节 院前急救的原则与工作模式

一、院前急救的原则

院前急救是指对遭受各种危及生命的急症、创伤、中毒、灾难事故等情况的患者在到达医院前进行的紧急救护,包括现场紧急处理和途中监护。院前急救有广义和狭义之分,主要区别在于是否有公众参与。广义的院前急救是指医护人员或第一目击者在伤病现场对伤病员进行的急救,第一目击者包括专业医护人员、患者亲属、警察、消防员、公共场合服务人员等。狭义的院前急救是指专业急救机构为伤病员提供的现场急救、转运和途中监护等医疗活动。

及时有效的院前急救可以降低患者的死亡率,减少伤残率,为后续医院内救治奠定基础。院前急救的总原则是先救命后治病。具体原则如下。

1. **先排险后施救** 实施现场救护前应首先评估周围环境,必要时,应先排险再实施救护。如有毒气体或火灾现场,先脱离危险区;触电现场,先切断电源。
2. **先复苏后固定** 遇有心搏、呼吸骤停合并骨折者,应首先对患者实施心肺复苏术,直至心搏、呼吸恢复,然后再对骨折部位进行固定。

3. 先止血后包扎 遇有大出血又有创口的伤员时,应根据伤情,先采用适当的方法止血然后再对创口进行包扎。常用的止血方法包括指压法、加压包扎法和止血带止血法等。

4. 先重伤后轻伤 遇到群伤事故时,优先抢救急、危、重伤员,后抢救伤势较轻的伤员;在时间、人力、物力有限的情况下,重点抢救有存活可能的重伤员。

5. 先施救后转运 在现场医疗条件许可时应进行初步紧急处理,然后再实施患者的转运。转运途中,规划转运路线以避免路途颠簸,密切观察患者的生命体征等变化,必要时采取急救措施,如心肺复苏术、电除颤、建立人工气道等。

6. 急救和呼救并重 面对大批伤员,又有多名救护人员在现场时,要紧张有序地分工协作,做到急救和呼救同时进行,以尽快争取到急救外援。如果只有一名救护者在现场,应先进行施救,然后电话呼救。

7. 电话呼救技巧 牢记我国统一急救电话"120";详细说明患者现场确切地点,清楚描述现场周围标志建筑;清楚说明呼救人电话号码、姓名及患者一般信息(性别、年龄等);说明患者目前的紧急情况,如昏迷、呼吸困难、大出血等;说明灾害事故或突发事件造成伤害的原因、性质、程度、受伤人数或已采取的急救措施。

二、院前急救的工作模式

1. 国外院前急救模式

(1)美国模式 美国模式主要强调以转送为主,采用统一的应急电话号码,调度人员集消防、警察和医疗急救为一体。急救理念是重视医院内处理,即将患者带回医院,在现场由急救员对其进行简单处理,争取快速转运。救护车上只配备急救员和简单器械及药品。急救员一般是通过急救培训的技术员,无急诊医师参与。目前采用该工作模式的国家有美国、英国、澳大利亚、日本等。

(2)法国模式 法国模式主要强调以救治为主,有专用的医疗急救电话号码。急救理念是重视院前救治,即将好的急救医生带给患者,伤病员在到达医院前已得到良好的救护。救护车上配备经验丰富的医生和齐全的救护设备及药品。调度医生可以根据患病情将患者送至最合适的医院。目前采用该工作模式的国家有法国、德国、俄罗斯等。

2. 中国急救模式 中国急救模式仍处于发展成熟之中,介于美国模式、法国模式之间,具有救治和转送相结合的特点。中国的院前急救强调院前的伤病员快速转运,进而在院内对其进行辅助检查和诊断等,这类似于美国模式;然而,中国的救护车上配备医生和护士,医生根据现场情况决定进行快速转运或给予医疗干预,这类似于法国模式。目前,中国院前急救存在独立型、院前型、依托型、指挥型等工作模式。受区域经济文化等因素影响,不同城市有相应的工作模式,具体如下。

(1)北京模式 独立型,包括院前急救与院内医疗相结合的工作模式,主要承担全市"120"指挥调度、日常医疗急救服务和突发事件的紧急医疗救援等。

(2)上海模式 院前型,开展单一院前急救的工作模式,拥有独立的院前急救医疗机构、急救员、装备和指挥调度运作系统。因此,该模式具有院前反应速度快的特点。

(3)重庆模式 依托型,急救中心依托于综合医院的工作模式,急救人员隶属于医院管理。

(4)广州模式 指挥型,由指挥中心统一调度指挥全市急救的工作模式,指挥中心和院前急救人员是非隶属关系,急救员分属于各自医院的急诊部门。

(5)香港模式 急救与消防、警署等相结合的联动模式,与西方发达国家模式相似,报警电话统一为"999",急救适应力强,应急反应速度快。

中国的院前急救模式因区域经济发展不均衡而各有特色,但仍存在一定的局限性。随着经济的发展,在汲取发达国家先进经验的同时,中国的院前急救模式不断发展和完善,力争缩短急救半径和急救反应时间,以布局一个运转良好的院前急救网络。

第二节　院前急救护理工作程序

各种急危重症、意外伤害事故以及突发的灾难,均需要在现场进行紧急的初步救护,力争达到维持伤病员生命体征稳定、防止病情恶化的目的。在急救中,主要的护理工作包括现场评估、现场救护、转运与途中监护。这三部分共同构成院前急救的基本护理工作程序。

一、现场评估

现场评估主要包括环境评估和伤病员评估。

(一)环境评估

急救人员到达现场应首先进行现场环境的评估,观察现场是否存在对救护员、伤病员继续造成伤害的危险因素,同时查询患者受伤的线索,以协助判断伤情。如现场仍有危险因素存在,应先排除危险,确保救护员和伤病员的安全,再进行紧急救护。

(二)伤病员评估

1. 快速评估　对于危重症患者来说,需要病情评估和急救处理同时进行。只有在威胁生命的危险情况解除后,才能进行系统检查和处理其他情况。因此,对患者的意识、心搏、呼吸等进行快速评估,能快速有效地实施急救。

(1)意识　若患者对大声呼唤、拍打肩部均无反应,婴儿对拍打足底不能哭泣,则判断其无意识。

(2)循环　测量患者心率、心律,常规触摸桡动脉。当桡动脉搏动未触及或意识丧失时,则应触摸颈动脉或腹股沟动脉判断有无搏动及其强弱,检查时间不超过 10 s。如触不到颈动脉搏动,提示患者收缩压下降到 60 mmHg 以下。对心搏骤停者,需立即进行胸外心脏按压。

(3)气道　检查患者呼吸困难原因时,需清除口鼻腔内异物,保持气道通畅。常用的方法有仰头举颏法、仰头抬颈法、托颌法。

(4)呼吸　在判断患者呼吸情况之前要确保其气道通畅,通过听呼吸音、观察胸廓起伏等形式来判断呼吸是否存在,可以和触摸颈动脉搏动同时进行。一旦发现其心搏、呼吸骤停,需立即进行心肺复苏。

2. 全面评估　采用国内外普遍倡导的"撞击计划(crash plan)"检查方法。

(1) 心脏及循环系统　心脏及循环系统是首要检查的项目,救护人员通过心脏听诊可快速发现心率、心律及心音的异常,如心率异常提示有休克,心音遥远或不能闻及提示心包破裂等。另外,通过观察皮肤颜色、温度、湿度,判断患者血液循环情况。

(2) 呼吸系统及胸部　通过观察有无自主呼吸可初步了解患者的缺氧情况。需检查胸部有无开放性伤口、畸形、压痛,锁骨有无异常隆起和变形,有无呼吸形态异常,听诊呼吸音减弱或消失。

(3) 腹部　在检查时要特别注意观察腹部脏器的损伤情况,许多腹部脏器的损伤是闭合性的,容易漏诊。观察腹壁有无创伤、出血或畸形,有无压痛、反跳痛或肌紧张,判断可能损伤的脏器及范围。

(4) 脊柱　脊髓损伤者在搬运时要特别注意,不可盲目搬动患者体位。检查时应用手平伸向患者后背,自上而下触摸,检查脊柱及周围软组织有无肿胀或形状异常。

(5) 头颅　观察患者的头颅大小、形状,检查有无口、鼻、眼、耳及面部异常,有无头颅出血、脑脊液漏或挫伤等,便于及时发现颅脑的损伤情况。

(6) 骨盆　双手分别放在患者髋部两侧,轻轻施加压力,检查有无压痛或骨盆骨折,注意观察有无外生殖器的损伤。

(7) 四肢　检查患者的四肢有无形状异常、肿胀、压痛及骨擦感,并注意观察肢端、甲床的血液循环情况。

(8) 动脉　外周大动脉损伤需早期诊断和处理,否则大动脉破裂出血可短时间内引起休克死亡。

(9) 神经　周围神经损伤如果诊断处理不及时,可能导致患者肢体残疾。检查患者肌力、肌张力,询问是否有感觉异常、肢体麻木等表现。

3. 检伤分类　对患者进行检伤分类,便于进行及时、恰当的急救处理。按照国际公认的标准,灾害现场进行检伤分类时,一般分为4个等级,用彩色笔或胶布在患者醒目位置做标记。

(1) 红色　一级急救,表示患者病情严重,随时都有生命危险,如窒息、大出血、休克、心室颤动(室颤)等,需立即实施现场救护。

(2) 黄色　二级急救,表示患者病情严重,但尚未危及生命,短时间内及时处理可不危及生命,如骨盆骨折、大面积烧伤、肢体离断等。

(3) 绿色　三级急救,表示患者受伤程度较轻,意识清楚,能积极配合检查,一般对症处理即可,如挤压伤、关节脱位等。

(4) 黑色　四级急救,表示已死亡伤员,可暂时不予处理或放置于特定区域。

二、现场救护

做出初步判断后,救护人员应立即对患者实施急救措施,包括安置体位、建立静脉通路和维护生命体征等。

1. 安置体位　急救人员需根据患者病情的轻重,为其采取相应的体位。

(1) 复苏体位　对于无意识、无呼吸、无心搏的患者,应给予复苏体位,即仰卧位。将患者置于坚硬的平面上,解开其衣领纽扣与裤带,立即进行心肺复苏。

(2) 恢复体位　对于意识不清但有呼吸、心搏的患者,应给予恢复体位,即侧卧位,以防止分泌物、呕吐物吸入气道引起窒息或舌根后坠引起呼吸道阻塞。

(3)合理体位　根据患者受伤性质、部位采取合理的体位。如大咯血者取患侧卧位,以防止血液流入健侧支气管和肺内而加重呼吸困难;急性左心衰竭患者取端坐位;腹痛患者取屈膝半卧位,以放松腹壁肌肉。

2.建立静脉通路　对于所有在急救现场需要建立静脉通路的患者,均要选择使用静脉留置针。一方面,对于抢救大出血、休克等危重症患者,可保障快而通畅的液体流速,加速扩充血容量。另一方面,针头留置后,给予适当固定,不会因体位改变或途中转运颠簸而发生脱出血管或刺破血管现象。

3.维护生命体征

(1)维持呼吸功能　主要护理措施包括吸氧、清理口鼻腔分泌物、人工呼吸、协助医生建立紧急气道或进行气管插管等,以维持呼吸道通畅,改善呼吸氧合功能。

(2)维持循环功能　主要护理措施包括测量脉搏、血压等基本生命体征,进行心电监护,遵医嘱给予保护心脏药物,配合医生进行心肺复苏、心脏电除颤等基础生命支持手段。

(3)止血　合理有效的止血措施,对于外伤大出血的急危重症患者极为重要,及时采取处理措施可使此类患者转危为安。常用的止血方法包括指压止血法、加压止血法、填塞止血法、屈肢加垫压迫止血法、止血带止血法等。

(4)包扎　伤口包扎是为了保护创口不受再次污染,固定敷料和骨折位置,压迫止血,减少渗液防止肿胀等。包扎时动作轻巧快速,松紧度适宜,打结时应避开伤口的位置。常用的包扎方法包括绷带包扎法和三角巾包扎法。

(5)固定　急救固定是为了防止骨折断端移位,避免损伤周围血管、神经等组织,实施固定时应注意患者的全身情况,如发生心脏停搏,应遵循先复苏后固定的原则。常用的固定方法因骨折部位不同选择合适的固定材料。

(6)对症处理　主要护理措施包括降温、止呕、解痉、止痛等对症处理。

4.其他护理准备　在院前救护烧伤、创伤患者时,为了便于抢救和治疗,需要松解其衣物或头盔,充分暴露以防止再次损伤。去除衣物时要注意技巧,避免加重损伤。

(1)脱上衣法　解开患者衣扣,将衣服尽量向肩部方向推,背部衣服向上平拉。如患者有一侧上肢受伤,脱去衣袖时,应注意先健侧后患侧。如患者生命垂危,情况紧急或患者穿套头式衣服难以脱去时,可直接使用剪刀剪开衣服,为急救争取时间。

(2)脱长裤法　患者处于平卧位,解开腰带及扣,从腰部将长裤推至髋下,保持双下肢平直,不可随意抬高或屈曲,将长裤平拉下脱出。如确知患者无下肢骨折,可屈曲,小腿抬高,拉下长裤。

(3)脱鞋袜法　托起并固定脚踝,以减少震动,解开鞋带,向下再向前顺脚型方向脱下鞋袜。

(4)脱除头盔法　用力将头盔的边向外侧扳开,解除夹头的压力,再将头盔向后上方托起,即可去除。整个过程动作应稳妥,不要粗暴,以免加重伤情。如患者有头部创伤,且因头盔妨碍呼吸时,应及时去除头盔。但对于疑有颈椎损伤者应十分慎重,不可轻易挪动患者,必要时与专科医生合作。

三、转运与途中监护

由于现场条件限制,对患者进行现场急救后,在其病情允许的情况下,应尽快、安全地将其转送到医院,便于进行后续治疗,这对提高抢救成功率和降低伤残率具有重要意义。搬运转送患者时,针对其具体情况,选择合适的搬运方法和转运工具。在转运过程中,注意动作轻巧、快速、稳固,以确保安全。

1. 担架(木板)转运患者途中的救护

(1)担架转运患者的特点　担架是灾难急救转运患者中最常用的工具。担架转运舒适平稳,适于各类患者,不受道路交通状况的影响。还可就地取材使用木板、竹竿等制作临时担架。缺点是转运速度慢,占用人力多,一旦遭遇寒冷、强风暴、雨雪等恶劣天气,担架员消耗巨大,还需加强患者的保暖措施。

(2)担架转运途中的救护要点　①一般患者在担架上取平卧位。恶心呕吐或咯血的患者取侧卧位,防止呕吐物或血凝块吸入气管引起呼吸道阻塞。颅脑损伤患者取卧位时,应将头偏向一侧,防止舌根后坠阻塞气道。呼吸困难的患者可取半坐卧位。②担架在行进过程中,患者头部在后,下肢在前,以便于转运途中密切观察其病情变化。③如遇脊柱受伤患者,应保持脊柱轴线稳定,明确颈椎受伤者需用颈托保护固定,然后再进行搬运。④担架行进途中,担架员要步调一致、平稳,防止摆动、上下颠簸。在担架上对患者进行固定,防止其滑落摔伤。

2. 汽车转运患者途中的救护

(1)汽车转运患者的特点　汽车转运患者具有机动、快速、车上装备全、受天气条件影响小等优点,是最常用的机械化转运工具。缺点是受地形、交通拥堵状况影响较大。

(2)汽车转运途中的救护要点　①急救人员统一安排急救现场患者乘坐的车辆。危重症患者及需要输液、吸氧或抢救的患者应乘坐救护车;转运途中不需要医疗处理的患者可由客车或卡车运送。②对于有生命危险的患者,或基本生命体征不平稳的患者,应暂停汽车长途转运,以免加重患者病情或伤情。③护送人员在运送前评估地面平整度,救护车应尽量保持平稳,在急拐弯或上下坡时防止颠簸。④在汽车转运前,驾驶员根据行车经验提前规划行驶路线,保证快速、畅通地转运至医院内。⑤转运途中,随车急救员密切观察患者病情变化,发现异常应及时处理。

3. 飞机转运患者途中的救护

(1)飞机转运患者的特点　利用飞机转运患者逐渐普及,许多大型综合性医院有紧急救援直升机。飞机转运患者具有速度快、效率高、平稳舒适、不受道路交通影响等优点。缺点是飞机在上升过程中,患者会遇到空气中氧含量减少的问题,对于呼吸困难的患者会加重原有病情;随着飞机飞行高度改变,气压也发生变化,对于有开放性伤口的患者会加重积气或疼痛;飞机的颠簸会使患者出现头晕、呕吐、烦躁等不适。

(2)飞机转运途中的救护要点　①大型运输机转运患者,可横放两排,医护人员可从中间过道穿行,观察患者病情变化并及时处理;若直升机转运患者,应从上到下逐层安置担架,危重症患者最好置于最下层以便于抢救。②颅脑损伤合并脑脊液漏的伤员,需用多层无菌纱布加以保护,避免因空中气压降低使得漏出量增加,防止逆行感染。③注意患者身上各种导管或引流管的保护。④高空中温度、湿度偏低,对于气管切开或气管插管的患者,应注意进行气道内湿化,防止分泌物变稠结痂而阻塞气道。

4. 火车转运患者途中的救护

(1)火车转运患者的特点　遇到大批伤员长途转运时,宜进行火车输送。火车输送具有转运平稳舒适及不受天气、地形、道路交通状况影响等优点。每节车厢均需配置急救人员。

(2)火车转运途中的救护要点　①火车转运伤员一般数量较多,需要对特殊或重伤员做出明显标记,便于转运途中观察病情变化。②转运途中急救人员要勤巡视,勤查体,勤询问,做到及时处理。③在列车转运过程中,急救人员要对列车上所有患者,无论轻重,均进行认真细致检查,悉心照顾,以便及时发现患者病情变化,迅速给予处理。④火车长途转运所需时间长,急救人员要做好危重症患者的护理,除了密切观察生命体征及监护病情外,还应给予必要的生活护理。

5. 船艇转运患者途中的救护

(1)船艇转运患者的特点　船艇是水路转运患者理想的交通工具。船艇转运具有平稳舒适、容量大等优点。缺点是速度慢、噪声大,风浪大时颠簸较为严重。

(2)船艇转运途中的救护要点　①危重症患者不宜采取船艇转运。②大批量伤员转运时,应编号入舱,上下船时按照提前规定好的行进路线行走,防止拥挤;上下船时应有专门人员巡视,防止患者发生意外落水。③对于晕船者给予药物对症处理。④在船艇转运途中,救护人员要在舱内巡视,对于危重症患者要密切观察病情变化,便于及时处理。

无论何种交通工具转运患者,均应做好转运后的交接工作。对于转运途中采取的急救措施、给予药物做出详细交班,以便医院内的医护人员能全面了解患者情况,给予积极有效的治疗。

问题分析与能力提升

李女士,30岁,从高处跌下后左小腿开放性骨折,功能障碍3 h抬送就诊。体格检查:脉博110 次/min,呼吸25 次/min,血压90/65 mmHg,小腿成角畸形,有反常活动,局部严重肿胀伴大量流血。

思考:①现场怎样处理?②若救治不及时,可发生什么并发症?

习题

一、单项选择题

1. 患者在发病或受伤时,最好由谁来进行最初的救护(　　)
A. 第一目击者　　　　　B. 医疗单位赶赴现场　　　C. 交通警察
D. 家属　　　　　　　　E. 红十字卫生员赶赴现场

2. 急诊医疗服务体系中第一个重要环节是(　　)
A. 院前急救　　　　　　B. 心肺脑复苏　　　　　　C. 止血
D. 救护车送医院　　　　E. 途中监护

3. 院前急救不包括(　　)
A. 伤员本人自救　　　　B. 亲属、朋友间互救　　　C. 救护车现场急救

D. 途中救护 　　　　　　　　　E. 急诊科救护
4. 猝死患者抢救的最佳时间是多少时间内(　　)
   A. 1 min 　　　　　　　B. 5 min 　　　　　　　C. 10 min
   D. 30 min 　　　　　　 E. 60 min
5. 院外急救要遵守的原则不包括(　　)
   A. 先救治后运送 　　　B. 急救与呼救并重 　　C. 先复苏后固定
   D. 先重伤后轻伤 　　　E. 先内伤后外伤
6. 我国规定的医疗急救电话是(　　)
   A. 115 　　　　　　　　B. 120 　　　　　　　　C. 199
   D. 911 　　　　　　　　E. 999
7. 对脊椎损伤者的搬动正确的是(　　)
   A. 不搬动 　　　　　　 B. 抱扶行走
   C. 3~4人手从后背插入,协调抬起
   D. 一人抬上身,一人抬下身,同时用力
   E. 双手在患者头、肩、臀部同时施力,以保证身体以脊柱做一轴线转动
8. 院前急救不包括(　　)
   A. 严密观察病情 　　　B. 处理危及生命的情况 　　C. 处理病情的变化
   D. 做好心理护理 　　　E. 重点是对因治疗

二、简答题

1. 何为院前急救?
2. 院前急救的任务有哪些?
3. 院前急救的原则是什么?
4. 院前急救如何进行现场评估?有哪些重要内容?
5. 现场救护包括哪些内容?
6. 常用的现场救护技术有哪些?
7. 在现场救护中转运与途中监护要注意哪些事项?

(郑州铁路职业技术学院　田　杰)

第三章 心搏骤停与心肺脑复苏

学习目标

1. 掌握心搏骤停的快速判定与急救技术操作方法。
2. 熟悉心搏骤停病因、分类,以及心肺脑复苏整个过程。
3. 了解现代心肺脑复苏技术发展的过程。
4. 具备对心搏骤停患者进行分步救护的能力。

第一节 心搏骤停

心搏骤停是指心脏射血功能的突然丧失。心搏骤停后,有效泵血功能丧失,从而引发全身严重缺血、缺氧。如不能短时间有效纠正,可导致机体各组织器官,尤其是大脑等重要脏器发生不可逆的生理和病理改变,最终导致死亡。

一、心搏骤停的常见原因

导致心搏骤停的原因很多,一般可以分为心源性因素和非心源性因素两大类。

1. 心源性心搏骤停　心源性心搏骤停主要因心脏自身性疾病所致,成人最常见的是缺血性心脏病,主要包括以下几种情况。

(1) 冠状动脉粥样硬化性心脏病　冠状动脉粥样硬化性心脏病(冠心病)是成人心搏骤停的主要原因,约占心搏骤停的80%,男性多于女性,多是由于急性冠状动脉供血不足等因素导致室颤引发心搏骤停。

(2) 心肌病变　如原发性心肌病、肥厚型心肌病、急性病毒性心肌炎,常因室性心动过速等因素导致心搏骤停。

(3) 其他病变　主动脉瘤破裂、主动脉发育异常、高血压心脏病、肺动脉栓塞等疾病也可引发心搏骤停。

2. 非心源性心搏骤停

(1) 严重的电解质与酸碱平衡紊乱　体内严重高钾血症或低钾血症均可以引起心搏骤停,严重的高镁血症和高钙血症也可以引起心脏停搏。酸中毒时可以加重高钾血症,从而导致心脏停搏。

(2)严重的创伤 颅脑损伤、气管异物、气道损伤、窒息等均可以引起呼吸停止,最终导致心脏停搏。

(3)过敏与中毒 严重过敏可导致心搏骤停,如青霉素等药物。洋地黄、奎尼丁等药物的毒性反应及快速静脉注射氯化钾等药物均可以引发严重心律失常,从而导致心脏停搏。

(4)其他因素 电击、溺水、创伤、某些诊断性操作、麻醉和手术意外等均可以引起心脏停搏。

二、心搏骤停的临床表现及判断

早期心搏骤停的快速临床判断主要依靠神经系统、呼吸系统和循环系统的临床典型特征作为依据,随后可以根据心电图等辅助手段进行类型区分。

1. 心搏骤停的临床表现 心搏骤停患者主要表现为昏迷;大动脉搏动及心音消失;没有呼吸动作或呼吸呈现叹息样。还可出现短暂的抽搐、瞳孔散大、对光反射消失、大小便失禁等表现。

2. 心搏骤停的判断 患者出现意识丧失、大动脉(颈动脉)搏动不能触及、无呼吸,即可判定存在心搏骤停,应立即进行复苏抢救。患者心搏骤停的判定必须迅速果断,尽早开始复苏抢救,不可反复重复检查基础生命体征或等待心电图检查,以免延误抢救时机。心搏骤停时心电图表现主要有三类,最常见的是室颤,其次为心室停顿和无脉性电活动(心电-机械分离)。

(1)室颤 室颤是最常见的致命性快速心律失常。室颤的心电图中波形、振幅与频率均极不规则,无法分辨 QRS 波群、ST 段与 T 波。心电图呈现为大小不等、形态各异的颤动波,频率为 200~400 次/min(图 3-1)。

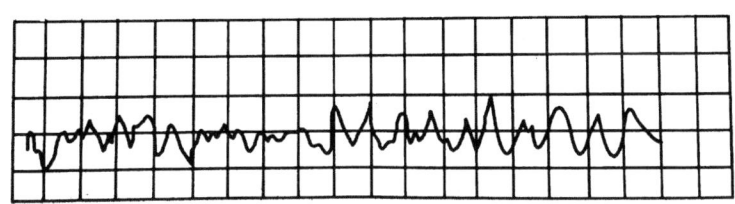

图 3-1 室颤的心电图

(2)心室停顿 又称为心脏停搏,心肌完全丧失电活动能力,其心电图多呈现一条直线,或偶尔见 P 波(图 3-2)。

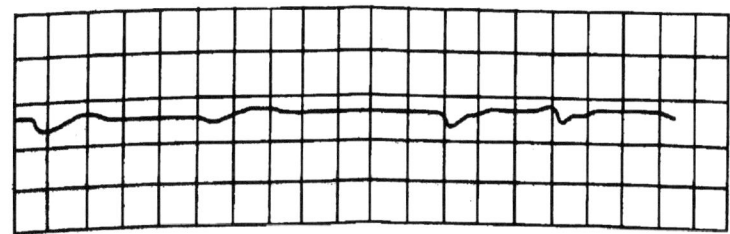

图 3-2 心室停顿的心电图

3. 无脉性电活动　主要类型是心电-机械分离。此时心肌虽然有持续的电活动，但没有有效的机械收缩功能（图3-3）。常规的方法不能够检测到血压、脉搏等基础生命体征。心电图呈现缓慢、矮小、宽大畸形的心室自主节律，20～30次/min，容易被误认为心脏仍在搏动，但无心输出量，心脏起搏效果也较差，死亡率极高。

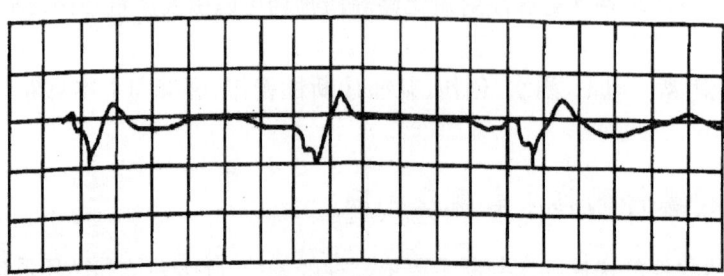

图3-3　无脉性电活动的心电图

第二节　心肺脑复苏

心肺复苏（cardiopulmonary resuscitation，CPR）是针对呼吸、心搏骤停所采用的抢救措施，即以人工呼吸代替患者的自主呼吸，以心脏按压形成暂时人工循环并诱发心脏的自主搏动。对缺氧耐受最差的是脑组织，大脑在血液供应停止后4 min开始出现不可逆性损害或脑死亡，故心肺复苏扩展为心肺脑复苏（cardio-pulmonary-cerebral resuscitation，CPCR）。美国心脏协会2015年更新了心肺复苏指南和心血管急救指南，指出院外心搏骤停成人急救生存链中的环节：①立即识别心搏骤停并启动急诊医疗服务体系；②及时高质量心肺复苏；③快速除颤；④基础及高级急救医疗服务；⑤高级生命维持和骤停后护理。任何环节的缺失都可能使患者丧失生存的机会。心肺脑复苏应力争在心搏骤停后4 min内开始，且完整的心肺脑复苏包括基础生命支持、进一步生命支持和延续生命支持三部分。

一、基础生命支持

基础生命支持（basic life support，BLS）是心搏骤停患者初期现场实施急救的相关技术，其中C-A-B三步骤的使用是基础生命支持最主要的组成部分。其目的是通过某些技术方法或手段，尽可能为脑、心等重要脏器提供血液供应，延长机体耐受缺氧时间，为后期的抢救创造条件。基础生命支持阶段工作主要包括快速判断心搏、呼吸骤停并启动急诊医疗服务体系，建立有效循环（circulation，C），保持呼吸道通畅（airway，A），实施人工呼吸（breathing，B），有条件的进行早期除颤（defibrillation，D）、转送等环节。

（一）建立有效循环（C）

建立有效循环的方法通常使用胸外心脏按压。在开始进行胸外心脏按压之前，应快速判断是否存在心搏骤停，同时启动急诊医疗服务体系并置患者为复苏体位。方法:迅速判定现场无危险因素影响后,随即轻拍患者肩部,并大声呼叫以确定患者意识状态。专业人员要求 10 s 内完成颈动脉搏动判别(图 3-4),即成人用示指和中指的指腹触摸喉结旁开 2 cm 处的一侧颈动脉(禁止同时检查双侧),一旦确定患者意识丧失或心搏骤停,应立即通过急救电话(120)启动急诊医疗服务体系。摆放复苏体位时,应将患者平卧于硬质平面上(地面或床板),头不可高于胸部,搬动时避免躯干扭曲,且头颈部应与躯干始终保持在同一个轴面上,双上肢置于身体两侧,松开衣领和腰带。

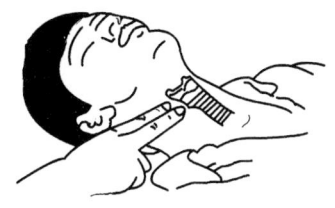

图 3-4　触摸颈动脉搏动

胸外心脏按压是指持续而有节律地按压胸骨下段,心脏受到挤压和胸腔压力发生变化而建立暂时的人工循环的方法,提供给全身主要脏器血流供应,以维持重要脏器的功能。操作方法和要求:抢救者根据患者平卧位置高度采用立或跪的方式在其一侧,快速确定按压位置即胸骨中下 1/3 交界处(图 3-5)。以掌根部按压,手指尽量翘起,肘关节伸直,双肩位于双手的正上方,每次按压后放松压力使胸廓充分回弹,但掌根部不得离开胸部按压部位(图 3-6)。成人按压频率为 100～120 次/min,按压深度为 5～6 cm,按压与放松时间大致相等。有效的按压可以触及患者颈动脉或股动脉的搏动。

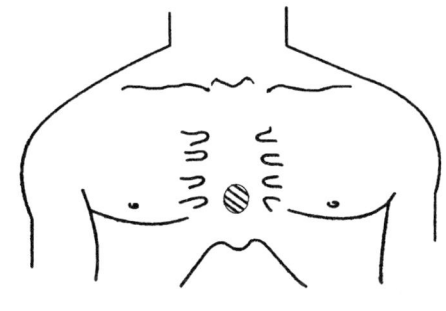
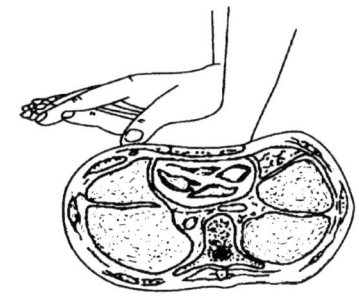

图 3-5　胸外心脏按压部位　　图 3-6　胸外心脏按压

(二)保持呼吸道通畅(A)

心搏骤停后导致呼吸道梗阻的因素很多,舌后坠、呕吐物、呼吸道分泌物是常见原因。通畅呼吸道是人工呼吸先决条件,要保持呼吸道通畅,首先要清理呼吸道。将患者头偏向一侧,用手指套或手指缠纱布的方法清除口腔分泌物和阻塞物,有义齿的一并取出,然后以仰头举颏法(图 3-7)消除由于舌后坠引起的呼吸道梗阻。仰头举颏法是一只手放在患者前额,用手掌把额头向后推,使头后仰,另一只手的手指在下颌骨的下方,向上抬颏,上抬过程应避免压迫下颌软组织,导致气道梗阻。如患者有可能存在颈部损伤,可选择托颌法保持呼吸道通畅。

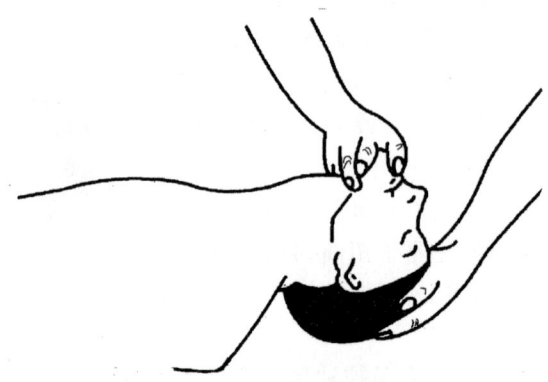

图 3-7 仰头举颏法

(三)实施人工呼吸(B)

人工呼吸是用人工方法借助外力来推动肺、膈肌或胸廓的活动,使气体被动进入或排出肺内,以保证机体氧的供给和二氧化碳的排出。人工呼吸方法较多,如口对口人工呼吸、口对口鼻人工呼吸、口对面罩人工呼吸、球囊面罩人工呼吸等。现场急救最常用的是口对口人工呼吸,施救者在保持患者呼吸道通畅的基础上充分换气,并以自己的口唇包住患者的口唇,同时以拇指和示指将患者鼻孔捏闭,对准患者呼吸道用力吹入500~600 mL 的气量,达到胸廓抬举为准,然后迅速松开患者口鼻,使患者胸廓自然回缩产生呼气运动。人工呼吸吹气量不宜过多、速度不宜过急,以免导致胃胀气。每个口对口人工呼吸单元吹气2次,每次吹气时间1 s 以上,成人通气频率为8~10次/min。

单人急救时,施救者位于患者一侧颈胸水平,交替完成胸外心脏按压和人工呼吸(图 3-8)。两个施救者时,一人位于头部水平负责人工通气,另一人位于胸部水平负责胸外心脏按压。成人胸外心脏按压与人工呼吸比均为30∶2,为保证胸外心脏按压质量,按压人员2~3 min更换一次,要求更换过程尽可能加快,从而减少胸外心脏按压中断时间。

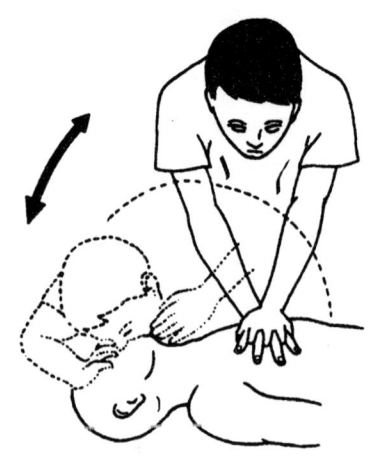

图 3-8 胸外心脏按压与人工呼吸

二、进一步生命支持

进一步生命支持(advanced cardiac life support, ACLS)是在基础生命支持基础上,借助急救设备、救急药物、特殊技术等进行的复苏过程。只要条件具备,进一步生命支持可以和基础生命支持同时开始。其内容包括:继续初期复苏工作,同时借助特殊设备与技术,建立和维持有效的呼吸和循环功能;进行必要的生理功能监测,识别和治疗心律失常;建立和维持静脉输液,纠正水、电解质和酸碱平衡紊乱;使用急救药品等。

(一)电击除颤

电击除颤是目前治疗室颤最有效的方法,因早期多不具备电击除颤设备,故在本阶段患者心电图类型一旦确定为室颤,可以使用除颤器进行非同步电击除颤。早期室颤多为粗颤,此类型电击除颤易于成功,随时间推移心肌长时间缺氧,粗颤转为细颤,则电击除颤将不易成功,故基础生命支持阶段如有条件,应尽早实施电击除颤并给予药物治疗以提高成功率。

自动体外除颤器的不断普及,使心搏骤停患者在现场急救中应用电击除颤成为可能,并逐步过渡成为基础生命支持阶段一项重要内容。电击除颤对于室颤类型的心搏骤停患者有较高的治疗成功率,心搏骤停发生 1 min 内进行电击除颤成功率为 90%,但随使用时间推移成功率迅速下降,故早期电击除颤成为该类型心搏骤停的关键性治疗,应力争在心搏骤停后 2 min 内实施。自动体外除颤器的使用非常简单,按照其标示和语音提示操作即可,它可以自动分析和选定电击除颤类型。

(二)维持有效的通气

有条件者宜施行气管插管,必要时可行气管切开术,能较持久地保持呼吸道通畅。采用机械通气代替口对口人工呼吸更有效,如下列方法。

1. 简易呼吸器 由呼吸囊、活瓣和面罩装置组成的最简单且有效的人工呼吸器,便于携带,已广泛应用于临床。简易呼吸器也可适用于有气管插管者和转运中的患者,以 10~15 L/min 流量接入氧气后,可使吸入的氧气浓度增至 75% 以上。

2. 全自动呼吸机 其可按要求调节氧气浓度、呼吸频率、通气量、通气压力,并有监测和报警系统。使用这种呼吸器不仅能进行有效的机械通气,而且能纠正患者的某些病理生理状态,是进行长时间人工呼吸的理想设备。

(三)复苏药物的应用

1. 用药目的 ①增强心肌收缩力,促发心脏复跳;②防治心律失常;③维持水、电解质、酸碱平衡;④防治脑水肿。

2. 用药途径 首选给药途径是静脉给药,其次是气管内给药。①静脉给药:中心静脉置管或静脉穿刺给药是复苏药物主要的给药途径,故应尽早建立静脉通路,以便于从静脉中输入复苏药物。②气管内给药:适用于气管插管的患者。将肾上腺素、利多卡因、阿托品等药物,以注射用水适当稀释,用细导管经气管直接注入气管下端,能很快吸收,给药剂量应为静脉给药剂量的 2~3 倍。

3. 常用复苏药物

(1)肾上腺素 又称为副肾素,是心脏复苏的首选药物,可以增加心率、增强心肌收缩力、增加周围血管阻力;能兴奋心脏起搏点及心传导系统,激发心肌自主收缩,并可使室颤由细颤转为粗颤,提高电击除颤成功率。每次静脉用量为 1 mg,必要时每 3~5 min 可重复给药,复苏成功后应立即控制该药使用,避免血压突然上升而引发脑出血。

(2)阿托品 阿托品属于 M 胆碱受体阻断剂,可以干扰乙酰胆碱和拟胆碱药的作用,降低胃肠平滑肌的张力和蠕动。有解除迷走神经对心脏的抑制作用,加快心率,解除小血管痉挛,提高窦房结的兴奋性,促进房室传导,对心动过缓有较好疗效。阿托品适用于治疗心室停顿和无脉性电活动类型的心搏骤停患者,但这两种类型的主要原因是严重的心肌缺血,最有效的治疗方法是通过胸外心脏按压和肾上腺素作用改善冠状动脉灌注和心肌供氧,因此 2010 年美国心脏协会复苏指南中已经不推荐在心室停顿和无脉性电活动所致心搏骤停中常规使用阿托品。

(3)利多卡因 利多卡因是治疗室性心律失常的有效药物,能抑制室性心律失常,消除室颤。首量为 1 mg/kg 静脉注射,必要时以 2~4 mg/min 的速度静脉滴注,一般静脉给药 1~2 min 起效,维持 10~20 min。但 1 h 剂量不超过 200 mg,用药过程加强监护,用量过大可以导致中毒。其常为胺碘酮的替代药物。

(4)碳酸氢钠 当 pH 值低于 7.20 时人体容易发生顽固性室颤,故对已经存在的严重代谢性酸中毒、高钾血症等,可以考虑使用碳酸氢钠溶液。该药物是复苏后纠正代谢性酸中毒的首选药物,但在复苏期间不主张常规使用。碳酸氢钠使用剂量过大,可以产生高钠血症、碱中毒及低钾血症等。

(5)氯化钙 氯化钙可增强心肌收缩力,适用于高血钾、低血钙、高镁血症等引起的心搏骤停,但其也不作为复苏的常规用药。

(四)监测

复苏期间应重视循环、呼吸和肾功能的监测。应尽快监测心电图,心搏骤停时的心电图可能是心室停顿、心电-机械分离,也可能是室颤,其临床表现虽然相同,但治疗差异很大。如心室停顿和心电-机械分离患者,电击除颤时心肌活动正好处在心动周期的相对不应期,则可能形成室颤,必须避免电击除颤。在复苏过程中还可能出现其他心律失常,心电图监测可以明确其性质,为治疗提供依据,同时密切监测血压并维持其稳定。在进行人工呼吸或机械通气时应维持动脉血氧分压(arterial partial pressure of oxygen,PaO_2)在正常范围;至少 PaO_2 不低于 60 mmHg;动脉血二氧化碳分压(arterial partial pressure of carbon dioxide,$PaCO_2$)在 36~40 mmHg。检测尿量、尿比重有助于判断肾灌注和肾功能的变化,对难以维持循环稳定的患者监测中心静脉压。

三、延续生命支持

延续生命支持(prolong life support,PLS)是进一步生命支持的进一步延续。脑复苏是复苏的最终目的,尽早、全面、积极地进行脑复苏是整个复苏过程中最关键也是最重要的一步。

1. 脑保护与脑复苏

(1)降温治疗 降温可使脑细胞的氧需要量降低,从而维持脑氧供需平衡,起到保护作用,是脑复苏治疗的重要组成部分。体温每降低 1 ℃,可使脑细胞代谢率下降 6%~7%,颅内压下降 5.5%。脑温以 28 ℃ 为最佳,颅内压可以降低到原来的 70% 左右。降温开始时间越早越好,降温前先用辅助降温药物(冬眠药物)防止寒战反应,然后戴冰帽重点对脑部降温,并在颈侧、腋窝、腹股沟等处放置冰袋。因体温降至 28 ℃时容易引发严重的心律失常,故一般体温降至 33～34 ℃。降温幅度可因患者而异,但以降温达到足以使肌张力松弛、呼吸和血压平衡为准。降温需维持到患者意识开始恢复或好转时为止,通常以听觉恢复为指标。一般需要 2～3 d,严重者可达 1 周以上。复温时只需先自下而上逐步减少冰袋使体温缓慢回升即可,一般 24 h 体温提升 1～2 ℃为宜。待体温恢复 1～2 d 后再停用辅助降温药物。辅助降温药物主要作用是消除寒战、解除血管痉挛、改善微循环血流灌注和辅助降温,常用冬眠合剂。

(2)脱水治疗　应用利尿剂配合降温处理,减轻脑水肿和降低颅内压,利于脑功能恢复。脱水治疗一般以渗透性利尿为主,快速利尿药(如呋塞米)为辅助措施。常用 20% 甘露醇 250 mL 快速静脉滴注,15～30 min 滴完。必要时可用呋塞米 20～40 mg 以保持利尿有效。也可以使用 20% 甘露醇与 50% 葡萄糖注射液交替输入。血浆白蛋白作用缓慢但能持久,并且有利于维持血浆胶体渗透压和血容量,以缓解因脱水而导致血容量减少的不利影响。

(3)激素治疗　肾上腺皮质激素在脑复苏中的应用有很多优点,可以稳定溶酶体膜,消除自由基,保持血-脑屏障和毛细血管的完整性,减轻脑水肿,恢复 Na^+-K^+ 酶原功能等。激素的应用宜尽早开始,可用氢化可的松或地塞米松静脉滴注。

(4)高压氧治疗　高压氧(hyperbaric oxygen,HBO)能够快速大幅度提高组织氧含量和储备,尤其是对脑水肿条件下的细胞缺氧治疗效果确切。将患者置于 2～3 个标准大气压的高压氧舱内,可提高血氧分压、增加血氧含量、提升血氧弥散能力,有利于脑细胞的功能恢复。

(5)改善脑细胞代谢的药物　促进脑细胞代谢可选用脑活素、辅酶 A、细胞色素 C、多种维生素、能量合剂等药物。

2. 维持循环功能稳定　循环功能的稳定是复苏措施能否奏效的先决条件,心搏恢复初期,患者往往伴有血压不稳定或血压偏低的状态,维持血压在正常或稍高于正常水平有利于脑内微循环血流的重建。该阶段可能仍需要药物支持,但应该尽早脱离药物支持,因为循环功能在无任何药物和技术支持下的稳定才是真正意义下的循环功能稳定。

3. 维持呼吸功能稳定　自主呼吸恢复的早晚,提示脑功能的损害程度。在自主呼吸未完全恢复时,仍需要机械通气来维持呼吸功能。即使自主呼吸恢复,初期往往不正常,还应根据血气分析结果随时调节 PaO_2、$PaCO_2$ 等指标。避免低氧血症的发生,保证心、脑等重要器官的氧合功能。

4. 纠正水、电解质紊乱及酸碱失衡　心搏、呼吸骤停后可以导致代谢性酸中毒和呼吸性酸中毒的发生,同时伴有水、电解质紊乱。酸中毒是导致循环功能和呼吸功能不稳定、诱发心律失常及低血压的主要因素。通过维持良好的心、肺、肾功能,可以纠正水、电解质紊乱及酸碱失衡,稳定的内环境将为复苏成功提供良好的内部条件。

5. 积极治疗原发病与防治并发症　导致心搏骤停的原因多种多样,积极进行病因治疗以防止心搏骤停的再次发生。同时预防心搏骤停后可能导致的并发症,如观察有无因心脏按压而引起的肋骨骨折、血气胸等情况,一旦发现,应及时给予必要的治疗与护理。

第三节 复苏后的监测与护理

患者复苏成功后初期病情仍极不稳定,随时有呼吸、心搏再度停止的危险。严密的监测和完善的护理是避免再度出现心搏骤停的重要保障。

1. 循环系统的监测与护理 复苏后常需进行心电监护及动脉压、中心静脉压、尿量监测。

(1)基础生命体征监护 护理人员应每15 min测量并记录脉搏、心率、血压一次直至平稳。血压应维持在(90~100)/(60~70)mmHg。脉压小于20 mmHg时,可以使用血管活性药物。

(2)心电监护 复苏后应进行心电监护,密切观察心电的变化,随时对各类心律失常给予相应的处理。

(3)微循环灌注监测 护理人员应通过四肢温度、湿度、皮肤、口唇、甲床的色泽及静脉充盈情况,动态监测末梢循环。中心静脉压及尿量也反映了血液灌注情况,对指导药物使用有重要意义。

2. 呼吸系统的监测与护理

(1)呼吸道监护 监测呼吸频率、呼吸节律等。常规吸氧,及时清除呼吸道分泌物,时刻保持呼吸道通畅。

(2)机械通气监护 自主呼吸未恢复的患者及通气或换气障碍患者应进行机械通气治疗。根据病情变化随时调整潮气量、呼吸频率、吸气与呼气之比;合理控制氧流量和氧浓度。患者气管插管超过48~72 h,应考虑做气管切开,否则气管黏膜受压太久可能发生坏死。护理人员必须加强呼吸道护理,做好气道湿化,防止感染。

3. 脑功能的监测与护理

(1)昏迷患者的监护 注意观察并记录神经系统变化、瞳孔变化、神经反射变化。发现眼球活动,提示中脑功能开始恢复;出现听觉,则为大脑功能恢复前兆,提示患者即将清醒。

(2)清醒患者的监护 监测清醒患者的意识变化,及时发现定向障碍、表情淡漠、嗜睡等情况。

4. 肾功能的监测与护理

(1)尿量监护 复苏后容易发生持续低血压而致急性肾衰竭,护理人员应密切监测患者尿量的变化。如使用血管收缩剂,应每小时监测尿量一次,每8 h结算一次出入量,每24 h合计一次,及时发现尿量减少并针对原因纠正尿量减少。

(2)功能监护 如发现尿比重、尿管型异常,以及血尿素氮和血肌酐水平升高,应警惕肾衰竭,及时给予相应处理。

5. 预防感染 复苏后的患者代谢功能紊乱,机体免疫力低下,容易发生感染。特别是长时间机械通气的患者,应注意预防肺部的感染,严格执行吸痰导管的消毒和无菌操作。对长时间留置导尿管的患者,要预防泌尿系统感染,定时更换导尿管。每天用0.1%苯扎溴铵(新洁尔灭)棉球擦洗尿道外口及会阴部,并更换引流瓶。

第三章 心搏骤停与心肺脑复苏

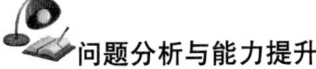 **问题分析与能力提升**

患者,男性,57岁,既往有长期吸烟、饮酒、高脂饮食史。有心绞痛病史3年,近2周来发作频繁,每次发作疼痛程度较以前加重。昨晚8点看足球比赛,突感左胸部剧烈压榨样疼痛,并向左肩、左上肢内侧放射,舌下含服硝酸甘油3片,突然意识丧失。

思考:①患者可能发生了什么情况?②怎样快速确诊?③如何急救?

 **习题**

一、单项选择题

1. 判断患者是否心搏、呼吸骤停,最迅速有效的方法是( )
   A. 测心电图　　　　　　B. 测脑电图　　　　　　C. 测血压
   D. 摸大动脉搏动　　　　E. 观察心尖搏动情况

2. 心搏、呼吸骤停最常见的心电图类型为( )
   A. 一条直线　　　　　　B. 室颤　　　　　　　　C. 心室停顿
   D. 心电-机械分离　　　 E. 心房颤动(简称房颤)

3. 室颤导致的心脏停搏最有效的抢救措施是( )
   A. 电击除颤　　　　　　B. 注射利多卡因　　　　C. 注射阿托品
   D. 注射肾上腺素　　　　E. 人工呼吸

4. 心脏复苏的首选药物是( )
   A. 肾上腺素　　　　　　B. 异丙肾上腺素　　　　C. 去甲肾上腺素
   D. 阿托品　　　　　　　E. 利多卡因

5. 复苏用药物首选的给药途径是( )
   A. 气管内给药　　　　　B. 皮下注射　　　　　　C. 静脉给药
   D. 肌内注射　　　　　　E. 心内注射

6. 复苏后期脑复苏低温治疗时,需将体温降至( )
   A. 28～30 ℃　　　　　　B. 30～33 ℃　　　　　　C. 33～34 ℃
   D. 34～36 ℃　　　　　　E. 36～37 ℃

7. 心搏、呼吸骤停的患者,开放气道的方式多选择( )
   A. 仰面抬颈法　　　　　B. 仰面举颏法　　　　　C. 托颌法
   D. 气管切开法　　　　　E. 仰卧头侧法

8. 复苏后防治脑缺氧、脑水肿首选的脱水剂是( )
   A. 50%葡萄糖注射液　　 B. 20%甘露醇溶液　　　 C. 25%山梨醇溶液
   D. 25%葡萄糖注射液　　 E. 20%尿素溶液

9. 抢救现场对口人工呼吸,吹入肺内的有效标志主要是( )
   A. 发绀减轻　　　　　　B. 瞳孔缩小　　　　　　C. 抽搐停止
   D. 胸廓抬起　　　　　　E. 心跳恢复

10. 心搏骤停后脑组织开始不可逆损害的时间通常认为( )
    A. 小于1 min　　　　　 B. 1～2 min　　　　　　C. 4～6 min
    D. 8～10 min　　　　　 E. 10 min 以上

11. 成人心肺复苏时胸外心脏按压与人工呼吸的比例为( )
    A. 5∶1　　　　　　　　B. 5∶2　　　　　　　　C. 15∶1

D. 15∶2   E∶30∶2

12. 成人心肺复苏时胸外心脏按压的深度通常为(　　)
    A. 2～3 cm   B. 3～5 cm   C. 5～6 cm
    D. 7～8 cm   E. 8～9 cm

13. 成人心肺复苏时胸外心脏按压的部位通常为(　　)
    A. 心尖搏动处   B. 左锁骨中线2肋间   C. 右锁骨中线2肋间
    D. 胸骨中上1/3交界处   E 胸骨中下1/3交界处

二、简答题

1. 心搏骤停患者的临床表现有哪些?
2. 为什么说抢救时间是心肺脑复苏的关键?
3. 简述脑复苏时降温治疗的方法和护理要点。

(许昌学院　张旭明)

第四章 常见各系统急症救护

> **学习目标**
> 1. 掌握急性心肌梗死、哮喘持续状态、咯血、休克、急腹症、常见临床危象的临床表现,急性上消化道出血的诊断,昏迷的分级、救护原则及处理措施。
> 2. 熟悉心绞痛与心肌梗死的鉴别,咯血与呕血的鉴别,急性上消化道出血的临床表现,休克、急腹症、常见临床危象的病情评估。
> 3. 了解昏迷的临床表现与检查,休克、急腹症、常见临床危象的原因及发病机制。
> 4. 学会常见急症的急救。

第一节 急性心肌梗死

急性心肌梗死(acute myocardial infarction,AMI)是冠状动脉粥样硬化性心脏病的严重类型。在冠状动脉病变的基础上,发生冠状动脉供血急剧减少或中断,使相应的心肌严重而持久的急性缺血所致。临床上患者多有剧烈而持久的胸骨后疼痛,休息及硝酸酯类药物不能完全缓解,伴有血清心肌酶活性增高及进行性心电图变化,可并发心律失常、休克或心力衰竭,常可危及生命。

【病因与发病机制】

1. 冠状动脉粥样硬化、心肌供血不足　在冠状动脉粥样硬化病变的基础上,由于某些诱因致使冠状动脉粥样斑块破裂,血中的血小板在破裂的斑块表面聚集,形成血块(血栓),阻塞冠状动脉管腔,导致心肌缺血坏死。当心机收缩功能不全导致心输出量急剧减少(外科手术、脱水、休克、严重心律失常等)或左心室负荷过重导致耗氧剧增(过度劳累、便秘、情绪激动等)时,使心肌严重缺血,引起心肌坏死。饱餐后血脂增高,血液黏稠度增加,血小板黏附性增强,局部血流缓慢,血小板容易集聚而致血栓形成。睡觉时迷走神经张力增高,容易发生冠状动脉痉挛,可加重心肌缺血而致心肌坏死。

2. 心肌梗死的危险因素　高胆固醇血症、高血压和吸烟是心肌梗死重要的危险因素。心肌梗死发病与诱因的关系有时不易确定，其诱因中以体力消耗过度、情绪激动或精神紧张最多见，其次为饱餐、感染，少数为手术大出血或其他原因引起的低血压、休克、心搏骤停复苏后等。

【临床表现】

1. 先兆　50%~82%的急性心肌梗死患者发病前数天或数周有乏力、胸部不适、活动时心悸、心急、烦躁等前驱症状，其中以初发型心绞痛或恶化性心绞痛最为突出。心绞痛发作较以往频繁，程度较高，时间长，硝酸甘油疗效差，诱因不明显。心电图呈现明显缺血性改变。及时处理先兆症状，可使部分患者避免发生心肌梗死。

2. 症状

（1）疼痛　疼痛是心肌梗死最早和最突出的症状。常为心前区压榨样疼痛、发闷不适或紧缩感，可放射至下颌、颈、臂（左侧多于右侧）、背部及上腹部。这种疼痛与心绞痛比较：①更剧烈，可呈压榨性，有濒死感；②持续时间长，可达 30 min 以上，甚至数小时；③部位更广泛，除胸骨外还可涉及整个心前区、上腹部、颈咽部及背部，罕见头部及下肢；④休息及口含硝酸甘油不能缓解，常需应用镇痛剂（表 4-1）。但有 15%~20%的急性心肌梗死患者无疼痛症状，多见于老年患者。

表 4-1　心绞痛与心肌梗死的比较

项目	疼痛性质	疼痛时间	硝酸甘油	心电图改变	心肌酶
心绞痛	沉重，紧缩感	每次数分钟	缓解疼痛明显	无，或 ST 段暂时压低或抬高	正常
心肌梗死	更剧烈，持久	较长，数小时至 1~2 d	效果较差	病理性 Q 波、ST 段弓背向上抬高、T 波倒置	常增高

（2）全身症状　发热，体温上升持续约 1 周。伴有心动过速或过缓。

（3）胃肠道症状　疼痛剧烈时常伴有频繁的恶心、呕吐和上腹胀痛，与迷走神经受坏死心肌刺激和心输出量降低致组织灌注不足等有关。肠胀气亦不少见。

（4）心律失常　心律失常见于 75%~95%的患者，多发生在起病 1~2 周内，以 24 h 内最多见。室性心律失常最为多见，尤其是室性期前收缩，若室性期前收缩频发，成对出现或呈短阵室性心动过速，多源性或落在前一心搏的易损期时，常预示即将发生室性心动过速或室颤。前壁心肌梗死易发生室性心律失常；下壁心肌梗死易发生房室传导阻滞。

（5）休克　疼痛期间常见血压下降，若无微循环衰竭的表现，仅称为低血压状态。如疼痛缓解而收缩压仍低于 90 mmHg，患者烦躁不安、面色苍白、皮肤湿冷、脉细而快、大汗淋漓、尿量减少（<30 mL/h）、反应迟钝甚至昏厥则为休克。休克多在起病后数小时至 1 周内发生，见于 20%的患者。

（6）心力衰竭　心力衰竭发生率为 32%~48%，主要是急性左心衰竭，可在发病最初数天内发生或在疼痛、休克好转阶段出现，也可突然发生肺水肿为最初表现。患者出现胸闷、窒息性呼吸困难、端坐呼吸、咳嗽、咳白色或粉色泡沫痰、出汗、发绀、烦躁等,严重者可引起颈静脉怒张、肝大、水肿等右心衰竭的表现。右心室心肌梗死者可一开始就出现右心衰竭表现,伴血压下降。

3. 体征

(1)心脏体征　心脏浊音界轻度或中度扩大,心率多数增快,少数也可减慢;心律不齐,心尖部第一心音减弱,可出现第四心音及奔马律,部分患者多在2~3 d后有心包摩擦音,部分患者心尖区可出现粗糙的收缩期杂音或收缩中晚期喀喇音,为二尖瓣乳头肌功能失调或断裂所致,可有各种心律失常。

(2)血压　急性心肌梗死患者都会有血压下降。起病前有高血压者,血压可降至正常;起病前无高血压者,血压可降至正常以下,且不能再恢复到发病前的水平。

(3)其他体征　可有与心律失常、休克或心力衰竭有关的其他体征。

4. 辅助检查

(1)实验室检查

1)血液检查:心肌梗死24~48 h后常见白细胞总数增高,中性粒细胞增多,嗜酸性粒细胞减少或消失,红细胞沉降率增快,C反应蛋白增高可持续1~3周。起病数小时内血液中游离脂肪酸增高。

2)血清心肌酶测定:血清肌酸激酶(creatine kinase,CK)可在起病后6 h内升高,24 h达高峰,3~4 d恢复正常;天冬氨酸氨基转移酶(aspartate aminotransferase,AST)在起病6~12 h内升高,24~48 h达高峰,3~6 d后恢复正常;乳酸脱氢酶(lactic acid dehydrogenase,LDH)在起病8~10 h后升高,2~3 d达高峰,1~2周后恢复正常。

(2)心电图　急性心肌梗死的心电图常有特征性改变及动态演变过程。

1)特征性改变:急性期有以下表现。①宽而深的Q波(病理性Q波),在面向心肌坏死区的导联上出现;②ST段抬高呈弓背向上(反映心肌损伤),在面向坏死区周围心肌损伤区的导联上出现;③T波倒置(反映心肌缺血),在面向损伤区周围心肌缺血区的导联上出现。非ST段抬高心肌梗死者的心电图可有两种表现:①有ST段压低但无病理性Q波;②无ST段抬高也无病理性Q波,仅有T波倒置。

2)动态性改变:①起病数小时后,ST段明显抬高,弓背向上,与直立的T波连接形成单向曲线,数小时至2 d内并出现病理性Q波,同时R波减低,为急性期改变;②在非治疗干预的情况下,抬高的ST段可在数日至2周内逐渐回到基线水平,T波变为平坦或倒置,为亚急性期;③数周至数月后,T波呈V形倒置,两肢对称,波谷尖锐,为慢性期改变。非ST段抬高心肌梗死演变可出现:①ST段普遍压低,继而T波倒置加深成对称,但病理性Q波始终不会出现;②T波倒置可在1~6个月恢复正常。

3)定位:可根据特征性心电图改变的导联数来进行心肌梗死的定位和定范围。如V_1、V_2、V_3导联提示前间壁心肌梗死;V_1~V_5导联提示广泛前壁心肌梗死;Ⅰ、aVL导联提示高侧壁心肌梗死;Ⅱ、Ⅲ、aVF导联提示下壁心肌梗死。

5. 并发症

(1)心脏破裂　发生在心肌梗死后1~2周内,好发于左心室前壁下1/3处。原因是梗死灶失去弹性,心壁坏死、中性粒细胞和单核细胞释放水解酶所致的酶性溶解作用,导致心壁破裂,心室内血液进入心包,造成心包压塞而引起猝死。另外,室间隔破裂,左心室血液流入右心室,可引起心源性休克和急性左心衰竭。左心室乳头肌断裂,可引起急性二尖瓣关闭不全,导致急性左心衰竭。

(2)室壁瘤　室壁瘤可发生在心肌梗死早期或梗死灶已纤维化的愈合期。由梗死心肌或瘢痕组织在心室内压力作用下,局限性地向外膨隆而形成室壁瘤。室壁瘤可继发附壁血栓、心律不齐及心功能不全。

(3)附壁血栓形成　附壁血栓多见于左心室。由于梗死区内膜粗糙,室壁瘤处出现涡流等原因而诱发血栓形成。血栓可发生机化,少数血栓因心脏舒缩而脱落引起动脉系统栓塞。

(4)心律失常　心律失常多发生在发病早期,也可在发病1~2周内发生,以室性期前收缩多见,可发生室性心动过速、室颤,导致心搏骤停、猝死。缓慢性心律失常如心动过缓、房室传导阻滞多见于下壁梗死患者发病早期,多可恢复,少数需要永久起搏器治疗。

(5)心力衰竭和心源性休克　二者可见于发病早期,也可于发病数天后出现。

(6)心肌梗死后综合征　心肌梗死后综合征一般在急性心肌梗死后2~3周或数月内发生,表现为心包炎、胸膜炎或肺炎,有发热、胸痛等症状,可反复发生,可能为机体对心肌坏死形成的自身抗原的过敏反应。

【急救处理】

如能正确及时处理心脏骤停,可缩小梗死范围,改善预后,降低死亡率。

1. 院前急救　患者就地平卧,绝对休息,用最短的时间检测患者的生命体征。初步判断患者有无心律失常、心力衰竭或休克。①给氧。②迅速止痛:吗啡5~10 mg或盐酸哌替啶50~100 mg,肌内注射。③对出现室性期前收缩或室性心动过速者,用利多卡因50~100 mg静脉注射,5~10 min后重复1次,必要时10 min后再重复1次,并以每小时1~3 mg的速度静脉滴注维持,护送入院。④心率低于50次/min者,用阿托品0.5~1.0 mg静脉注射或肌内注射。⑤心脏骤停者,立即进行心肺复苏抢救,待血压恢复,心率达60~100次/min,有自主呼吸时再转送医院。⑥从急救现场送至医院途中,必须要有医护人员陪同,并给予心电监护,备有除颤器。

2. 入院后的监护　①心电监护:急性心肌梗死患者进入重症监护室后应持续心电监护,及时了解病情的演变过程与各种心律失常。②检测血压。③检测血流动力学。④检测心肌酶。

3. 溶栓疗法　在急性心肌梗死的早期使用具有溶解血栓作用的药物,将血栓溶解,使冠状动脉再通,使心肌重新得到血液灌注。常用的溶栓药物有链激酶和尿激酶,它们能通过不同的途径溶解血液中的纤维素原及纤维素,从而使血栓溶解。溶栓治疗成功的患者,胸痛症状迅速减轻或消失,心电图好转,心功能恢复过程加快,心肌梗死范围明显缩小。溶栓治疗成功与否最关键的是要及早开始,越早越好,一般认为心肌梗死已超过6 h,则效果较差。溶栓疗法的主要缺点是剂量掌握不准可造成出血。此外,可能会出现冠状动脉再通后的心律失常,但这种心律失常发生时间较短,只要及时处理,不会危及生命。溶栓再通的标志如下。

(1)直接判断　根据冠状动脉造影观察血管再通情况直接判断。

(2)间接判断　①心电图显示抬高的ST段于2 h内回降>50%。②胸痛2 h内基本消失。③2 h内出现再灌注性心律失常。④血清肌酸激酶同工酶峰值提前(14 h内)。

【护理措施】

1. 吸氧　心肌梗死患者吸氧是为了提高血氧浓度,改善心肌供氧,减轻因缺氧代谢产生的致痛物质。起初 3 d 应持续吸氧,流量以 4~6 L/min 为宜,疼痛减轻或消失后,可将氧流量减少到 3~4 L/min,维持 1~2 d。

2. 生活护理　患者发病后 2 周内应绝对卧床休息。患者的翻身、洗漱、饮食、大小便等,均由护士协助,并做肢体被动运动,以防血栓形成。2 周后,患者在护士的指导下在床上活动,动作要缓慢,防止体位性低血压。3 周后,患者可离床站立和在室内缓步走动,病重或有并发症者需延长卧床时间。

3. 心理护理　护士应详细了解和掌握患者心理状态,耐心做好解释及安慰工作,解除其思想顾虑及精神紧张,使其密切配合治疗。

4. 饮食护理　患者宜进食低脂肪易消化的清淡饮食,限制摄入含有大量胆固醇的食品,如鸡蛋、肥肉等,防止胆固醇升高。为避免加重心脏负担,不宜过饱,应少食多餐。

5. 保持大便通畅　患者的生活环境、习惯和饮食变化,长时间卧床,以及治疗时应用吗啡、盐酸哌替啶等药物,都可以使胃肠蠕动缓慢,发生便秘。无论是急性期或恢复期的患者,常因便秘而诱发心律失常、心绞痛、心源性休克、心力衰竭,甚至发生猝死,必须及时预防。护士应鼓励患者适当食用蔬菜、蜂蜜、香蕉等,达到润肠通便的目的,保持 1~2 d 排便 1 次,必要时可用缓泻剂,亦可用开塞露或盐水低压灌肠。

6. 遵医嘱用药,严密观察病情变化　急性心肌梗死病情变化迅速,随时可以出现心源性休克、心功能不全及各种类型的心律失常,严重者可出现心搏骤停而突然死亡。因此,医护人员要密切观察患者的病情,严密监测脉搏、心律、血压、呼吸、体温的变化,有条件时应将患者置于监护室进行监护,并做好各种急救准备。

第二节　哮喘持续状态

哮喘持续状态指的是常规治疗无效的严重哮喘发作,持续时间一般在 12 h 以上。如果对其严重性估计不足或治疗措施不适当,患者常有死亡的危险。哮喘患者尸检资料表明,最显著的异常是肺的过度膨胀,此乃由于弥漫的气道阻塞引起空气滞留所致。

【病因】

1. 吸入变应原

(1) 室内外变应原　屋螨是最常见、危害最大的室内变应原,是哮喘在世界范围内的重要发病因素,常见的有四种:屋尘螨、粉尘螨、宇尘螨和多毛螨。90% 以上螨类存在屋尘中,屋尘螨是持续潮湿气候主要的螨虫,主要抗原为 DerpⅠ和 DerpⅡ,主要成分为半胱氨酸蛋白酶或酪氨酸蛋白酶。家中饲养的宠物(如猫、狗、鸟)释放变应原在它们的皮毛及唾液、尿液、粪便等分泌物里,猫是这些动物中最重要的致敏者,其主要变应原成分 feldl 存在于猫的皮毛及皮脂分泌物中,是引起哮喘急性发作的主要危险因子;蟑螂为亚洲国家常见的室内变应原,与哮喘有关的蟑螂常见的有美洲大蠊、德国小蠊等,黑胸大蠊在我国最为常见。真菌亦是存在于室内空气中的变应原之一,特别是在阴暗、潮湿以及通风不良的地方,常见为青霉菌、曲霉菌、交链孢霉菌、分枝孢子菌和假丝酵母菌等,链格孢霉菌已被确认为哮喘的危险因子。花粉与草粉是最常见的引起哮喘发作的室外变应原,木本植物(树花粉)常引起春季哮喘,而禾本植物的草类和莠草类花粉常引起秋季哮喘。

(2)职业性变应原　常见的变应原有谷物粉、面粉、木材、饲料、茶、咖啡豆、家蚕、鸽子、蘑菇、抗生素(青霉素、头孢菌素)、异氰酸盐、邻苯二甲酸、松香、活性染料、过硫酸盐、乙二胺等。

(3)药物及食物添加剂　阿司匹林和一些非皮质激素类抗炎药是药物所致哮喘的主要变应原;水杨酸酯、防腐剂及染色剂等食物添加剂也可引起哮喘急性发作;蜂王浆可引起一些患者哮喘急性发作,是由免疫球蛋白 E 介导的变态反应。

2. 促发因素

(1)大气污染　空气污染(二氧化硫、氮氧化物)可致支气管收缩,一过性气道反应性增高,并能增强机体对变应原的反应。

(2)吸烟　香烟烟雾(包括被动吸烟)是室内促发因素的主要来源,是一种重要的哮喘促发因子,特别是那些父母抽烟的哮喘儿童,常因吸烟引起哮喘发作。

(3)呼吸道病毒感染　呼吸道病毒感染与哮喘发作有密切关系,常见病毒有呼吸道合胞病毒、腺病毒、鼻病毒、流感病毒、副流感病毒、冠状病毒及某些肠道病毒。与成人哮喘有关的病毒以鼻病毒和流感病毒为主。

(4)围生期胎儿的环境　妊娠9周的胎儿胸腺已可产生 T 淋巴细胞,第19～20周,胎儿各器官中已产生 B 淋巴细胞,由于在整个妊娠期胎盘主要产生辅助性Ⅱ型 T 细胞因子,因而在肺的微环境中,辅助性Ⅱ型 T 细胞反应占优势。若母亲已有特异性体质,又在妊娠期接触大量的变应原(如牛奶中的乳球蛋白、鸡蛋中的卵蛋白或螨虫的 Derp Ⅰ等)或受到呼吸道病毒特别是呼吸道合胞病毒的反复感染,即可能加重辅助性Ⅱ型 T 细胞调控的变态反应,增加出生后发生变态反应和哮喘的可能性。母亲在妊娠期吸烟会影响胎儿的肺功能及日后发生喘鸣的易感性。

(5)其他　剧烈运动、气候转变及多种非特异性刺激(如吸入冷空气、蒸馏水雾滴等)可诱发哮喘,此外,精神因素亦可诱发哮喘。

【临床表现】

1. 症状　哮喘持续状态患者的临床表现:不能平卧,心情焦躁,烦躁不安,大汗淋漓,讲话不连贯,多数哮喘患者的肺功能在几天内逐渐恶化,但也有少数患者的哮喘急性发作病情演变迅速,在几分钟到数小时内即可出现呼吸、循环衰竭危象,因此有人将发生急性呼吸衰竭的哮喘分成两类,即急性严重哮喘和急性窒息性哮喘。

2. 体征　心电图可呈肺性 P 波,电轴右偏,窦性心动过速,呼吸>30 次/min,胸廓饱满,运动幅度下降,辅助呼吸肌参与工作(胸锁乳突肌收缩,"三凹征"),心率>120 次/min,常出现奇脉(>25 mmHg),病情更危重者嗜睡或意识模糊,胸腹呈矛盾运动(膈肌疲劳),哮鸣音可从明显变为消失。可出现成人的呼气流量峰值低于本人最佳值的60%或<100 L/min，PaO_2<60 mmHg，$PaCO_2$>45 mmHg，血 pH 值下降。胸部 X 射线检查表现为肺充气过度、气胸或纵隔气肿。

3. 诊断　①根据病史，有诱发哮喘持续状态的因素。②临床表现：发作性严重呼吸困难持续 24 h 以上，并出现意识障碍、发绀，有严重的吸气性"三凹征"，哮喘音、呼吸音减弱或消失，血压下降等，加之心电图、肺功能异常即可诊断。

4. 检查　①实验室检查：血气分析显示 PaO_2<60 mmHg、$PaCO_2$>45 mmHg。pH 值降低。②其他辅助检查：胸部 X 射线检查表现为肺充气过度、气胸或纵隔气肿。心电图可呈肺性 P 波、心电轴右偏、窦性心动过速。

【治疗】

1. 一般治疗

（1）氧疗　哮喘持续状态常有不同程度的低氧血症存在，因此原则上都应吸氧，吸氧流量为 1～3 L/min，吸氧浓度一般不超过 40%。此外，为避免气道干燥，吸入的氧气应尽量温暖湿润。

（2）β受体激动药　重症哮喘患者不宜经口服或直接经定量气雾剂给药，因为此时患者无法深吸气、屏气，也不能协调喷药与呼吸同步。可供选择的给药方式：①持续雾化吸入，以高流量氧气（或压缩空气）为动力，雾化吸入 $β_2$ 受体激动药；②借助储雾罐使用定量气雾剂，给予 $β_2$ 受体激动剂，每次 2 喷，必要时在第 1 个小时内每隔 20 min 可重复 1 次；③静脉或皮下给药，如用沙丁胺醇或特布他林皮下注射。

（3）静脉给予氨茶碱　首剂氨茶碱静脉滴注或静脉注射，对于老年人，幼儿，肝肾功能障碍者，甲状腺功能亢进者，同时使用西咪替丁、喹诺酮或大环内酯类抗生素等药物者，应监测氨茶碱血药浓度。

（4）抗胆碱能药物　吸入抗胆碱能药物，可阻断节后迷走神经传出支，通过降低迷走神经张力而舒张支气管，其扩张支气管的作用较 $β_2$ 受体激动剂弱，起效也较缓慢，但不良反应很少，可与 $β_2$ 受体激动剂联合吸入治疗，使支气管扩张作用增强并持久，尤其适用于夜间哮喘及痰多的患者。

（5）纠正脱水　哮喘持续状态患者由于摄水量不足，加之过度呼吸及出汗，常存在不同程度的脱水，使气道分泌物黏稠，痰液难以排出，影响通气。因此，补液有助于纠正脱水，稀释痰液，防治黏液栓形成。

（6）积极纠正酸碱失衡和电解质紊乱　哮喘持续状态时，由于缺氧、过度消耗和入量不足等原因易于出现代谢性酸中毒，而在酸性环境下，许多支气管扩张剂将不能充分发挥作用，故及时纠正酸中毒非常重要。如果要立即实施机械通气，补碱应慎重，以避免过度通气又造成呼吸性碱中毒。由于进食不佳和缺氧造成的胃肠道反应，患者常伴呕吐，常出现低钾、低氯性碱中毒，故应予以纠正。

（7）预防和处理诱因、并发症或合并症　如及时脱离致敏环境；对于感染导致哮喘加重的患者，应给予有针对性的抗感染治疗，但抗生素的使用不能泛滥。另外，也应对危重哮喘并发症或合并症进行预防及处理，包括心律失常、颅内高压、脑水肿、消化道出血等。

2.机械通气治疗

(1)非侵入性正压通气　由于气管插管具有一定的并发症,且气道阻力可明显增加,重症哮喘者应尽早应用鼻或口(鼻)面罩机械通气,最理想的是先使用简易呼吸囊随患者的呼吸进行较高氧浓度的人工辅助呼吸,待患者适应、酸中毒缓解后再行呼吸机辅助通气,这样更为安全。

(2)气管插管进行机械通气　若经积极治疗无效,患者出现极度呼吸肌疲劳、低血压、心律失常、意识异常,应建立人工气道,经口气管插管。经口气管插管口径相对较大,有利于减少阻力并便于吸痰;再者,哮喘插管上机时间一般较短,不必长期进行口腔护理。

(3)镇静药　危重哮喘患者在使用气管插管或气管切开行机械通气时,医护人员要重视镇静药及肌肉松弛药的应用,镇静药能给患者以舒适感,防止人机对抗,降低氧耗和二氧化碳的产生。

(4)关于机械通气的撤离　一旦气道阻力开始下降及 $PaCO_2$ 恢复正常,镇静药及肌肉松弛药已撤除,症状也明显好转,则应考虑撤机。

3.非常规治疗

(1)硫酸镁静脉滴注　其作用机制尚未明了,可能与降低细胞内钙离子浓度致气道平滑肌舒张及其镇静作用有关。

(2)吸入氦氧混合气　氦气密度较低,能使哮喘时小气道狭窄及黏膜表面分泌物增多所引起的涡流减轻,从而减低气道阻力,减少呼吸功、氧耗和二氧化碳产量;此外,氦能加强二氧化碳的弥散,从而使单位时间内二氧化碳排出量增加。

4.监护　重症哮喘能引起呼吸衰竭,如不及时纠正,还可并发心、脑、肝、肾等重要脏器功能衰竭,从而危及生命。此外,在插管进行机械通气时,还应警惕出现机械通气相关肺损伤,因此,在有条件的地方,呼吸重症监护室是最好的抢救场所。

【护理措施】

1.哮喘的预防　①消除或避免产生变态反应和哮喘的各种因素。②早期诊断,及早治疗。③积极控制气道炎症及症状,防止病情恶化,避免并发症的发生。

2.纠正营养不良　哮喘作为一种反复发作的疾病,每次发作时,由于呼吸困难导致缺氧,可对机体各系统及其物质代谢产生一系列的影响。特别是胃肠蠕动减慢、消化吸收功能减弱,引起患者食欲不振,进食量减少,进一步导致营养不良。哮喘所导致的营养不良,小儿患者比成人表现得更为明显。因此,在积极控制哮喘的同时,要注意供给哮喘患者以优质蛋白质、多种维生素及较高碳水化合物饮食,但是脂肪的供应量应加以控制。避免食用产气食物,如瓜类、豆类、面食或甜点。对于肥胖患者,脂肪供给量宜低,以达到祛痰湿的目的。在哮喘发作期,患者可进食软饭或半流质饮食,这样可以减轻呼吸急迫所引起的咀嚼和吞咽困难,既有利于消化吸收,又可防止食物反流。注意补充水分:在哮喘发作时,特别是严重发作时,因为张口呼吸、出汗多、饮食少,常使患者失水,并使痰液黏稠不易咯出,因此及时补充水分、增加液体摄入量,对于纠正或防止失水具有十分重要的意义。要鼓励轻症患者多饮水;危重症患者不能进食时,可用静脉补液,这样有利于稀释痰液,促使黏稠痰液排出。

第三节 咯血

咯血是指喉部以下的呼吸器官出血经咳嗽动作从口腔排出,咯血必须与口腔、咽、鼻出血鉴别。咯血不仅可由呼吸系统疾病引起,也可由循环系统疾病、外伤及其他系统疾病或全身性因素引起。它是临床常见的一种症状,多由呼吸、循环系统疾病所引起,外伤、免疫性疾病或全身出血性疾病也可引起,但较少见。大咯血时可使呼吸道阻塞导致窒息或使患者出现失血性休克而危及生命。在临床上多以咯血量的多少和咯血时的出血速度作为判定咯血严重程度和预后的重要指标,一般以在 24 h 内咯血>500 mL(或一次咯血>100 mL)为大咯血。大咯血多见于支气管肺结核和肺肿瘤,大咯血时如血块阻塞呼吸道可引起窒息,危及患者生命。而小量咯血尤其是痰中带血时要引起重视,虽然它不危及生命,但可能是肺癌的早期表现。

【病因】

1. 呼吸系统疾病 肺结核、支气管扩张、支气管炎、肺脓肿、肺癌、肺炎、肺吸虫病、肺阿米巴病、肺包虫病、肺真菌病、肺孢子虫病、支气管结石、肺部转移性肿瘤、肺腺瘤、硅肺病等,可导致支气管黏膜或病灶毛细血管渗透性增高,或黏膜下血管壁溃破,从而引起出血。

2. 循环系统疾病 常见的有风湿性心脏病二尖瓣狭窄、高血压性心脏病、肺动脉高压、主动脉瘤、肺梗死及肺动静脉瘘等。

3. 外伤 胸部外伤、挫伤、肋骨骨折、枪弹伤、爆炸伤和医疗操作(如胸腔或肺穿刺、活检、支气管镜检查等)偶尔也会引起咯血。

4. 全身出血性疾病 常见的如白血病、血友病、再生障碍性贫血、肺出血型钩端螺旋体病、流行性出血热、肺型鼠疫、血小板减少性紫癜、弥散性血管内凝血、慢性肾衰竭、尿毒症等。

5. 其他较少见的疾病或异常情况 氧中毒、肺出血肾炎综合征、支气管扩张、鼻窦炎、内脏易位综合征等。

【发病机制】

1. 血管通透性增加 肺部感染、中毒或血管栓塞时,病原体及其他代谢产物可对微血管产生直接损害或通过血管活性物质的作用使微血管壁通透性增加,红细胞自扩张的微血管内皮细胞间隙进入肺泡而造成小量咯血。

2. 血管壁侵蚀、破裂 肺部慢性感染使血管壁弹性纤维受损,局部形成小动脉血管瘤,在剧烈咳嗽或动作时血管瘤破裂而大量出血,常造成窒息而突然死亡。此种血管瘤多见于空洞性肺结核。

3. 肺血管内压力增高 风湿性心脏病二尖瓣狭窄、肺动脉高压、高血压心脏病等情况下肺血管内压力增高,可造成血液外渗或小血管破裂而引起咯血。

4. 止血、凝血功能障碍 常见于血小板减少性紫癜等血液病。由于凝血因子缺陷或凝血过程障碍及血管收缩不良等因素,在全身性出血倾向的基础上也可能出现咯血。

5. 机械性损伤　外伤或肺结核钙化灶对血管的机械性损伤可引起咯血。

【临床表现】

1. 症状　青壮年咯血多见于肺结核、支气管扩张、风湿性心瓣膜病、二尖瓣狭窄、支气管结石、良性支气管瘤等。40岁以上有长期大量吸烟史者应高度警惕支气管肺癌。每日咯血量在100 mL以内为小量,100～500 mL为中等量,500 mL以上或一次咯血100 mL以上为大量。肺结核、支气管扩张症、肺脓肿等疾病,咯血颜色鲜红;铁锈色血痰主要见于肺炎球菌大叶性肺炎、肺吸虫病、肺泡出血;砖红色胶冻样血痰主要见于肺炎杆菌肺炎。二尖瓣狭窄肺淤血咯血一般为暗红色;左心衰竭肺水肿时咯浆液性粉红色泡沫样血痰。咯血伴有发热,多见于肺结核、肺炎、肺脓肿、肺出血型钩端螺旋体病、流行性出血热、支气管癌等。咯血伴胸痛,常见于大叶性肺炎、肺栓塞、肺结核、支气管癌等。咯血伴呛咳,可见于支气管癌、支原体肺炎等。咯血伴皮肤黏膜出血,可见于血液病(如白血病、血小板减少性紫癜)、钩端螺旋体病、流行性出血热等。咯血伴黄疸,多见于钩端螺旋体病、大叶性肺炎、肺梗死等。

咯血与呕血的区别见表4-2。

表4-2　咯血与呕血的比较

项目	出血方式	血中混有物	出血的血色	出血前症状	黑便	痰的性质
咯血	咳嗽后吐出	常混有痰	泡沫状,色鲜红	咯血前喉部瘙痒、胸闷、咳嗽	粪便常无改变	痰中带血
呕血	呕出,可为喷射状	常混有食物及胃液混杂	无泡沫,呈暗红色或棕色	呕血前常上腹部不适或恶心,并有头晕感	粪便常为黑色或柏油状	无痰

2. 体征　为尽早明确出血部位,可用听诊法,如咯血开始时,一侧肺部呼吸音减弱和(或)出现啰音,对侧肺野呼吸音良好,常提示出血即在该侧。物理检查也能支持一些特异性的诊断,如二尖瓣舒张期杂音有利于风湿性心脏病的诊断;在局限性肺及支气管部位出现喘鸣音,常提示支气管腔内病变,如肺癌或异物;肺野内血管性杂音支持动静脉畸形;杵状指多见于肺癌、支气管扩张症;锁骨上及前斜角肌淋巴结肿大,支持转移癌。

3. 并发症　窒息和休克是咯血的主要并发症,也是致死的主要原因。

4. 辅助检查

(1) X射线检查　咯血患者均应做X射线检查,如胸部透视、胸部平片,有必要时可做支气管造影以协助诊断。

(2) CT检查　CT检查有助于发现细小的出血病灶。

(3) 支气管镜检查　原因不明的咯血或支气管阻塞肺不张的患者应考虑做支气管镜检查,直视下可同时取活体组织进行病理检查或取出异物、吸出血液和痰液等。

(4)放射性核素检查 放射性核素检查有助于肺癌与肺部其他肿物的鉴别诊断。

【治疗】

咯血急诊治疗的目的:①制止出血;②预防气道阻塞;③维持患者的生命功能。

1. 一般治疗

(1)镇静、休息和对症治疗。

(2)中量咯血者,应定时测量血压、脉搏、呼吸。鼓励患者轻微咳嗽,将血液咯出,以免滞留于呼吸道内。为防止患者用力排便而加重咯血,应保持大便通畅。对大咯血伴有休克的患者,应注意保温。对高热患者,胸部或头部可置冰袋,有利于降温止血。医护人员必须注意患者早期窒息迹象,做好抢救窒息的准备。大咯血窒息时,应立即进行体位引流,尽量倒出积血,或用吸引器将喉或气管内的积血吸出。

2. 大咯血的处理

(1)体位 保持镇静,不要惊慌,令患者取平卧位,头偏向一侧,鼓励患者轻轻将血液咯出,以避免血液滞留于呼吸道内。如已知病灶部位则取患侧卧位,以避免血液流入健侧肺内。

(2)镇静 护士应安慰患者,避免其精神紧张,必要时可给予少量镇静药,如口服地西泮(安定)。

(3)镇咳 剧烈的大咯血患者,可适量给予镇咳药,但一定要慎重,禁用剧烈的镇静止咳药,以免过度抑制咳嗽中枢而使血液淤积于气道,引起窒息。

(4)观察病情 密切观察患者的咯血量、呼吸、脉搏等情况,防止休克的发生。

(5)勿用力排便 防止患者用力排便而加重咯血。

(6)保持呼吸道通畅 如患者感到胸闷、气短、喘憋,要帮助患者清除口鼻分泌物,保持室内空气流通,有条件时给予吸氧。

(7)窒息患者的抢救 若发生大咯血窒息,立即进行体位引流,取头低足高位(可将床尾抬高45°左右)或侧头拍背。

经初步处理,咯血稍有缓和,患者的血压、脉搏、呼吸相对平稳时,应尽快护送患者到附近医院,以便进一步救治;如出血不止,急救医师应进行就地抢救,一旦病情稍微平稳,允许转运时,仍需将患者送至医院进行吸氧、监护、止血、输血、输液及对症和病因治疗。

【护理措施】

1. 一般护理 保持病室安静,使患者得到充分的休息,以利于稳定患者情绪。小量咯血患者应卧床休息,避免剧烈活动,鼓励患者轻咳,将血液咳出,避免将血液留在呼吸道内或吞咽血液。大咯血患者应绝对卧床休息,以咯血停止1周为宜。尽量减少搬动,并采取患侧卧位,这样有利于体位引流,保持呼吸道通畅,并可减少血液流向健侧支气管引起病灶播散与肺不张。咯血时患者取头低足高位使血液尽量排出,防止因咯血误吸导致窒息,同时注意皮肤护理,防止压疮等并发症的发生。补充营养,给予支持疗法。大咯血时应暂时禁食,待咯血停止后可进食高蛋白、高维生素、易消化的流质与半流质饮食,禁食过热或过冷及刺激性食物,咯血停止3d后方可普通饮食。因患者卧床休息,肠蠕动减慢和饮食减少,容易发生便秘。嘱患者排便时勿用力,以免再度诱发咯血。可给患者缓泻剂或开塞露,并可用温水灌肠。

2. 心理护理　咯血尤其是大咯血一般来势凶猛,发病比较突然,患者缺乏足够的心理准备,常常会出现紧张、恐惧、悲观、绝望的情绪。高度的精神紧张还可以反射性地引起喉头痉挛而易发生窒息。只有消除紧张、恐惧心理,建立良好的护患关系,取得患者的信任和配合,才有利于咯血的抢救治疗和护理。因此,护士应有高度的同情心和责任心,安慰和体贴患者,消除其紧张、恐惧的心理,鼓励其树立战胜疾病的信心。少数患者由于经常小量咯血,对肺结核咯血的严重性认识不足,对自己咯血表现持无所谓态度,同样需要医护人员耐心地说服,认真讲解肺结核咯血可能出现的严重后果,使患者充分认识咯血的严重性,使其积极配合治疗和护理,以便有效地预防大咯血及咯血窒息的发生。

3. 治疗护理　大咯血的抢救关键是始终保持呼吸道通畅,及时发现窒息先兆,为抢救治疗赢得时间。对容易出现大咯血或反复大量咯血患者,应密切观察病情变化,于床前备好抢救用品,以便及时抢救治疗。咯血引起窒息时,应尽快清除口腔、咽部的血块,患侧卧位,头偏向一侧,并采取头低脚高位,拍击背部,以便排出肺部积血,必要时用电动吸引器吸出血块,同时给予高浓度吸氧,无效者立即给予气管插管或气管切开,吸出气管内的血块,以保持呼吸道通畅。咯血窒息解除后,应严密观察患者血压、呼吸、脉搏等生命体征及意识的变化,保持呼吸道通畅,并注意咯血的性质和量,防止窒息再度发生。使用垂体后叶素进行止血时也要加强药物护理,作为肺结核中等量以上咯血或长期咯血不止者的首选止血药,其主要是通过收缩肺部血管,减少肺循环血量并促进血小板在血管破损处凝集形成血栓而止血。但静脉滴注过快时患者可出现面色苍白、出汗、心悸、胸闷、腹痛、便意等不良反应。注意观察患者面色、尿量、血压及有无不良反应发生,观察咯血量及颜色的变化,观察局部有无渗漏、肿胀、灼痛及皮温等情况。失血量大并持续出血者应及时、少量、多次输入新鲜全血,以补充血小板和凝血因子。合并肺部其他细菌感染和肺不张的患者,应加用相应的抗菌药物,并加强护理。

4. 出院指导　咯血患者通过治疗和护理,待咯血停止、病情稳定后出院继续休养。此时,护士要应用整体护理的理论,向患者讲解并督促患者积极治疗原发症,按时服药,定期复查,彻底治愈,从而杜绝咯血发生。有原发症状加重或咯血征兆和临床表现时,应立即就诊。

第四节　急性上消化道出血

急性上消化道出血是指屈氏韧带以上的食管、胃、十二指肠和胰管、胆管病变引起的急性出血,胃空肠吻合术后吻合口附近的空肠上段病变所致出血也属于这一范围。急性上消化道出血的全面诊断包括病因、部位和严重程度的判断。这是一种常见的临床急症,主要临床表现是呕血和便血,或者胃管内见血性液体。根据失血量的多少可以将出血分为大量出血(出血量在数小时内达1 000 mL并伴有急性周围循坏衰竭)、显性出血[呕血和(或)柏油样黑便,不伴急性周围循环衰竭]和隐性出血(粪便隐血试验阳性)。

【病因】

上消化道大量出血的病因很多,常见有消化性溃疡、急性胃黏膜损害、食管胃底静脉曲张和胃癌。上消化道大量出血的病因可归纳如下。

1. 胃、十二指肠疾病　胃溃疡、十二指肠溃疡、急性胃黏膜糜烂、应激性溃疡、慢性胃炎、胃癌、胃息肉、胃平滑肌肉瘤、胃平滑肌瘤、胃黏膜脱垂、术后吻合口溃疡、胃肉芽肿病变、十二指肠憩室。

2. 食管疾病　食管胃底静脉曲张、食管贲门黏膜撕裂综合征、食管裂孔疝、食管炎、食管溃疡、食管癌、食管良性肿瘤、食管憩室。

3. 血管病变　胃壁内小动脉瘤、血管瘤、胃黏膜下动静脉畸形。

4. 肝胆胰疾病　肝硬化伴门脉高压症、肝癌伴门脉高压症、门静脉血栓形成、门静脉阻塞综合征、胆管出血、壶腹癌、胰腺癌侵犯十二指肠、急性胰腺炎。

5. 全身性疾病和其他　流行性出血热、钩端螺旋体病、肺源性心脏病、肺气肿合并感染、凝血机制障碍、白血病、紫癜、血友病、弥散性血管内凝血、淋巴瘤、尿毒症、淀粉样变性、结节病等应激状态下,发生胃黏膜损伤,也可引起大出血。

【临床表现】

1. 症状与体征

(1) 呕血和(或)黑便　呕血和(或)黑便是上消化道出血的特征性表现。出血部位在幽门以上者常有呕血和黑便,在幽门以下者可仅表现为黑便。但是出血量少而速度慢的幽门以上病变可仅见黑便,而出血量大、速度快的幽门以下的病变可因血液反流入胃,引起呕血。

(2) 失血性周围循环衰竭　出血量 400 mL 以内可无症状,中等量出血可引起贫血或进行性贫血、头晕、软弱无力,突然起立可产生晕厥、口渴、肢体冷感及血压偏低等。大量出血达全身血量 30%~50% 即可产生休克,表现为烦躁不安或意识不清、面色苍白、四肢湿冷、口唇发绀、呼吸困难、血压下降至测不到、脉压缩小及脉搏快而弱等,若处理不当,可导致死亡。

(3) 氮质血症　上消化道大量出血后,肠道中血液的蛋白质消化产物被吸收,引起血尿素氮浓度增高,称为肠性氮质血症。其次,出血导致周围循环衰竭,使肾血流量和肾小球滤过率下降,是血尿素氮升高的另一原因。

(4) 发热　中度或大量出血患者于 24 h 内发热,多在 38.5 ℃ 以下,持续数日至 1 周。

(5) 出血　出血量达全身血量的 10%~15%(成人失血量<500 mL)为轻度出血,出血量达全身血量的 20% 左右(成人失血量 800~1 000 mL)为中度出血,出血量达全身血量的 30% 以上(成人失血量超过 1 500 mL)为重度出血。

2. 辅助检查

(1) 实验室检查　急性消化道出血时,重点实验室检查项目应包括血常规、血型、出凝血时间、粪便或呕吐物的隐血试验、肝功能、血肌酐、尿素氮等。

(2)特殊检查

1)内镜检查:纤维胃镜是诊断上消化道出血病因的首选方法,不仅可以发现出血的部位和原因,而且有助于判断再出血的可能性,决定是否需要急诊手术。

2)选择性动脉造影:在某些特殊情况下,如患者处于上消化道持续严重大量出血紧急状态,以至于无法安全进行胃镜检查或因积血影响视野而无法判断出血灶,此时行选择性肠系膜动脉造影可能发现出血部位,并可进行栓塞治疗。

3)X射线钡剂造影:因为一些肠道的解剖部位不能被一般的内镜窥见,有时会遗漏病变,这些都可通过X射线钡剂检查得以补救。但在活动性出血后不宜过早进行钡剂造影,否则会因按压腹部而引起再出血或加重出血。一般主张在出血停止、病情稳定3d后谨慎操作。

4)放射性核素扫描:经内镜及X射线检查阴性的病例,可做放射性核素扫描。其方法是采用核素(如^{99m}Tc)标记患者的红细胞后,再从静脉注入患者体内,当有活动性出血且出血速度达到0.1 mL/min时,核素便可以显示出血部位。

【治疗及护理措施】

1. 一般护理 大出血者宜取平卧位,并将下肢抬高,头侧位,以免大量呕血时血液反流引起窒息,必要时吸氧、禁食。少量出血者可适当进流食,应加强护理,记录血压、脉搏、出血量及每小时尿量,保持静脉通路,必要时进行中心静脉压测定和心电图监护。

2. 补充血容量 当血红蛋白低于70 g/L、收缩压低于90 mmHg时,应立即输入足量全血。肝硬化患者应输入新鲜血。开始时输液应快,但老年人及心功能不全者输血、输液不宜过多过快,否则可导致肺水肿,最好进行中心静脉压监测。如果血源困难,可给予右旋糖酐或其他血浆代用品。

3. 止血

(1)药物止血 ①对消化性溃疡疗效最好的药物是质子泵抑制剂奥美拉唑,H_2受体拮抗剂西咪替丁或雷尼替丁在基层医院亦较常用。上述3种药物用药3~5 d血止后皆改为口服。对消化性溃疡和糜烂性胃炎出血,可用去甲肾上腺素8 mg加入冰盐水100 mL口服或做鼻胃管滴注,也可口服应用凝血酶。凝血酶临床用时需新鲜配制,且服药同时给予H_2受体拮抗剂或奥美拉唑,以便使药物得以发挥作用。②食管胃底静脉曲张破裂出血时,垂体后叶素是常用药物,但作用时间短,主张小剂量用药。③生长抑素对上消化道出血的止血效果较好,短期使用几乎没有严重不良反应,但价格较贵。

(2)三腔气囊管压迫止血 该法适用于食管胃底静脉曲张破裂出血。如药物止血效果不佳,可考虑使用。该方法即时止血效果明显,但必须严格遵守技术操作规程以保证止血效果,并防止窒息、吸入性肺炎等并发症发生。

(3)内镜直视下止血 对于门脉高压出血者,可采取:①急诊食管曲张静脉套扎术;②注射组织胶或硬化剂,如乙氧硬化醇、鱼肝酸油钠等。一般多主张注射后用H_2受体拮抗剂或奥美拉唑,以减少硬化剂注射后因胃酸引起溃疡与出血。对于非门脉高压出血者,可采取:①局部注射1/10 000肾上腺素盐水;②氩离子凝固术止血;③血管夹(钛夹)止血。

(4) 血管介入技术　对于食管胃底静脉曲张破裂出血,经垂体后叶素或三腔气囊管压迫治疗失败的患者,可采用经颈静脉门体分流手术结合胃冠状静脉栓塞术。

4. 手术治疗　大多数上消化道大出血可停止,如仍无效可考虑手术治疗。食管胃底静脉曲张破裂可考虑门腔或脾肾静脉吻合等手术。胃、十二指肠溃疡大出血患者早期手术可降低死亡率,尤其是老年人不易止血又易复发,更宜及早手术,如并发溃疡穿孔、幽门梗阻或怀疑有溃疡恶变者宜及时手术。

第五节　昏　迷

昏迷是指中枢神经系统对内外环境的刺激处于抑制状态,主要的临床表现是意识丧失、随意运动消失、对外界刺激减缓或无反应,并出现运动、感觉、反射功能的障碍和大小便失禁等。

【病因】

1. 颅内病变
(1) 局限性病变　①脑血管病:脑出血、脑梗死、短暂性脑缺血发作等。②颅内占位性病变:原发性或转移性颅内肿瘤、脑脓肿、脑肉芽肿、脑寄生虫囊肿等。③颅脑外伤:脑挫裂伤、颅内血肿等。
(2) 脑弥漫性病变　①颅内感染性疾病:各种脑炎、脑膜炎、蛛网膜炎、室管膜炎、颅内静脉窦感染。②弥漫性颅脑损伤。③蛛网膜下腔出血。④脑水肿。⑤脑变性及脱髓鞘性病变。⑥癫痫发作。

2. 颅外疾病(全身性疾病)
(1) 急性感染性疾病　各种败血症、感染中毒性脑病等。
(2) 内分泌与代谢性疾病(内源性中毒)　如肝性脑病、肾性脑病、肺性脑病、糖尿病性昏迷、黏液水肿性昏迷、垂体危象、甲状腺危象、肾上腺皮质功能减退性昏迷,乳酸性酸中毒等。
(3) 外源性中毒　工业毒物、药物、农药、植物或动物类中毒等。
(4) 缺乏正常代谢物质　①缺氧(脑血流正常):一氧化碳中毒、严重贫血、变性血红蛋白血症、肺部疾病、窒息及高山病等。②缺血(脑血流量降低):见于心输出量减少的各种心律失常、心力衰竭、心脏停搏、心肌梗死,脑血管阻力增加的高血压脑病,血压降低的各种休克等。③低血糖:如胰岛素瘤、严重肝病、胃切除术后、胰岛素注射过量及饥饿等。④水、电解质紊乱:如高渗性昏迷、低渗性昏迷、酸中毒、碱中毒、高钠血症、低钠血症、低钾血症等。⑤物理性损害:如日射病、热射病、电击伤、溺水等。

【发病机制】

脑缺血、缺氧、葡萄糖供给不足、酶代谢异常等因素可引起脑细胞代谢紊乱,从而导致脑干网状结构功能减退,可造成意识障碍。脑干网状结构上行激动系统被称为意识的"开关"系统,任何病变只要累及这一系统,就会产生不同程度的意识障碍,甚至昏迷。中枢整合机构指的是双侧大脑皮质为意识"内容"所在地,人类的学习、记忆、判断、言语和其他心理活动功能完全取决于大脑皮质的完整性,大脑皮质的弥漫性损伤会导致意识水平的低下,严重时昏迷。

【临床表现】

1. 轻度昏迷　患者的意识及随意运动丧失,偶尔有不自主的自发动作。被动体位,对外界事物、声、光刺激无反应,偶尔有不自主的自发动作及眼球转动。对强烈刺激如掐大腿内侧或压迫眶上孔可出现痛苦表情,用针划足底可有防御反射性屈曲或躲避运动,不能回答问题和执行简单的命令。各种反射及生命体征无明显改变。轻度昏迷时患者的各种反射(如吞咽反射、咳嗽反射、角膜反射及瞳孔反射等)都存在,同时呼吸、脉搏、血压大多正常。部分患者有大小便潴留或失禁。

2. 中度昏迷　患者对各种刺激均无反应,眼球无转动,各种反射减弱(这是与轻度昏迷的区别),有大小便潴留或失禁。呼吸、脉搏、血压可有改变,并可出现病理反射。

3. 重度昏迷　患者肌肉松弛,无任何自主动作,可有去大脑强直现象,对外界一切刺激均无反应。角膜反射、瞳孔反射、咳嗽反射及吞咽反射均消失;各种浅深反射和病理反射消失。生命体征不稳定,大小便失禁。

4. 过度昏迷　患者在深昏迷的基础上出现体温低而不稳,脑干反射功能丧失,瞳孔散大固定,自主呼吸功能丧失,需要以人工呼吸器维持,血压亦需要升压药维持,脑电图呈电静息,脑干诱发电位消失。过度昏迷是"脑死亡"的临床表现。

【检查】

确认是否昏迷的检查并不困难,只要给予患者一定的刺激,如反复轻拍患者同时呼唤其名,如果患者无反应,同时有呼吸、心搏的表现,就可以诊断为昏迷。确认导致昏迷的病因的检查繁多,要根据具体情况实施和甄别。

1. 脑膜刺激征　其主要表现为颈项强直、凯尔尼格征(Kernig sign)和布鲁津斯基征(Brudzinski sign),阳性者见于蛛网膜下腔出血、脑膜炎、脑疝。检查昏迷患者有无脑膜刺激征是救援者必须进行的操作步骤之一,但注意有时患者肌张力呈高度增强(角弓反张),可与脑膜刺激征混淆。此外,深昏迷患者有时脑膜刺激征可以消失。

2. 瞳孔检查　①双侧瞳孔缩小呈针尖样,常见于有机磷、吗啡、安眠药中毒和脑桥出血。②双侧瞳孔散大,见于乙醇、阿托品类物质及氰化物中毒,低血糖昏迷,癫痫发作,脑室出血晚期脑血肿及过度昏迷。③瞳孔时大时小见于脑水肿或早期脑疝。④双侧瞳孔不等大,见于脑疝。但要注意询问患者有无青光眼史、白内障史、眼部手术史及安装义眼史等,以免造成误解。

3. 反射检查

(1) 脑干反射　如角膜反射、下颌反射、瞳孔对光反射、掌颏反射、眼心反射等。

(2) 浅反射　如角膜反射、咽反射、腹壁反射、提睾反射和肛门反射等。

(3) 深反射　如桡骨膜反射、肱二头肌及肱三头肌反射、霍夫曼征(Hoffmann sign)、膝及跟腱反射。

（4）病理反射　如巴宾斯基征（Babinski sign）、奥本海姆征（Oppenheim sign）、戈登征（Gordon sign）等。

4. 其他检查　心电图、动脉血氧饱和度、血糖测定等对昏迷的诊断有一定的帮助，应充分加以利用。

【护理措施】

1. 密切观察病情变化　包括昏迷过程、昏迷程度、体温、脉搏、呼吸及神经系统症状、体征等。观察有无偏瘫、颈强直及瞳孔变化等。

2. 体位及肢体护理　患者绝对卧床、取平卧位、头转向一侧，以免呕吐物误入气管。翻身时采用低幅度、轻柔动作，使肌肉处于松弛状态，以免肢体肌关节挛缩，以利于功能恢复。

3. 呼吸道护理　患者肩下垫高，使颈部伸展，防止舌根后坠，并保持呼吸道通畅。应准备好吸痰器、吸氧用具等。

4. 注意营养及维持水、电解质平衡　应鼻饲富有营养的流质，以 250 mL/次为宜，6~8 次/d，注意鼻饲护理。

5. 口腔护理　去除义齿，每日清洁牙齿 2 次；防止因吞咽反射差、分泌物聚积引起感染；黏膜破溃处可涂溃疡膏；口唇干裂有痂皮者涂液状石蜡；张口呼吸者易导致呼吸道感染，应将消毒纱布沾温水盖在口鼻上。

6. 眼睛护理　眼角有分泌物时应用热毛巾或 1%~2% 温硼酸液泡的脱脂棉擦净。眼闭合不全者应每日用生理盐水洗眼 1 次，并涂抗生素眼膏，再用消毒凡士林纱条覆盖加以保护。

7. 皮肤护理　昏迷患者不能自己转动体位，最易发生压疮，应定时翻身、按摩，1 次/2 h。保持皮肤清洁干燥，有大小便失禁、呕吐及出汗等应及时擦洗干净，不可让患者直接卧于橡胶及塑料床单上。应保持床铺清洁干燥、平整、无碎屑，被褥应随湿随换。使用的便盆不可脱瓷，盆边要垫上布垫。已有压疮者可用 0.5% 氯已定擦拭，保持疮面干燥，也可局部照射紫外线。

8. 泌尿系护理　长期尿失禁者酌情留置导尿管，定期开放和更换，清醒后及时拔出导尿管，诱导自主排尿。应保持会阴部清洁、干燥，防止尿路感染和压疮发生。

9. 大便护理　昏迷患者出现便意时往往有不安的表情和姿势，可使用大便器；便秘 3 d 以上的患者应及时处理，以防因用力排便而使颅内压增高；大便失禁时，应注意肛门及会阴部卫生，可涂保护性润滑油。

10. 抽搐的护理　避免患者坠床，不可强力按压肢体，以免发生骨折。

问题分析与能力提升

患者王某，男性，45 岁，清晨锻炼身体时突然感到胸骨后疼痛，有濒死感，休息与口含硝酸甘油均不能缓解，伴有恶心、大汗、呕吐 2 次。体格检查：体温 36 ℃，心率 100 次/min，呼吸 21 次/min，血压 100/60 mmHg，意识清楚，急性痛苦面容，平卧位，无皮疹，无发绀，浅表淋巴结未触及，巩膜不黄，颈软，颈静脉无怒张，心界不大，有期前收缩（5~6 次/min），肺部无啰音，腹部平软，肝脾未触及，下肢不肿。

思考：①根据病史，该患者可能的诊断是什么？诊断依据有哪些？②该患者的急救措施有哪些？③目前主要的护理诊断、护理措施有哪些？

习题（一）

一、单项选择题

1. 急性心肌梗死早期最重要的护理是（　　）
   A. 抗心绞痛　　　　　　B. 消除心律失常　　　　C. 补充血容量
   D. 心肌再灌注　　　　　E. 增加心肌营养

2. 心肌梗死最常见的部位是（　　）
   A. 左心室后壁及室间隔后1/3　　B. 右心室后壁
   C. 左心室前壁及室间隔2/3心尖部位
   D. 右心室前侧壁　　　　E. 左心室后壁

3. 患者男性，60岁，因胸痛就诊，既往有心绞痛10年。鉴别急性心肌梗死与心绞痛，症状的主要区别是（　　）
   A. 疼痛持续时间不同　　B. 疼痛表现不同　　　　C. 疼痛部位不同
   D. 诱因不同　　　　　　E. 发病时间不同

4. 患者男性，64岁。突感心前区憋闷，有严重窒息感，伴恶心、呕吐及出冷汗，休息及含服硝酸甘油不能缓解，最可能是（　　）
   A. 急性心肌梗死　　　　B. 心绞痛　　　　　　　C. 心肌炎
   D. 急性胆囊炎　　　　　E. 急性阑尾炎

5. 周女士，65岁。肥胖，有高血脂史，血压24.0/13.3 kPa（180/100 mmHg），近日心前区发生疼痛。如考虑为心绞痛，疼痛持续时间应是（　　）
   A. 1~2 min　　　　　　　B. 3~5 min　　　　　　　C. 10~12 min
   D. 7~8 min　　　　　　　E. 9~10 min

6. 下面哪项是患有哮喘持续状态的患者（　　）
   A. 心电图呈肺性P波　　B. 窦性心动过缓　　　　C. 有哮鸣音
   D. 呼吸急促　　　　　　E. 疼痛

7. 下列哪项是哮喘持续状态的一般治疗（　　）
   A. 监护　　　　　　　　B. 氧疗　　　　　　　　C. 控制病情
   D. 检查　　　　　　　　E. 休息

8. 下列哪项不是哮喘持续状态患者的治疗（　　）
   A. 应用抗生素　　　　　B. 脱水治疗　　　　　　C. 给予氨茶碱
   D. 休息　　　　　　　　E. 抗胆碱能药物

9. 急性心肌梗死多发生于（　　）
   A. 右心房　　　　　　　B. 左心房　　　　　　　C. 右心室
   D. 左心室　　　　　　　E. 心室

10. 哮喘持续状态患者呼吸困难时出现哪种情况提示病情严重（　　）
    A. 大汗淋漓，张口呼吸　　　B. 精神烦躁，发绀　　　C. 两肺满布哮鸣音
    D. 肺部哮鸣音减少或消失　　E. 胸闷

11. 治疗支气管哮喘持续状态，纠正酸中毒，其最主要的临床意义是（　　）
    A. 增强抗生素的疗效　　　　B. 使痰液容易咳出　　　C. 缓解呼吸困难
    D. 增强支气管解痉药的疗效　E. 治疗咳嗽

12. 下列对支气管哮喘持续状态患者的处理哪项不妥( )
　　A. 专人护理,消除其恐惧心理
　　B. 吸氧
　　C. 加快输液速度,以纠正脱水,防止痰液堵塞
　　D. 不需要吸氧
　　E. 保持呼吸道通畅

13. 大咯血的患者不宜( )
　　A. 咳嗽　　　　　　B. 屏气　　　　　　C. 绝对卧床
　　D. 禁食水　　　　　E. 保持呼吸道通畅

14. 国内咯血最常见的病因是( )
　　A. 流行性出血热　　B. 肺结核　　　　　C. 肺炎
　　D. 支气管结核　　　E. 心肌炎

15. 每天咯血量为多少时属于中等量咯血( )
　　A. >100 mL　　　　B. >500 mL　　　　C. 100~500 mL
　　D. 500~1 000 mL　 E. 1 000~1 500 mL

16. 急性上消化道出血原因不明时,建议( )
　　A. 立刻剖腹探查　　B. 保守治疗　　　　C. X射线钡餐检查
　　D. 急诊　　　　　　E. 超声检查　　　　E. 待查

17. 急性上消化道出血伴有休克的患者去枕平卧的意义是( )
　　A. 防止窒息　　　　B. 防止出血　　　　C. 改善脑供氧
　　D. 降低脑耗氧　　　E. 增加回心血量

18. 急性上消化道出血( )为重度出血
　　A. 成人失血量<500 mL
　　B. 成人失血量 800~1 000 mL
　　C. 成人失血量 1 500 mL 以上
　　D. 成人失血量 300 mL
　　E. 成人失血量<100 mL

19. 患者肌肉松弛,无任何自主动作,可有去大脑强直现象,对外界一切刺激均无反应。角膜反射、瞳孔反射、咳嗽反射及吞咽反射均消失。请问该患者属于下列哪种表现( )
　　A. 轻度昏迷　　　　B. 重度昏迷　　　　C. 中度昏迷
　　D. 过度昏迷　　　　E. 脑死亡

20. 昏迷患者不需要哪项护理( )
　　A. 密切观察病情变化
　　B. 患者肩下垫高
　　C. 翻身时采用低幅度、轻柔动作,使肌肉处于松弛状态,以免肢体肌关节挛缩,以利于功能恢复
　　D. 患者肩下降低
　　E. 患者绝对卧床,取平卧位,头转向一侧,以免呕吐物误入气管

(商丘医学高等专科学校　胡晓娜)

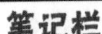

第六节 休 克

休克是指机体遭受强烈的致病因素侵袭后出现的以有效循环血量锐减为基本病理改变的一种临床综合征。其主要特点是重要脏器组织中的微循环灌流不足、代谢紊乱和全身各系统的功能障碍。简言之，休克就是人体对有效循环血量减少的反应，是组织灌流不足引起的代谢和细胞受损的病理过程。休克患者常表现为精神淡漠、皮肤黏膜苍白、血压下降、脉搏细速、呼吸浅快和尿量下降等。一般发病急、进展快，处理不及时可造成不可逆的病理改变，甚至危及患者的生命。

【病因及分类】

1. 低血容量性休克　由于机体大量出血、失液和血液分布异常，导致有效循环血量急剧减少所致，分为以下几种情况。

（1）失血性休克　失血性休克是指因大量失血迅速导致有效循环血量锐减而引起，常见原因为外伤。休克的发生与失血速度有关，短时间内失血量超过全身血量的20%左右就可引起休克。

（2）烧伤性休克　绝大多数休克属于继发性休克，大面积烧伤由于大量血浆从毛细血管渗出至创面造成有效循环血量减少，可引起烧伤性休克。早期休克与疼痛及低血容量有关，晚期可继发感染，发展为感染性休克。

（3）创伤性休克　这种休克的发生与疼痛和失血有关，多因内脏、肌肉和中枢神经系统损伤所致。

2. 血管扩张性休克　血管扩张性休克通常是由于血管扩张所致的血管内容量不足，其循环血量正常或增加，但心脏充盈和组织灌注不足。

（1）感染性休克　感染性休克是由细菌、真菌、病毒等感染所造成，临床上以革兰氏阴性杆菌感染最常见，又称为内毒素性休克。根据血流动力学的特点，感染性休克分为低动力性休克（冷休克）和高动力性休克（暖休克）两型。冷休克血流动力学特点是心输出量减少，外周血管收缩，外周血管阻力增高；暖休克血流动力学特点是心输出量正常或增加，外周血管扩张，外周血管阻力降低。

（2）过敏性休克　过敏性休克是由接触某些药物或生物制品引起，已致敏的机体再次接触抗原物质时，可发生强烈的变态反应，使容量血管扩张而致血压下降、组织灌注不良，可使多脏器受累。

（3）神经源性休克　由于剧痛、脑脊髓损伤、麻醉平面过高等刺激，反射性引起周围血管扩张，出现相对血容量不足和血压下降。这类休克患者预后好，常可自愈。

3. 心源性休克　心源性休克是指心脏泵功能受损或心脏血流排出道受损引起的心输出量快速下降所致的有效循环血量不足、低灌注和低血压状态。这类休克常见于急性心肌梗死、急性心肌炎、心肌病变、心力衰竭和严重心律失常等。

【病理生理】

有效循环血量不足和组织灌注不足，引起机体微循环障碍是各种休克发生的共同病理生理基础。

1. 分期　根据血流动力学和微循环的变化规律,休克发展过程分为以下3期。

(1) 休克早期　此期实际上是机体的代偿期,随着病情的发展,某些器官中的微循环、动静脉吻合支开放,使部分微动脉血液直接进入微静脉,以增加回心血量。

(2) 休克期　又称为淤血缺氧期或失代偿期,小血管持续收缩使组织明显缺氧,无氧代谢后大量乳酸堆积使毛细血管前括约肌开放,大量血液进入毛细血管网,造成微循环淤血,血管通透性增加,大量血浆外渗;此外,白细胞在微血管上黏附,微血栓形成,使回心血量减少,故血压下降,组织细胞缺氧及脏器受损加重。

(3) 休克晚期　又称为弥散性血管内凝血期,此期是指在毛细血管淤血的基础上细胞缺氧更重;血管内皮损伤后胶原暴露,血小板聚集,促发内凝血及外凝血系统,在微血管形成广泛的微血栓。

2. 休克时细胞与主要器官的病理生理改变

(1) 细胞　由于缺氧,二羧酸循环障碍,溶酶体破裂,细胞结构破坏。

(2) 微循环障碍　休克早期,通过代偿仍能维持血压正常及重要脏器的灌流。当休克进一步发展时,一方面有效循环血量进一步减少;另一方面血液浓缩,血细胞凝集,血液酸化,形成微血栓,消耗凝血因子。这时,组织细胞缺氧更严重,钠钾泵机制失效,细胞水肿,溶酶体破裂,释放出蛋白水解酶等物质,造成细胞自溶并损伤其他细胞,引起各器官功能性的器质性损害,以至于休克不可逆转。

(3) 心脏　冠状动脉灌注量下降,心肌缺氧,心肌细胞损害,心肌收缩力减弱,心功能下降。

(4) 肺　Ⅱ型细胞分泌磷脂物质减少,导致肺不张、肺水肿;另一方面因低氧血症,肺动脉阻力升高,造成动、静脉分流,通气/血流比例失调,引起PaO_2下降、$PaCO_2$上升,动静脉混合氧增高。

(5) 肾　休克时有效循环血量降低,心输出量减少,肾血管痉挛,肾缺血,肾小管上皮细胞受损、坏死,造成急性肾衰竭。

【病情评估】

1. 临床表现

(1) 休克早期　患者意识清楚,但烦躁焦虑,精神紧张,面色、皮肤苍白,口唇、甲床轻度发绀,心率加快,呼吸频率增加,收缩压正常或升高,舒张压增加,脉压缩小,尿量正常或减少。

(2) 休克中期　患者烦躁,意识不清,呼吸表浅,皮肤色泽苍白,四肢湿冷,心音低钝,脉细数而弱,表浅静脉塌陷,毛细血管充盈迟缓,血压进行性降低,可低于50 mmHg或测不到,脉压小于20 mmHg,尿少或无尿。

(3) 休克晚期　表现为弥散性血管内凝血和多器官功能衰竭。

1) 弥散性血管内凝血表现　顽固性低血压,皮肤发绀或广泛出血,微循环淤血,血管活性药物疗效不佳,常与器官衰竭并存。

2) 急性呼吸功能衰竭表现　吸氧难以纠正的进行性呼吸困难,进行性低氧血症,呼吸急促,发绀,肺水肿和肺顺应性降低等表现。

3) 急性心功能衰竭表现　呼吸急促,发绀,心率加快,心音低钝,可有奔马律、心律不齐。如出现心律缓慢、面色灰暗、肢端发凉,也属于心功能衰竭征象。中心静脉压及肺动脉楔压升高,严重者可有肺水肿表现。

4) 急性肾衰竭表现　少尿或无尿,氮质血症,高钾血症等水、电解质紊乱和酸碱失衡。

5) 其他表现　意识障碍程度反映脑供血情况。肝衰竭可出现黄疸、血胆红素增加。胃肠道功能紊乱常表现为腹痛、消化不良、呕血、黑便等。

2. 辅助检查

(1) 实验室检查　一般检查项目包括血常规、血生化(电解质、肝功能等)检查和血气分析;肾功能检查、尿常规及比重测定;出、凝血指标检查;血清酶学检查和肌钙蛋白、肌红蛋白、D-二聚体等指标检测;各种体液、排泄物等的培养,病原体检查和药敏试验等。

(2) 血流动力学监测

1) 中心静脉压　中心静脉压代表右心房内及胸腔段上下腔静脉压力的变化,可反映全身血容量与右心功能之间的关系,监测中心静脉压可以作为判断、观察血容量的一项指标。中心静脉压正常值为 0.49~1.18 kPa(5~12 cmH$_2$O)。若中心静脉压<0.49 kPa,提示血容量不足,应迅速补充血容量;若中心静脉压>1.18 kPa,提示容量血管收缩或心功能不全,应控制输液速度或采取其他措施。

2) 肺毛细血管楔压　应用 Swan-Ganz 漂浮导管可测得肺毛细血管楔压,能反映左心室充盈压,可用于判断左心室功能,其正常值为 6~12 mmHg。

3) 心输出量　心输出量是心率和每搏输出量的乘积,成人正常值为 4~6 L/min。

4) 心脏指数　心脏指数是单位体表面积的心输出量,正常值为 2.5~3.5 L/(min·m^2)。心脏指数可反映休克时周围血管阻力的改变及心脏功能的情况。

(3) 血清乳酸浓度检测　血清乳酸浓度正常值为 0.4~1.9 mmol/L,其与休克预后相关。

(4) 感染和炎症因子的血清学检查　通过血清免疫学检测手段,检查血中降钙素原、C 反应蛋白、假丝酵母菌或曲霉菌特殊抗原标志物或抗体等,有助于快速判断休克是否存在感染因素、可能的感染类型及体内炎症反应紊乱状况。

3. 诊断　临床上延续多年的休克诊断标准:①有诱发休克的原因;②有意识障碍;③脉搏细速,超过 100 次/min 或不能触及;④四肢湿冷,胸骨部位皮肤指压阳性(压迫后再充盈时间超过 2 s),皮肤有花纹,黏膜苍白或发绀,尿量少于 30 mL/h 或尿闭;⑤收缩压低于 10.7 kPa(80 mmHg);⑥脉压小于 2.7 kPa(20 mmHg);⑦原有高血压者收缩压较原水平下降 30% 以上。凡符合上述第①项和第②、③、④项中的两项及第⑤、⑥、⑦项中的一项者,可诊断为休克。

【救护原则】

1. 紧急处理

(1) 一般处理　处理引起休克的原发病,应该抓紧时间进行救治,在休克早期进行有效的干预,如对外伤患者包扎、止血;对于胸、腹腔实质脏器或大血管破裂出血,应尽快手术止血,控制引起休克的原发病因,遏止病情发展,有助于改善患者的预后。

(2) 体位　患者通常取平卧位,必要时采取头和躯干抬高 20°~30°、下肢抬高

15°~20°,以利于呼吸和下肢静脉回流。

（3）补液　及早建立静脉通路,补充血容量以维持血压。

（4）保持呼吸道通畅　可用鼻导管法或面罩法吸氧,必要时建立人工气道,用呼吸机辅助通气。

（5）维持正常的体温　低体温时注意保暖,高体温时尽量降温。

（6）镇静、镇痛　尽量保持患者安静,避免人为搬动患者。必要时可用小剂量镇痛、镇静药,但要防止呼吸和循环抑制。

2. 扩充血容量　恢复组织灌注,其中早期最有效的办法是补充足够的血容量,不仅要补充已失去的血容量,还要补充因毛细血管床扩张引起的血容量相对不足,因此往往需要过量补充,以确保心输出量。即使是心源性休克,有时也不能过于严格地控制入量,可在连续监测动脉血压、尿量和中心静脉压的基础上,结合患者皮肤温度、末梢循环、心率及毛细血管充盈时间等,判断所需补充的液体量,动态观察十分重要。最好在连续监测中心静脉压的基础上进行补液。中心静脉压与补液的关系见表4-3。

表4-3　中心静脉压与补液的关系

中心静脉压	血压	原因	处理原则
低	低	血容量严重不足	充分补液
低	正常	血容量不足	适当补液
高	低	心功能不全或血容量相对过多	给予强心剂,纠正酸中毒,扩张血管
高	正常	容量血管过度收缩	扩张血管
正常	低	心功能不全或血容量不足	补液实验

补液实验:在5~10 min内快速输入等渗生理盐水250 mL,如中心静脉压不升高,血压升高,提示血容量不足;如中心静脉压立即上升0.29~0.49 kPa(3~5 cmH$_2$O),则提示心功能不全。

3. 血管活性药物的应用　血管活性药物主要包括两大类,即缩血管药物和扩血管药物。

（1）缩血管药物　具有收缩血管作用,常用的药物有间羟胺(阿拉明)、多巴胺、多巴酚丁胺、去氧肾上腺素(新福林)、去甲肾上腺素等,使用时应从最小剂量和最低浓度开始。以短期维持重要脏器灌注为目的,不宜长久使用,用量也应尽量减小。

（2）扩血管药物　对微血管有明显扩张作用,主要有α受体阻滞剂和抗胆碱能药物,主要扩张毛细血管前括约肌,以利于组织灌流。常用的药物有异丙肾上腺素、酚妥拉明(苄胺唑啉)、酚苄明、妥拉唑啉、阿托品、山莨菪碱、东莨菪碱、硝普钠、硝酸甘油、硝酸异山梨酯、氯丙嗪等。在使用扩血管药时,前提是必须充分扩容,否则将导致明显的血压下降,用量和使用浓度也应从最小开始。

4. 纠正酸碱失衡　休克患者由于缺血缺氧可致酸碱失衡,纠正酸碱失衡的主要措施是恢复有效循环血量。对于严重酸中毒患者,可给予碱性药物如5%的碳酸氢钠注射液。

5. 弥散性血管内凝血的防治　要求做到早期发现,及时处理。给予充分扩容以改善微循环,有利于防止微血栓的形成。对于早期症状较轻的患者,给予补充血容量、纠正电解质紊乱及酸碱失衡等处理。对于重症弥散性血管内凝血患者,给予抗凝治疗,目前应用较多的是肝素、低分子右旋糖酐等。

6.激素的应用　对于感染性休克患者,主张早期、足量、短程应用激素,可以减轻症状。对于严重休克患者,可以适当延长激素应用时间,需要注意相关副作用。

7.病因治疗　休克几乎与所有临床科室都有关联,各型休克的临床表现及中后期的病理过程也基本相似,但引起休克的原因各异,根除或控制导致休克的原因对阻止休克的进一步发展十分重要,尤其某些外科疾病引起的休克,原发病灶大多需要手术处理。即使有时病情尚未稳定,为避免延误抢救的时机,仍应在积极抗休克的同时进行针对病因的手术。

8.心理支持　安慰患者及家属,做好必要的解释工作,使其能积极配合治疗和护理,减轻患者及家属心理负担,树立战胜疾病的信心。

【护理措施】

1.一般护理　保持呼吸道通畅,给予吸氧,提高动脉血氧饱和度。对于昏迷患者,将其头偏向一侧,防止窒息。患者体位取中凹卧位,有利于静脉血液回流。

2.建立静脉通路　有条件的可以行中心静脉穿刺。深静脉可以快速输液,对于血管活性药物、营养液等不宜经浅静脉输入的液体,也可以使用深静脉,并可同时监测中心静脉压。长时间应用深静脉输液,日常要做好无菌消毒护理,必要时更换部位穿刺。

3.生命体征监测　监测患者呼吸、脉搏、心律、血压的动态变化,密切观察意识、皮肤黏膜颜色、尿量变化等,了解患者体内代谢变化和重要脏器功能状态。

4.呼吸道的护理　注意口腔护理,对于意识清楚患者,鼓励咳痰;对于痰液黏稠不易咳出者,给予协助排痰;对于昏迷患者,要按需吸痰,防止吸入性肺炎等发生。

5.特殊药物应用的护理　使用缩血管药物时,要根据血压的变化及时调节药物速度,避免血压急剧波动,一般宜从低浓度慢速度开始。如果注射部位出血、疼痛、红肿等,可能有药液外渗,应立即更换注射部位,防止发生皮下组织坏死等严重情况。

问题分析与能力提升

患者,男性,25岁,3 h前因车祸入院,主诉左季肋部疼痛,头晕,无力。体格检查:体温36.5 ℃,心率110次/min,呼吸28次/min,血压70/50 mmHg,意识清楚,烦躁不安,口唇发绀,脉搏细速,四肢湿冷,听诊两肺呼吸音清,心律齐,腹胀,全腹轻压痛、反跳痛和肌紧张,以左上腹明显,移动性浊音阳性,腹部叩诊浊音。

思考:①根据病史、体征,该患者可能的诊断是什么?诊断依据有哪些?②该患者目前主要的紧急处理及护理要点有哪些?

第七节 急腹症

急腹症是一类以腹腔、盆腔组织或脏器发生了急性病变,产生以腹部疼痛为主要表现的临床综合征,具有发病急、进展快和病情重的特点,需要早诊断和早处理。常见的急腹症:急性阑尾炎、胃十二指肠溃疡急性穿孔、急性肠梗阻、急性胆道感染及胆石症、急性胰腺炎、泌尿系结石及异位妊娠破裂等。最先发生的部位可能是病变的原发部位,腹痛最明显的部位常是病变最严重的部位。一旦诊疗不及时,会延误病情,导致严重并发症甚至出现死亡。

【病因及分类】

1. 腹部病变

(1)腹膜及腹腔脏器炎症　各种腹腔内脏器炎症均可腹痛,包括急性胰腺炎、急性胆囊炎、急性阑尾炎、急性梗阻性化脓性胆管炎、急性盆腔炎或化学刺激(如穿孔所致的胃液、肠液、胆汁、胰液的外漏及内脏破裂出血等)引起的病变等。

(2)穿孔性病变　如胃十二指肠穿孔、胃癌晚期病灶穿孔。

(3)梗阻性病变　包括急性肠、胆道、胰管等部位的梗阻,可由粪石、异物、蛔虫、结石、肿瘤等引起。

(4)扭转或压迫性阻塞病变　包括急性绞窄性疝、肠扭转、卵巢囊肿蒂扭转等。

2. 腹外器官的病变

(1)胸腔病变　如肺炎、胸膜炎、肋间神经炎常有上腹部的牵涉痛;冠心病、急性心肌梗死常有胸骨后、剑突下疼痛。

(2)腹膜后间隙、盆腔病变　包括输尿管、膀胱、生殖系统病变,如输尿管结石的疼痛常在腹部两侧,向后腰及腹股沟放射。

(3)代谢紊乱与各种毒素的影响　糖尿病酮症酸中毒、尿毒症、肝硬化晚期及化学毒物(如砷、铅)中毒均可引起腹痛。

(4)神经源性　如脊髓结核、带状疱疹、末梢神经炎等器质性病变均可表现腹痛症状。

【病情评估】

要了解一般情况、病史、症状及伴随体征、实验室检查等,为判断急腹症的发病原因、严重程度、治疗及制订护理措施提供重要参考。

1. 病史

(1)一般情况　年龄、性别、住址、婚姻、职业等一般情况能提供发病线索,如急性阑尾炎、急性胰腺炎、十二指肠溃疡穿孔以青壮年居多,而急性胆囊炎、胃溃疡穿孔、消化系统肿瘤则以中老年多见;女性患者有无停经、月经过期或月经不正常史等,有无不规则阴道流血或分泌物增多现象,已婚的育龄期妇女腹痛,应警惕异位妊娠破裂的可能;幼儿腹痛应,首先考虑有无肠套叠、蛔虫性肠梗阻。

(2)既往史 仔细询问既往史有助于对急腹症病情的判断,如询问有无消化性溃疡、胆管和泌尿系结石、房颤等病史及有无类似疼痛发作史;有无用(服)药史、过敏史及腹部手术史等。上消化道出血患者往往有肝硬化史,急性胃穿孔患者有胃溃疡病史,粘连性肠梗阻患者有腹部手术史。

(3)现病史 仔细评估发病诱因、急缓及发病与饮食、活动的关系等,对于急腹症的诊断和鉴别诊断很有帮助。如急性胃肠炎的腹痛常出现于不洁饮食后2 h左右;消化道穿孔或肝脾破裂出血引起的腹痛为突发性;急性胆囊炎引起的腹痛常发生于进食油腻饮食后或夜间睡眠期间;急性胰腺炎腹痛常见于暴饮暴食后;肠扭转所致腹痛常发生于饱食和(或)剧烈活动后,外伤后发生的腹痛应考虑腹腔内脏器的损伤等。

(4)月经史 已有月经来潮的女性,要询问其月经情况,如月经周期是否规律,有无停经等。对于停经1~2个月后突然发生的下腹痛,应考虑异位妊娠破裂等疾病。原有下腹部包块突然出现腹痛,应考虑有无卵巢囊肿样变、卵巢扭转等。

2.症状

(1)腹痛 急性腹痛是急腹症中最常见的临床症状。

1)腹痛的部位:发病时最早发生疼痛或疼痛最明显的部分大多是病变的部位。如急性阑尾炎右下腹部疼痛明显,急性胆囊炎右上腹部疼痛多见,但临床上腹痛部位与病变部位并不完全一致,如急性阑尾炎腹痛最初可在上腹部或脐周,最后才转移至下腹部;小肠及其系膜病变,疼痛可放射至腰部等。

2)腹痛的性质:①阵发性绞痛,常因空腔脏器发生梗阻或痉挛,短时间内达到高峰,持续时间长短不一,有间歇期,但可反复发作,如急性肠炎、机械性肠梗阻或输尿管结石等。②持续性疼痛,往往提示腹膜腔内炎症或其他病理性损害存在,如胆结石合并胆道感染等。③烧灼样疼痛,如胃炎、胃溃疡病变,受消化液刺激可引起烧灼样疼痛;溃疡发生穿孔,疼痛呈刀割样。④钻顶样疼痛,常见于胆道蛔虫病。

3)腹痛的放射:一些部位的疼痛会放射到特定的区域,放射痛是某些疾病的特征,如肾盂、输尿管结石多沿两侧腹部放射至腹股沟等。此外,疾病的不同病理阶段疼痛部位有变化,如阑尾炎疼痛具有转移性。

(2)恶心、呕吐 急腹症的呕吐多发生于腹痛出现之后,早期呕吐多属于内脏受到刺激反身性呕吐,如胃溃疡急性穿孔、急性阑尾炎;晚期呕吐常因为毒素物质的吸收而刺激呕吐中枢引发呕吐,如肠坏死、弥漫性腹膜炎。胃肠道梗阻引起的呕吐,呕吐物的性质对判断病变部位和原因有重要意义,高位梗阻时呕吐早而频繁,多呈持续性,呕吐物为胃十二指肠内容物,低位肠梗阻则呕吐出现晚,呕吐物为粪水样物。

(3)排便情况 腹部脏器炎症早期,肠道受炎症刺激蠕动增强,排便次数增多,晚期出现麻痹性肠梗阻时,肠蠕动减弱,甚至出现便秘症状。腹痛伴有尿急、尿频、尿痛、血尿,多为泌尿系统疾病。

3.体征

(1)一般情况 包括患者的意识、呼吸、心律、血压、脉搏、体温、皮肤颜色、痛苦程度及有无贫血、黄疸等。

(2)腹部体征 主要检查腹部外形、压痛、反跳痛、肌紧张、肠鸣音变化及肝浊音界变化等。①腹部形态:是否存在腹式呼吸,腹壁有无手术瘢痕、腹部隆起或呈舟状,是否对称,有无肠型或异常蠕动波。如急性胃穿孔患者常呈舟状腹,腹式呼吸消失;肠扭转患者的腹部可不对称;肠梗阻患者的腹壁可见肠型或异常蠕动波。②腹膜刺激的程度:外科和妇产科急腹症的患者多伴有腹膜刺激征,如急性胃穿孔患者的腹肌可呈板样强直;内科急腹症患者则多无腹膜刺激征,如急性胃肠炎。③其他:肠鸣音亢进还是消失;肝浊音界是否缩小或消失;腹股沟区有无肿块;有无阴道出血和宫颈举痛。

4.辅助检查

(1)实验室检查　包括血常规、尿常规、粪便常规三大常规检查,白细胞、红细胞及其分类计数对出血性及炎症性急腹症诊断有一定意义,血红蛋白测定能观察出血及贫血情况,粪便隐血试验阳性提示消化道出血;对怀疑有急性胰腺炎患者进行血、尿淀粉酶测定,严重急腹症患者一般有电解质紊乱,肝、肾功能及电解质测定对判断病情有重要价值。

(2)X射线检查　一些急腹症X射线检查有特征性表现,如大多数胃、十二指肠穿孔患者腹部可见膈下游离气体影,肠梗阻患者可见梗阻以上部位有液平面或扩大的肠管;尿路结石或胆结石患者在腹部平片上可见结石影像。

(3)超声检查　超声检查对了解肝、胆、胰、脾、肾的大小及实质变化,肝内外胆管有无结石、扩张等均有帮助,还可以协助确定包块性质、腹腔有无积液及积液量的多少等。

(4)诊断性腹腔穿刺　腹腔穿刺对外科急腹症的诊断价值很大,不同腹腔疾病积液性质不同。腹腔内脏出血抽出不凝固血液,胆囊或十二指肠穿孔抽出胆汁样液体,坏死性胰腺炎抽出脓液,肠破裂抽出粪样液体。抽出的积液应常规送检。

【急救处理】

1.非手术治疗　①禁食禁水:必要时给予胃肠减压以缓解症状。②体位:非休克患者取半卧位,有助于缓解腹肌紧张,减轻疼痛。③补液:患者因呕吐、腹泻及或腹腔内出血等,应补充营养,维持电解质及酸碱平衡。④控制感染:合理应用抗生素以控制感染。

2.手术治疗　根据具体情况,选择适当的手术时机和手术方法。①紧急手术:对有危及生命等严重情况,如休克,应边抗休克边手术治疗,以免延误时机。②限期手术:对病情严重全身情况很差的患者,在短时间做必要的准备后尽快手术。③择期手术:充分做好准备后再进行手术,这类患者的特点是症状相对较轻,全身情况尚可,但不进行手术不能消除病因,有充分的时间进行手术方式准备。

【护理措施】

1.一般护理　禁食、胃肠减压,急腹症患者宜采用半卧位,合并休克者采用平卧位或仰卧中凹位,以促进静脉血液回流。

2.严密观察病情并做好记录　①生命体征:包括患者的呼吸、脉搏、血压和体温变化。若脉搏加快、面色苍白、皮肤湿冷,多为休克征象;若血红蛋白水平及血压进行性下降,提示有腹腔内出血;若体温逐渐上升,同时伴白细胞计数及中性粒细胞百分比上升,多为感染征象。②腹部体征:患者腹痛加剧,表示病情加重;局限性疼痛转变为全腹痛,并出现肌紧张、反跳痛,提示炎症扩散,应及时报告医师。

3. 有效控制感染　①遵医嘱合理、正确地使用抗菌药物。②保持引流通畅,并观察引流物的量、色和质。③腹部或盆腔疾病患者取斜坡卧位,可使腹腔内炎性渗液、血液或漏出物积聚并局限于盆腔,因盆腔腹膜吸收毒素的能力相对较弱,故可减轻全身中毒症状并有利于积液或脓液的引流。

4. 加强基础护理　①对伴有高热的患者,可用药物或物理方法降温,以减少患者的不舒适;②对生活自理能力下降或缺失者,加强基础护理和生活护理;③对意识不清或躁动者,做好保护性约束;④对长期卧床者,预防压疮的发生。

5. 心理护理　急腹症患者发病急、病情变化快、常伴疼痛等不适症状,患者感到恐惧并不配合治疗,护士应主动关心、安慰患者,耐心向家属做好解释,以取得他们的配合。

6. 其他　估计 7 d 以上不能恢复正常饮食的患者,尤其年老、体弱、低蛋白血症和手术后可能发生并发症的高危患者,应积极提供肠内、肠外营养支持护理。

第八节　常见临床危象

一、高热

高热是指体温在 39.1~40.0 ℃,超高热则为 40 ℃以上,多伴有体温调节中枢功能障碍和人体器官严重损伤,可引起惊厥、抽搐、昏迷等症状,尤其对脑组织有严重损伤,引起脑细胞不可逆损害,严重时可导致死亡。

(一)病因

高热是一些疾病的前驱症状,引起发热的病因可分为急性感染性疾病和急性非感染性疾病两大类。以感染性发热最为多见。

1. 感染性发热　常见各种病原体感染,如细菌、病毒引起的呼吸道、消化道、尿路及皮肤感染等引起的发热,其中以细菌和病毒感染较为常见。

2. 非感染性因素　①体温调节中枢异常:如中暑、安眠药中毒、脑外伤等可导致调节中枢受损,使体温调定点上移,引起发热。②变态反应性发热:抗原-抗体复合物激活白细胞,释放致热源引起发热,如药物热、输血反应、血清病及某些肿瘤。

3. 自主神经功能紊乱和代谢疾病　如甲状腺功能亢进、嗜铬细胞瘤高血压发作。

(二)病情评估

若患者出现畏寒、呼吸急促、脉搏加快;烦躁、抽搐等,应警惕可能发生高热危象。

1. 病史

(1) 流行病学　患者发病的地区、季节、接触史等,尤其注意有无疫区疾病接触史。

(2) 急性感染性发热特点　①发病急,病程<2 周。②伴或不伴寒战。③呼吸道症状:如咽痛、流涕、咳嗽、咳痰等。④消化系统疾病症状,如恶心、呕吐、腹泻。⑤淋巴系统症状,如淋巴结、脾大。⑥全身症状,如头痛、肌痛、关节痛。⑦血常规显示白细胞及中性粒细胞增高。

2. 体格检查　全面体检有助于找出病因,判断疾病的严重程度及原发病属于哪个系统等。

3. 辅助检查　结合病史、体征,有针对性进行辅助检查,包括血常规、尿常规、粪便常规,必要时行脑脊液常规及 X 射线、彩超、CT 检查等。

(三) 急救护理

1. 密切观察病情变化　观察患者意识、呼吸、血压、脉搏、体温等,尤其注意体温变化,在降温过程中,应持续监测体温,昏迷患者可以监测肛温。

2. 降温　治疗高热危象的首要目的是迅速而有效地将体温降至 38.5 ℃ 以下。

(1) 物理降温　用冷温毛巾或冷水袋敷额头、双腋及腹股沟等部位,或用布包裹的冰袋枕于头部或放置于上述部位。亦可用冷水(28～30 ℃)或乙醇(30%～50%)于四肢、躯干两侧及背部擦浴。擦浴时如出现皮肤苍白或全身皮肤发凉应立即停止。

(2) 药物降温　常用药物有阿司匹林、吲哚美辛、激素等,小儿常用的解热剂有复方阿司匹林片 5～10 mg/(kg·次),也可用小儿退热栓(扑热息痛栓),1～6 岁儿童,1 粒/次,1～2 次/d,将栓剂塞入肛门。

(3) 冬眠疗法　对于应用物理和药物降温不能降至安全体温的,应用冬眠药物,常用药物是冬眠 I 号(氯丙嗪、异丙嗪和哌替啶),应注意监测血压变化。

(4) 对因治疗　对于由感染引起的高热,应根据病情选用有效抗生素治疗。局部感染病灶要及时清除。对高度怀疑的疾病,可做诊断性治疗,待病因明确后再调整治疗方案,因非感染性疾病所致的高热,也需根据不同病因采取相应的治疗措施。

(5) 支持治疗　加强营养支持,给予高热量、高蛋白、高维生素、低脂易消化饮食,鼓励患者多饮水,维持电解质及酸碱平衡。

(6) 对症护理　做好口腔护理,保持口腔卫生,协助患者有效咳嗽、咳痰,保持呼吸道通畅,长期卧床患者应保持皮肤干燥,防止压疮的发生。

(7) 躁动的患者　应适当使用约束带,防止坠床,必要时使用镇静药物。

二、高血压危象

高血压危象是指发生在高血压病发展过程中,在一些诱因的作用下,血压急剧升高(>180/120 mmHg),同时发生心、脑、肾等重要靶器官损伤的临床综合征,严重时可危及生命。高血压危象也可见于症状性高血压。它是在高血压的基础上,周围小动脉发生暂时性强烈收缩,导致血压急剧升高的一系列综合征。

(一) 病因及诱因

1. 病因　①原发性高血压。②继发性高血压:见于中枢神经系统病变、心血管系统病变、急性肾小球肾炎、慢性肾小球肾炎、肾盂肾炎、结缔组织病、肾血管病变和嗜铬细胞瘤等。

2. 诱因　①一般因素:如寒冷、过度劳累、精神创伤、情绪激动、外界不良刺激等。②不当饮食:如干酪、扁豆、咸鱼、啤酒、红葡萄酒等。③突然停服某些降压药物。④内分泌功能紊乱。⑤应用交感神经药物后发生节后交感神经末梢的儿茶酚胺释放。

(二) 病情评估

1. 监测生命体征　严密监测血压变化,观察意识、瞳孔、呼吸、脉搏、尿量等变化。

2. 血压　舒张压高于 17.3 kPa(130 mmHg),血压突然升高,容易迅速恢复,但易复发。

3. 神经系统表现　头痛、嗜睡、抽搐、昏迷。注意评估意识状态、有无脑膜刺激征、视野改变及局部病理性体征等。

4. 心脏　心脏增大,可出现急性左心衰竭。患者出现呼吸困难,肺部听诊可发现肺水肿。心脏检查可发现心脏扩大、颈静脉怒张、双肺底湿啰音、病理性第三心音或奔马律。

5. 肾脏　少尿、氮质血症、尿毒症的表现。腹部听诊可发现肾动脉狭窄导致的杂音。

6. 胃肠道　恶心、呕吐。

7. 辅助检查　去甲肾上腺素、肾上腺素水平升高;血肌酐、血尿素氮水平升高。

(三)急救护理

对于高血压危象,需要快速、平稳降压,减轻靶器官损害,积极查找病因。

1. 吸氧　给予氧气吸入,嘱患者绝对卧床休息,可抬高床头 30°,起到体位性降压作用。

2. 降压幅度　由于患者基础血压水平各异、合并的靶器官损害不一,这一安全水平必须根据患者的具体情况决定。一般建议第 1～2 小时内使平均动脉血压迅速下降但不超过 25%,否则可使脏器血液供应显著减少,心、脑、肾功能功能恶化。

3. 降压药物的选择　根据高血压不同类型选择疗效最佳、不良反应最小的降压药,将血压降至安全水平。最有效的降压药物是硝普钠,注意用药速度和时间,也可以根据病情选用其他药物,如酚妥拉明、尼卡地平、利血平、拉贝洛尔、硝酸甘油等。必要时可联合应用降压药物。

4. 对症处理　①抽搐的处理:给予地西泮、巴比妥钠等药物肌内注射,或水合氯醛灌肠。②高血压脑病的处理:在降压的同时,给予脱水剂,如甘露醇、山梨醇或起效快的利尿剂以减轻脑水肿。

5. 对因治疗　病情平稳后,寻找病因,针对病因进行治疗,防止复发。

三、高血糖危象

高血糖危象是指糖尿病昏迷,是糖尿病严重并发症之一,在糖尿病的基础上诱因导致病情加重,发生糖尿病酮症酸中毒和糖尿病高渗性非酮症昏迷。若治疗不及时,可导致死亡。

(一)糖尿病酮症酸中毒

糖尿病酮症酸中毒是糖尿病患者在应激状态下,由于体内胰岛素缺乏,胰岛素拮抗激素增加,引起糖和脂肪代谢紊乱,以高血糖、高酮血症和代谢性酸中毒为主要改变的临床综合征。

1. 诱因　①感染是最常见的诱因,如肺部感染、胃肠道感染、泌尿系统感染、皮肤感染及真菌感染等,一般伴有呕吐的感染更易诱发糖尿病酮症酸中毒。②胰岛素治疗中断或不适当减量也是诱发糖尿病酮症酸中毒的重要原因。③应激状态,如创伤、手术、心肌梗死、妊娠、分娩等。④饮食不当或胃肠疾病:暴饮暴食,摄入过多高糖或高脂肪食物；酗酒、呕吐、腹泻及高热等引起的严重脱水。⑤精神因素：严重的精神刺激、紧张及过度劳累等。⑥其他：部分糖尿病酮症酸中毒的发生没有明显的诱因。

2. 病情评估　①病史：有糖尿病病史。②临床表现：原有糖尿病的症状加重，患者明显疲乏软弱、四肢无力。出现酸中毒则出现食欲下降、恶心、呕吐、腹痛、头痛、口干、呼吸深快且有烂苹果味。病情进一步发展出现严重失水、尿量减少等。③体征：皮肤干燥、弹性差、眼球下陷、脉细速、血压下降。晚期各种反射迟钝甚至消失、昏迷。④实验室检查：血糖多在 16.7～33.3 mmol/L（300～600 mg/dL），有时可达 55.5 mmol/L（1 000 mg/dL）以上。血酮体升高，多在 4.8 mmol/L（50 mg/dL）以上；肾功能正常时，尿糖、尿酮体强阳性；肾功能严重损害时，尿糖、尿酮体阳性程度与血糖、血酮不相符。血气分析显示 pH 值<7.35，呈代谢性酸中毒；二氧化碳结合力降低，轻者为 13.5～18.0 mmol/L，重者在 9.0 mmol/L 以下；血钾早期可正常或偏低，少尿时可升高；血钠、血氯偏低。

3. 急救护理　救治原则是去除诱因，降低血糖，纠正酮症酸中毒和水电解质失衡，防止重要器官功能衰竭，加强支持治疗和护理工作。

（1）严密观察病情　严密观察患者的体温、脉搏、呼吸、血压及意识变化，记录 24 h 出入量。

（2）胰岛素的应用　使用胰岛素纠正糖和脂肪代谢紊乱是治疗糖尿病酮症酸中毒的关键。多采用小剂量疗法，首选静脉注射或静脉滴注，小剂量胰岛素治疗的优点：较安全、有效，较少发生低血钾、脑水肿及后期低血糖等严重不良反应。静脉滴注胰岛素 5～15 U/h。采用间断静脉注射，1 次/h，剂量为 5～10 U/次。血糖降至 13.9 mmol/L，改为皮下注射胰岛素，1 次/4～6 h。治疗过程中根据血糖水平调整剂量，避免血糖下降过快、过低，以免发生脑水肿。

（3）补液　补液的速度和量应根据患者的脱水程度、血压、心率、每小时尿量或中心静脉压来调整。在治疗开始 2～3 h，输液速度可略快，补液量在 1 000 mL/h 左右，以后 6 h 内每 1 h 输入 500～1 000 mL。治疗初期可用生理盐水或复方氯化钠溶液；血糖下降至 13.9 mmol/L（250 mg/dL）左右时可用 5% 葡萄糖或葡萄糖氯化钠注射液。对老年、心血管疾病患者，应注意输液不宜过多、过快，以免发生肺水肿；纠正电解质紊乱及酸碱失衡，轻症患者经补液及胰岛素治疗后，酸中毒可逐渐得到纠正，重症酸中毒患者当二氧化碳结合力<8.92 mmol/L，pH 值<7.1，应根据其变化给予适量碳酸氢钠溶液静脉输入；治疗前血钾低于正常，开始治疗时应补钾，治疗前血钾正常且每小时尿量在 40 mL 以上，可在输液和胰岛素治疗的同时开始补钾。每小时尿量少于 30 mL，暂缓补钾。治疗过程中必须定时监测血钾水平并结合心电图、尿量调整补钾量和速度。

（4）去除诱因，防止并发症　积极寻找并消除引起糖尿病酮症酸中毒的诱因，防治并发症，若患者昏迷，应加强护理工作。

（二）糖尿病高渗性非酮症昏迷

糖尿病高渗性非酮症昏迷是糖尿病急性代谢紊乱的另一临床类型，特点是血糖高，没有明显酮症酸中毒，因高血糖引起血浆高渗性脱水和进行性意识障碍的临床综合征，是一种较少见的严重的急性糖尿病并发症，多见于老年人，发展迅速，病死率高。

1. 诱因

（1）血糖升高　导致血糖升高的因素：①各种感染，这是糖尿病高渗性非酮症昏迷的首位诱因,也是影响患者预后的主要原因;②应激,如手术、外伤、脑血管意外、精神创伤等;③能引起血糖升高的药物,如糖皮质激素、利尿剂、氯丙嗪、苯妥英钠、普萘洛尔(心得安)等;④糖摄入过多,如进食过多含糖食物、静脉输入大量葡萄糖、静脉高营养等;⑤合并影响糖代谢的内分泌疾病,如甲状腺功能亢进、肢端肥大症等。

(2)体液大量丧失 ①不恰当应用各种利尿剂及脱水剂;②水摄入不足或丢失过多,如恶心、呕吐、腹泻等;③透析治疗,包括血液透析和腹膜透析的患者脱水过量等;④烧伤:大面积烧伤患者体液大量丢失。

(3)肾功能不全。

2.病情评估

(1)症状与体征 起病隐匿,多先有糖尿病症状逐渐加重,多尿、多饮,可有发热,多食可不明显;随后出现神经精神症状,表现为嗜睡、幻觉、淡漠、迟钝、意识障碍甚至昏迷。

(2)实验室检查 特征性改变为高血糖和高血浆渗透压,多伴高钠血症,血钠>155 mmol/L(356 mg/dL)。高血糖,血糖≥33.3 mmol/L(600 mg/dL),一般为33.3～66.6 mmol/L(600～1200 mg/dL),尿糖呈强阳性。高血浆渗透压,在350 mOsm/L以上。

3.急救护理 目的在于降低血糖、改善高渗状态、纠正电解质酸碱失衡。

(1)补液 迅速建立静脉通道,必要时留置深静脉,可同时监测中心静脉压,立即补液。治疗前已有休克,宜先输入生理盐水和胶体溶液以尽快纠正休克,输液速度原则上宜先快后慢,根据患者血压、心脏功能、中心静脉压等调整。

(2)胰岛素的应用 一般给予小剂量胰岛素治疗,当血糖降至16.7 mmol/L(300 mg/dL),改用5%葡萄糖注射液并加入速效胰岛素,以防因血糖下降过快引起脑水肿。

(3)纠正电解质紊乱 因大量补液、注射胰岛素,血钾离子转入细胞内,容易出现低钾血症,故酌情补钾,纠正电解质紊乱,补钾总量在最初24 h可控制在4～6 g。若出现低钙、低镁血症时,应用葡萄糖酸钙、硫酸镁等。

(4)严密观察病情 观察和记录患者意识、呼吸、血压、脉搏、尿量及24 h液体出入量等变化。必要时监测中心静脉压,防止因大量补液发生肺水肿;监测并记录血糖及血钠等电解质变化。

(5)去除病因及防治并发症 感染引起的糖尿病高渗性非酮症昏迷,要积极抗感染治疗,防止心力衰竭、肾衰竭等。加强患者的营养支持及日常护理工作。

四、低血糖危象

低血糖危象是一组多种原因引起的血糖降低(血糖<2.8 mmol/L),临床上以交感神经兴奋和中枢神经异常为主要表现的临床综合征。正常人血糖昼夜变化虽受多种因素影响,但在神经、内分泌调节下,血糖稳定在3.3～8.6 mmol/L,为机体提供足够的能量来源,称为血糖内环境稳定性。

(一)病因及分类

1.空腹低血糖 ①内分泌性:胰岛素或胰岛素样物质过多;对抗胰岛素的内分泌

激素不足。②肝源性:肝病如严重弥漫性肝病、肝炎、先天性糖原代谢酶缺乏。③营养障碍:严重营养不良、尿毒症等。

2. 餐后反应性低血糖　①胃切除术后:饮食后反应性低血糖。②功能性餐后低血糖:先天性缺乏糖类代谢酶。③晚期或迟发性餐后低血糖。

3. 药物引起的低血糖　①胰岛素:糖尿病患者胰岛素使用时机不当、用量过大或剧烈运动等可引起低血糖。②口服降糖药。③其他药物。

(二)病情评估

1. 临床表现　①交感神经兴奋症状:出冷汗、面色苍白、手颤抖、四肢发凉、心悸、焦虑、烦躁等。②中枢神经功能障碍:主要为大脑皮质抑制表现,常出现意识模糊、头晕、头痛、焦虑、精神不安以致精神错乱,甚至昏迷、休克,最终导致死亡。③癫痫样表现:肌张力下降、抽搐。

2. 实验室检查　①即刻血糖<2.8 mmol/L。②立即给予葡萄糖后症状可以减轻或消除。

(三)急救护理

1. 严密观察病情　①密切观察生命体征及意识变化。②观察大小便情况,记录出入量。③观察治疗前后的病情变化,评估治疗效果。

2. 急救措施　①血糖测定:在治疗过程中动态观察血糖水平。②升高血糖:清醒、有吞咽运动的患者可饮糖水。昏迷或抽搐的患者,立即给其静脉注射50%葡萄糖注射液50 mL,并继以10%葡萄糖注射液500～1 000 mL静脉滴注。患者清醒后尽早进食果汁及食物。

五、甲状腺危象

甲状腺危象是指因急性感染、精神创伤、高热、妊娠、甲状腺手术或放射碘治疗等诱因刺激,甲状腺腺体本身产生甲状腺素过多而引起的神经、循环、消化等系统的兴奋性增高和以代谢亢进为主要表现的一组临床综合征,是甲状腺功能亢进病情突然恶化而发生的最严重的并发症。临床主要表现为高热、大汗、心动过速、呕吐、腹泻、烦躁不安、谵妄甚至昏迷。

(一)病因

①严重感染是临床上最常见的诱发甲状腺危象的因素,如呼吸道感染、胃肠道道、胆道感染、泌尿系统感染等。②应激及精神刺激:过度紧张、高温环境、过度疲劳、情绪激动等应激导致甲状腺激素释放陡增。③抗甲状腺药物停用不当:骤然停用抗甲状腺药物,反射性引起甲状腺激素大量释放,使甲状腺功能亢进的征兆突然加重。④过度挤压甲状腺或同位素碘治疗引起甲状腺激素释放入血。⑤手术:甲状腺手术或其他部位手术。⑥妊娠与分娩。

(二)病情评估

1. 病史　有甲状腺功能亢进病史,有或无明显诱因存在。

2. 临床表现　①原有的甲状腺功能亢进症状进一步加重。②全身症状:高热,体温>39 ℃;皮肤潮湿红润,出汗增多。③神经系统症状:脑细胞代谢障碍,导致中毒性脑病,表现出焦虑、表情淡漠、躁动不安、谵妄甚至昏迷。④心血管系统症状:较早出现窦性心动过速,心率可达140～240次/min,可出现各种心律失常,一般药物不易控制,原有心脏病患者可发生心力衰竭。⑤消化系统症状:厌食、恶心、呕吐、腹痛、腹泻较为常见,部分患者肝功能受损,可有肝大、黄疸等。⑥水、电解质紊乱及酸碱失衡:大多数患者有不同程度的失水和电解质紊乱,低钠血症最为常见,可出现代谢性酸中毒。⑦其他表现:呼吸急促、急性呼吸窘迫综合征、心源性休克、急性肾衰竭等。

3. 实验室检查　测定甲状腺功能对诊断甲状腺危象帮助不大,部分患者出现血清三碘甲腺原氨酸、四碘甲腺原氨酸增高,还可出现白细胞计数、中性粒细胞百分比、丙氨酸氨基转移酶及胆红素升高等非特异性表现。电解质紊乱,可见低钠血症、低钾血症。

(三) 急救护理

1. 严密观察病情　监测意识、体温、脉搏、呼吸、血压、SpO_2等的变化,发现异常及时处理。

2. 迅速降低血液循环中甲状腺激素水平　①应用抗甲状腺药物,抑制甲状腺激素的合成和释放,如碘剂等。②清除血中过高的甲状腺激素:通过血液透析、腹膜透析、血浆置换等方法。

3. 使用抗交感神经药物　抗交感神经药物可降低组织对甲状腺激素-儿茶酚胺的反应。

4. 应用糖皮质激素　糖皮质激素可以改善机体反应性,提高应激能力,抑制甲状腺激素的释放,降低周围组织对甲状腺激素的反应性。

5. 低温及人工冬眠　将体温控制在34～36℃,直到患者病情稳定为止。

6. 其他对症处理　①感染是最常见的诱因,对于感染者,给予抗感染治疗。②纠正水、电解质紊乱及酸碱失衡,加强营养支持,给予高热量、高蛋白、高维生素饮食。切忌过饱饮食,以防心功能不全的发生,及时补充大量维生素和能量。③加强基础护理:患者绝对卧床休息;保持环境安静舒适;对于狂躁型患者,可给予镇静剂,如安定、氯丙嗪等。

问题分析与能力提升

患者,女性,38岁,中学教师。主诉发作性喘息、胸闷2年,再发伴有咳嗽。2016年7月1日患者因出汗、手脚寒冷、面色苍白、脱水、心悸、脉细数、神情惊慌、咳嗽、痰黏稠不易咯出,伴发热,来医院就诊。经检查,心电图示肺性P波、窦性心动过速,有吸气性"三凹征",哮喘音、呼吸音减弱或消失,血压下降。

思考:①请判断患者患有哪种疾病? ②此类患者的检查有哪些? ③此类患者的护理措施有哪些?

习题(二)

一、单项选择题

1. 休克的概念是(　　)

　A. 剧烈震荡或打击

B. 机体对外界刺激发生的应激性反应

C. 是以血压降低、尿量减少为主要表现的综合征

D. 是外周血管扩张所致的循环衰竭

E. 有效循环血量急剧减少致全身微循环血液灌注不足,引起细胞损伤、器官功能障碍的全身性病理过程

2. 休克最主要的特征是(　　)
   A. 心输出量降低　　B. 血压降低　　C. 外周阻力升高
   D. 尿量减少　　　　E. 组织微循环灌注锐减

3. 休克早期血压变化的特点是(　　)
   A. 升高　　　　　　B. 降低　　　　C. 正常或略升
   D. 先升后降　　　　E. 先降后升

4. 休克时组织缺氧必然导致(　　)
   A. 乳酸堆积　　　　B. 呼吸性碱中毒　　C. 代谢性碱中毒
   D. 高碳酸血症　　　E. 血糖升高

5. 下列哪项是最宜监测休克患者补液的指标(　　)
   A. 动脉血压　　　　B. 尿量　　　　　　C. 心率
   D. 中心静脉压　　　E. 皮肤颜色

6. 引起高热最为多见的原因是(　　)
   A. 细菌、病毒感染　　B. 变态反应　　　　C. 药物中毒
   D. 内分泌疾病　　　　E. 代谢性疾病

7. 发热时首选的降温方法是下列哪项(　　)
   A. 物理降温　　　　B. 退热药物　　　　C. 冬眠药物
   D. 补液　　　　　　E. 抗生素

8. 低血糖危象是指血糖低于(　　)
   A. 1.8 mmol/L　　　B. 2.8 mmol/L　　　C. 3.2 mmol/L
   D. 3.4 mmol/L　　　E. 3.6 mmol/L

9. 关于甲状腺危象的临床表现,哪项不正确(　　)
   A. 体温可达39 ℃以上　　B. 烦躁不安　　　　C. 恶心、呕吐
   D. 心率偏快　　　　　　E. 高钾、高钠血症

10. 高血糖危象患者治疗后何种离子容易缺乏(　　)
    A. 钾离子　　　　　B. 钠离子　　　　　C. 氯离子
    D. 钙离子　　　　　E. 镁离子

二、简答题

1. 简述休克的分型、典型的临床表现及紧急处理方法。
2. 简述休克的护理要点。
3. 简述休克患者监测中心静脉压的意义。
4. 简述发热患者常用的降温措施。
5. 简述低血糖的紧急处理方法。

(郑州铁路职业技术学院　张洪泉)

第五章 急诊科救护

学习目标

1. 掌握急诊科护理工作任务、特点及急诊患者的心理护理措施。
2. 熟悉急诊科的设置及护理工作程序。
3. 了解急诊护士技能要求及急诊科的管理制度。

第一节 急诊科的设置

急诊科是一个独立科室,是急诊医疗服务体系中的第二环节,是急危重症患者院内救治的必经场所,其设置应方便急诊患者就诊,医疗区、检查区和支持区布局合理,以利于抢救和检查为原则。

一、一般设置

急诊科从应急出发,相对独立,一般设在医院的一侧或前方,标识醒目,指明急诊科位置,有单独的出入口、宽敞的大门和候诊大厅,以利于轮椅、平车进出及方便患者、家属候诊。为了适应现代急救医学发展和急危重症患者诊疗护理的需要,急诊科应设有以下科室。

1. 预检分诊室 预检分诊室是急诊患者就诊的第一站,设在急诊科入口处,标志明显,室内面积适宜、光线明亮,备有血压计、听诊器、体温计、电话传呼系统及洗手消毒设备等。

2. 急诊室 设内科、外科、妇产科、儿科及五官科、皮肤科等专科诊室,根据各科特点备有相应的诊疗用品。儿科急诊室与成人急诊室分开设置,有单独的出入口,避免交叉感染。

3. 抢救室 抢救室在预检分诊室附近,便于危重症患者立即进入抢救室进行抢救,根据需要设置相应数量的抢救床,每床净使用面积不少于 12 m^2。室内应备有急救药品、器械及抢救设备,并应具有必要时施行紧急外科处置的功能。

4. 治疗室　靠近护士站,室内应有无菌物品柜、治疗桌、治疗车、肌内注射和静脉穿刺盘、各种消毒用品,还应有空气消毒及非手触式流动洗手设备。

5. 清创室或急诊手术室　清创室与抢救室、外科诊断室相邻,对于外伤患者,可根据病情在清创室进行清创处理;外伤严重且经抢救和初步处理后病情仍不平稳者,应在急诊手术室进行手术。

6. 观察室　观察床数量根据医院承担的医疗任务和急诊患者量确定,一般可按医院总床数的5%设置。收住对象为不能确诊、病情尚未稳定或抢救处理后等待床位需要住院治疗的患者。对患者实施分级护理制度。留观时间原则上不超过72 h。

7. 监护室　监护室位置与急诊抢救室相近,方便患者转入。床位数一般占医院总床位数的1%~2%,平均每张床占地面积为15~20 m^2。设有中心监护站,备有床旁多功能监护仪,并有呼吸机、除颤仪、起搏器等抢救设备、物品和药品。

8. 隔离室　隔离室设在分诊室附近。疑似传染病患者到隔离室诊治;传染病患者,尽快转送到传染病科或传染病医院,并注意消毒和疫情报告。

急诊科由于病种多、患者病情变化快等特点,还要配备必要的辅助设施。辅助设施一般包括急诊挂号室、急诊收费处、急诊药房、急诊检验室、急诊超声室、急诊X射线室和急诊CT室等。

二、急救绿色通道

急救绿色通道是指对急危重症患者一律实行优先抢救、优先检查和先住院后补交费用的原则,是急救绿色生命安全通道,应畅通无阻。救治范围是各种急危重症需立即抢救的患者。急诊大厅应设立简单明了的绿色通道流程图;绿色通道的各部门均应有醒目的标志,急救绿色通道的医疗设备有可移动的床、平车、心电图机、便携式多功能监护仪、固定和移动吸引设备、气管插管用品、除颤仪、起搏器、呼吸机等;急救药品数量要足够、品种要齐全,并由专人负责管理,定期清点,及时补充。

第二节　急诊科护理工作

一、急诊科护理工作任务

1. 急诊医疗　迅速对急危重症患者进行快速做出诊治,使患者在较短时间内得以恢复。

2. 应急保障　制订各种急诊抢救预案,参与当地政府应急防御救援系统,随时准备参加社会救灾活动;另外,还要参加政府举行的大型集会的卫生保障工作。

3. 业务培训　建立健全各级各类急诊工作人员的岗位职责、规章制度和技术操作规范,培训急诊人员的医学理论与急救技能。

4. 科研与教学　开展有关急症病因、病程、机制、诊断与治疗护理质量和护理管理等方面的研究,寻找规律,提高急诊工作质量。采取多种形式对急救护理人员进行技术培训和理论指导。

5. 普及宣传急救知识 以多种形式普及宣传急救知识,开展面向大众的复苏技术培训,提高大众急救意识。

二、急诊科护理工作特点

1. **病情急** 急诊患者发病突然,病情变化快,所以一切工作都要突出"急"字,分秒必争,迅速处理。

2. **任务重** 急诊患者就诊时间、人数及危重程度难以预料,尤其是遇到大的灾难事故时,要承担大批伤病员的救护工作,工作十分繁忙。因此,急救工作既要分工明确,又要密切合作。

3. **病种复杂** 急诊患者病谱广泛复杂,几乎涉及临床各学科,且存在着交叉重叠现象,有时还常遇到传染病患者及无主患者,也有涉及法律与暴力事件的患者,工作要复杂得多。因而,急诊护士要有管理协调能力,才能使复杂的工作有条不紊。

4. **协作多** 急诊患者往往需要多个专业的医务人员协助救治,有时需要统一的组织指挥、协调,全院各科通力协作,才能保证抢救工作的顺利进行。

三、急诊科护理工作程序

急诊科的工作程序包括接诊、分诊、处理3个环节,既是急诊医疗服务体系的一项重要内容,又构成急诊护理工作的基本程序。快速、准确、高效的工作流程,可使患者在短时间内获得专科确定性治疗,能最大限度地降低患者的死亡率、伤残率和减少医疗纠纷。

1. **接诊** 接诊是指医护人员对到达医院急诊科的患者,迅速对伤、病情做出较准确的判断。急诊科医护人员的行为、姿态、语言及技术水平直接影响接诊工作的全过程。接诊护士能否熟练掌握接诊方法并灵活调配,直接反映其业务水平。常用的接诊方法:视、触、叩、听、嗅检查法,询问法,心理调控法等。接诊的医护人员应及时了解患者的心理状况和需求,运用医学及人文社会科学知识,达到满意的接诊效果。急诊科的接诊范围如下。

(1) 内科疾病 ①呼吸、心搏骤停。②各种危象,如甲状腺危象、糖尿病酮症酸中毒等。③急性心力衰竭、心肌梗死、心绞痛、严重心律失常。④急性内出血,如大咯血、呕血、便血。⑤急性发热,体温(腋温)高于38 ℃;中暑。⑥急性呼吸困难、哮喘、发绀、窒息等。⑦急性炎症,如肺炎、急性胰腺炎、急性肾炎、急性胃肠炎等。⑧各种中毒,如食物中毒、药物中毒、有毒气体中毒、其他有害物质中毒等。⑨脑血管意外(脑卒中)、高血压脑病、昏迷、晕厥、癫痫发作、不明原因的抽搐、休克等。⑩重症的血液病及其并发症。

(2) 外科疾病 ①各种急腹症。②各种创伤,如开放伤、生命体征不稳定的闭合伤、骨折或疑似骨折、挤压伤;烧伤、咬蜇伤、电损伤等。③急性感染,如急性胆囊炎、急性乳腺炎、脓性指头炎、急性膀胱炎等。④急性梗阻,如胆道梗阻、肠梗阻、尿路梗阻、血管的急性栓塞等。⑤血尿。

(3) 妇产科疾病 ①阴道出血,见于功能性子宫出血、前置胎盘、葡萄胎、流产等。②急腹症,如异位妊娠、卵巢囊肿蒂扭转、黄体破裂。③损伤,如外阴、阴道创伤及子宫穿孔等。④感染,如产褥感染、子宫炎、附件炎、阴道炎等。⑤产科疾病,常见有急产、胎盘早剥、脐带脱垂、子宫破裂等。

(4)儿科疾病　①参照内科疾病中的一些儿科多发病。②频繁呕吐、腹泻导致的脱水。③突起的剧烈腹痛。④新生儿体温不升等。

(5)五官科疾病　①眼的创伤、红眼、急性视力丧失、眼内出血。②耳鼻喉疾病,如口腔颌面部创伤、颞下颌关节脱位、鼻窦炎、鼻出血、咽痛、耳痛、急性喉阻塞、眩晕等。

(6)皮肤性病科疾病　急性皮炎、荨麻疹、带状疱疹、有害昆虫的咬蜇、急性过敏性疾病、急性淋病等。

(7)其他疾病　如传染科的急性病等。

2.分诊　分诊是根据急诊患者就诊时的主要症状和体征,按疾病的轻重缓急和所属科别,进行初步分类,以便安排救治程序及分配专科就诊的技术。所有前来急诊科就诊患者均要先经过分诊室护士分诊后,才能得到专科医生的诊治。若分诊有误,则有可能延误抢救时机,甚至危及患者的生命。所以,分诊护士要通过问诊、护理体检及其他检查方法,收集患者的资料,了解此次发病经过和当时的病情等。然后对收集到的资料进行分析,判断病种及其程度,以便进一步确定就诊顺序、救治程序和科别。遇有危重症患者,应先进行抢救再挂号,争取最佳时机。根据病情的轻重缓急进行分级,并以此来安排患者的就诊次序。

一级:不紧急救治就不足以挽救生命,如呼吸心搏骤停、剧烈胸痛、严重的心律失常持续状态、严重的呼吸困难、严重的创伤、急性中毒等。

二级:有潜在的危及生命的可能,如心绞痛、脑血管意外、多发性骨折、开放伤、外科和妇产科的急腹症、突发的剧烈头痛、儿童高热等。

三级:急性症状不能缓解的患者,如寒战高热、剧烈呕吐、单纯性闭合性骨折、内科急腹症等。

四级:慢性病急性发作的患者,如生命体征稳定的轻度烧伤、轻度变态反应性疾病(如荨麻疹)等。

3.处理　医护人员根据分诊了解到的情况确定进一步处理措施,急诊处理原则如下。

(1)对一般急诊,可在通知专科医生的同时办理就诊手续。对病情复杂、难以确定科别的,由护士安排就诊科室,按首诊负责制处理。对由院外急救出诊或"120"救护车转入医院的患者,立即通知医护人员接诊。

(2)对于因交通事故、吸毒、自杀等涉及法律问题者,医护人员应积极救治,同时应增强法治意识和社会责任感,预检护士立即通知急诊科主任、医务部,并上报治安部门。病历书写实事求是、准确清楚,检查仔细全面,注意保管病历,切勿遗失或被涂毁。

(3)对服毒患者,需将其呕吐物、排泄物留下送毒物鉴定。若为昏迷患者,需与陪送者共同检查其财物,有家属在场时交给家属(要有第三者在场),若无家属则由值班护士代为保管,但应有两人签写财物清单。

(4)涉及法律问题的患者,在留观期间应有家属或公安人员陪守。

(5)对危重症患者,应立即通知相关科室医生先进行紧急处理,然后再办理就诊手续。在医生来到之前,护士可酌情予以急救处理,如吸氧、建立静脉通路、人工呼吸、胸外按压、吸痰、止血等。同时密切观察病情变化。

（6）经抢救病情平稳允许移动时，要迅速转入病房。如需继续抢救或进行手术治疗者，应通知病房或手术室做准备。不能推动的急需手术者，应在急诊手术室进行手术，在留观察室或监护室继续抢救治疗，待病情平稳后再转入病房。所有抢救患者都应有详细的病历和抢救记录。

（7）病情需要时可邀请专科会诊。遇有成批伤员就诊急需要多专科合作抢救的患者，应通知门诊部和医务处值班人员，协助调配医护人员参加抢救。复合伤患者涉及两个专科以上的，应由患者病情最严重的处理科室首先负责治疗，其他科室密切配合。

（8）严格执行交接班及查对制度，避免将未处理完的工作交由他人处理，特殊情况需离开时，必须床边交接清楚。

第三节　急诊科的护理管理

急诊科的护理管理工作应根据卫生部下发的《急诊科建设与管理指南（试行）》，结合本单位急诊科工作实际，建立急诊科组织管理体制，抓好急救的关键环节，制定出各种急救预案和程序，做好人员综合素质的培养，建立健全各级各类急诊工作的岗位职责、规章制度和切实可行的技术操作规范，保证急诊医疗、护理工作质量。

急诊科应设有独立编制的护理单元，其护理组织系统是医院护理组织系统的一部分，组织系统包括医院的业务副院长、护理部主任、急诊科主任、急诊科护士长、急诊病房护士长及有一定的专业护理观察能力和知识基础的急诊科护士，并应接受重症监护技术的训练。

一、急诊科护理人员的基本要求

1.急诊科护理人员配备标准　①急诊科应当有固定的急诊护士，护士结构梯队合理。急诊护士应当具有3年以上临床护理工作经验，经规范化培训合格，掌握急危重症患者的急救护理技能、常见急救操作技术的配合及急诊护理工作内涵与流程，并定期接受急救技能的再培训。②三级综合医院急诊科护士长应当由具备主管护师以上任职资格和2年以上急诊临床护理工作经验的护士担任。二级综合医院的急诊科护士长应当由具备护师以上任职资格和1年以上急诊临床护理工作经验的护士担任。护士长负责本科室的护理管理工作，是本科室护理质量的第一责任人。

2.急诊护士技术和技能要求　①掌握急诊护理工作内涵及流程，能够进行急诊分诊。②掌握急诊科内的医院感染预防与控制原则。③掌握常见急危重症的急救护理。④掌握创伤患者的急救护理。⑤掌握急危重症患者的监护技术及急救护理操作技术。⑥掌握急诊各种抢救设备、物品及药品的应用和管理。⑦掌握急诊患者心理护理要点及沟通技巧。⑧掌握突发事件和群伤的急诊急救配合、协调和管理。

二、急诊科各医疗单元的护理管理

急诊科的护理管理直接影响着患者救治的成功与否，其管理的原则如下：制定并不断完善急诊科的各项规章制度、工作流程、抢救护理常规、急救物品及仪器设备的保障制度,注重医护人员理论知识、技术水平和品质的培养,保证及时、迅速、准确地对危重症患者进行有效的救治,不断提高急诊救治护理质量。

1. 预检分诊室的管理

(1)急诊预检分诊工作必须由熟悉业务、责任心强的护士担任。护士要热情接待每一位前来就诊的患者,简要了解病情,重点观察体征,进行必要的初步检查及化验并记录,做到快速、准确分诊。遇有分诊困难时,可请有关医生协助。

(2)掌握急诊就诊范围,做好解释工作。根据病情轻重缓急,安排就诊顺序,对危重症患者优先诊治。遇有严重工伤事故或成批伤病员时,应及时通知科主任及医务处,组织抢救工作。对涉及刑事的伤病员,及时向有关部门报告。

2. 急诊室管理

(1)急诊室的工作人员对急诊患者的诊断、紧急处理、治疗等要有高度的责任感,必须坚守岗位,随时准备抢救患者,如需暂时离开,必须告知有关人员。

(2)护士在治疗时应严格执行查对制度。严格执行医嘱,遵守急诊医嘱执行程序,及时、准确地用药和做好各项操作。

(3)急诊室的一切用品实行"五定"制度:定品种数量,定位置,定专人管理,定期消毒灭菌,定期检查、维修。

(4)做好急诊室的各项统计记录工作,如每日急诊、抢救患者人数、留观人数、抢救记录等。

(5)遵守首诊负责制。

3. 抢救室管理

(1)抢救室是抢救危重症患者的场所,应制定严格的制度,抢救仪器和药品应齐全,时刻处于应急备用状态。抢救中,各有关科室必须积极配合。患者需要转入病房时,病房应及时收容,严禁推托。

(2)各类仪器性能良好,药品齐全随时备用。急救室物品一律不外借,值班护士每班交接并记录。

(3)参加抢救的医护人员要严肃认真,动作迅速而准确。听从指挥,明确分工,密切配合。

(4)抢救工作中遇到诊断、治疗、技术操作困难时,应及时请示上级医生,迅速解决。一切抢救工作应做好记录,要求准确、清晰、扼要、完整,并且必须注明执行时间。

(5)各种急救物品使用后的安瓿、输液空瓶、输血袋等均应集中放在一起,以便统计与查对,避免医疗差错。

(6)抢救室除工作人员外,一切非工作人员未经允许禁止入内。抢救室物品用后要及时清理、补充,保持完好备用。

4. 观察室管理

(1)留观对象 ①病情需要住院,但无床位,一时不能转出,病情允许留观者;②不能立即确诊,离院后病情有可能突然变化者;③某些病症(如高热、哮喘、腹痛、高血压等)经治疗病情尚未稳定者;④其他特殊情况需要留观者。但传染病、精神病患者不应在此留观,以免影响其他患者的安全。

(2)留观患者必须建立留观病历,接诊医生应向观察室医护人员进行病情交接。

观察室医生应及时查看患者病情,及时下医嘱并做好病情记录。值班护士应及时巡视病房,按医嘱进行治疗护理并及时记录,患者病情变化时,随时向值班医生报告。

(3)留观时间原则上不超过72 h,特殊情况例外。对可以离院的患者,各级医护人员应及时动员其离院,并开具诊断证明、处方,详细交代注意事项。

5. 监护室管理

(1)监护室是危重症患者的抢救场所,室内要定时进行清洁消毒,非工作人员未经允许不得进入。

(2)监护室的急救仪器、监护设备要按操作规程使用。所有监护医生要掌握仪器的性能及注意事项,能熟练操作。用后进行整理、消毒备用。

(3)贵重仪器要建立使用登记卡,由专人管理,定时维修,发生故障时要及时报告护士长及科主任,并通知专业人员进行检修。

(4)对患者进行严密监护,发现病情变化及时向医生报告;严格遵守遗嘱执行程序,及时准确地进行各项治疗。工作人员在工作时必须积极主动,要有高度的责任感。

三、院内感染的管理

1. 成立急诊科感染质控小组,制定并落实消毒隔离制度

(1)环境　急诊科要有良好的通风设施,加强空气流通,保持空气清洁。各病室每日进行空气消毒。物品表面及地面用含氯消毒液进行擦拭消毒。

(2)医护人员要求　医护人员应按规定着装,严格执行各项操作规程和无菌操作原则,严格执行手消毒。对医护人员定期进行医院感染知识和预防措施的培训。在争分夺秒的抢救中,既要迅速,又要遵守各项操作规程和原则。

2. 医疗器械的消毒与灭菌　所有有创操作的或与患者破损处直接接触的医疗器械,应进行严格的灭菌处理。对于仅与患者皮肤黏膜接触的医疗器械(如体温计、止血带、血压计袖带等),应当严格消毒。

3. 一次性医疗物品的使用　一次性医疗物品应存放于干燥阴凉、通风良好的库房;使用时严格检查有效期、质量、密闭情况和是否清洁,一人一物,不得重复使用。用后进行毁形消毒,并根据当地卫生行政部门要求进行无害化处理。

4. 其他　对于传染病患者,要严格执行消毒隔离制度。

第四节　急诊患者的心理护理

急诊患者由于起病急、病情变化快、危险系数大,引起的心理反应十分复杂。因此,护士在抢救治疗的同时采取观察法和交谈法,全面了解患者的情况;有目的、有计划、系统地收集患者心理问题资料,进行分析、归纳、综合判断,寻找主要症结。心理评估包括以下内容:①患病或受伤后的心理反应及心理需求;②以往心理健康状况,如个性特征、社会关系、行为方式、适应和应对能力等;③家庭经济状况及其家庭成员之间的关系;④个人生活史、治疗史、家族史等。

一、急诊患者的心理护理措施

1. **稳定情绪,疏导不良心理** 这类患者情绪反应强烈,对疾病有直接影响。如急性心肌梗死患者情绪不稳定,有可能导致病情急剧恶化甚至死亡。因此,护士应有高度的责任心和同情心,沉着稳重、有条不紊地进行抢救护理,使患者情绪稳定,积极表达心理反应及心理需求,减轻或消除紧张心理,对治疗产生信心。

2. **给予心理支持** 心理支持是指所采用的各种心理治疗手段都能够在精神上给患者以不同形式和不同程度的支持。护士健康的心理、积极的言行都可直接影响患者的内心世界,使患者内心产生一种积极获取健康的内在动力,或使那些心理处于极端矛盾和困惑的患者减轻或解脱痛苦,心态趋于平和。有积极意义的治疗信息应及时反馈给患者,增强其治疗信心。同时,还要动员社会、家庭各方面的支持力量。

3. **提供良好的人文环境和物理环境** 尽可能多地陪伴患者,以减轻物化现象对患者造成的心理压力;不向患者提任何要求,暂时认同其当前的应对方式,如喊叫、哭泣等,不与患者进行争辩;与患者交流时态度和蔼,语气平和,以示理解和同情;减少对患者感官的不良刺激,提供安静的休息环境,避免其与也具有焦虑等反应的家属密切接触交谈。总之,应尽量为患者提供一个良好的人文环境和物理环境。

4. **提供心理健康指导** 帮助患者客观看待自己的病情,以较客观合理的认识和信念取代不合理的信念与态度。告诉患者只有建立较为健康的看法与态度,才能产生健康的心理。鼓励患者勇于面对现实、面对未来,树立新的生活目标。提高其自信心,强化其已有的成就。指导患者有效地使用心理防御性措施,降低悲哀反应,如在丧失健康初期使用否认、合理化等心理防御机制,具有一定的保护作用。

二、减轻患者家属心理压力

1. 向家属提供有关患者的相关信息,并解答其疑问。
2. 给予患者家属情感上的支持。护士应主动介绍自己,倾听家属的顾虑,表示愿意与家属一起讨论解决患者所面临的各种治疗和护理问题,使家属感到受尊重,能对家属情绪上的需要提供很大的帮助。
3. 及时与家属沟通患者病情及治疗效果方面的信息,在不影响治疗和护理的前提下,尽量让家属陪伴患者,并体谅家属在患者旁边持续徘徊的心情。
4. 给家属适当的心理安慰和必要的心理指导,告诉家属如何配合医疗护理工作,以及如何关心、支持和鼓励患者。
5. 对有可能抢救无效死亡的患者,事先通知家属,使其有一个逐步接受现实的心理过程,建立较好的心理应对机制。
6. 当患者经抢救无效死亡时,家属会因极度悲哀而哭泣,护理人员不要马上制止,应在其身旁陪伴一会,以示理解,并根据情况适当安慰、劝解。然后和家属一起严肃、认真地做好患者善后护理工作,体现对死者的尊重和对家属的同情、关心,做好家属的心理疏导工作。

问题分析与能力提升

杜先生,35岁。左前臂被汽车撞伤40 min,伤后左前臂疼痛、不能活动。左前臂中段有一5 cm长的出血裂口,出血量较多,骨折端外露,左手感觉运动正常。体格检查:体温36.5 ℃,心率110次/min,呼吸24次/min,血压100/80 mmHg。

思考:①你随救护车到达现场进行现场急救后,下一步需如何处理?②患者可能有哪些心理问题?怎样实施心理护理?

 **习题**

一、单项选择题

1. 一位急诊创伤患者同时出现下列病情,你先抢救哪一项(　　)
   A. 窒息　　　　　　　　B. 昏迷　　　　　　　　C. 骨折
   D. 心律失常　　　　　　E. 伤口出血
2. 急诊护理工作程序不包括(　　)
   A. 急诊接诊　　　　　　B. 急诊分诊　　　　　　C. 心理护理
   D. 病情等级确定　　　　E. 急诊护理处理
3. 急诊室的仪器设备应做到"五定","五定"不包括下列哪项(　　)
   A. 定位置　　　　　　　B. 定专人管理　　　　　C. 定期消毒灭菌
   D. 定品种数量　　　　　E. 定班负责日常生活清洁检测
4. 呼吸、心搏骤停病情相应等级是(　　)
   A. 一级　　　　　　　　B. 二级　　　　　　　　C. 三级
   D. 四级　　　　　　　　E. 五级
5. 急诊科的基础设置不包括下列哪个部门(　　)
   A. 预检分诊室　　　　　B. 清创缝合室　　　　　C. 重症监护室
   D. 换药室　　　　　　　E. 隔离室

二、简答题

1. 简述急诊科护理工作任务及接诊范围。
2. 简述急诊科护理工作的特点。
3. 常见急症的护理评估要点有哪些?
4. 如何做好急诊患者的心理护理?
5. 急诊科护士的素质要求有哪些?
6. 急诊科质量管理要求有哪些?

(郑州铁路职业技术学院　王建英)

第六章 重症医学科救护

学习目标

1. 掌握重症监护室的任务、监护内容及血流动力学监测各项指标。
2. 熟悉重症监护室的收治范围、感染管理和措施；各系统功能监测的方法、目的及临床意义。
3. 了解重症监护室的设置、模式和人员组成；各项监测的基本原理及影响各项监测指标的因素。
4. 具有运用各监测指标综合分析并评估患者脏器功能的能力。

重症监护是随着医疗护理专业的发展、新型医疗设备的诞生和医院管理体制的改进而出现的一种集现代化医疗护理技术为一体的医疗组织管理形式；重症监护医学是目前医学界最新的学科之一，危重症患者的抢救成功率是衡量一个医院医疗水平的重要指标。重症监护室（intensive care unit，ICU）把危重症患者集中起来，在人力、物力和技术上给予最佳保障，以期得到良好的救治效果。

第一节 ICU 的设置与管理

一、ICU 的设置

19 世纪中叶现代护理的创始人南丁格尔就提出尽可能把需要紧急救治的伤员集中安置在靠近护理站的地方，这是 ICU 的雏形。随着医学技术的发展，目前 ICU 成为独立的科室，它是利用现代医学理论及高科技现代化医疗设备，对危重症患者进行集中监测并强化治疗的一种特殊场所。

1. ICU 位置和隔离

（1）ICU 位置　以抢救方便为原则，ICU 通常在医院的中心位置，与麻醉科、手术室、输血科、外科、放射科等科室接近，以利于救治、转运患者及进行必要的检查。中心护士站、值班室、医护人员办公室、更衣室和储藏室均应设置在 ICU 内或近旁。护士中心站原则上应该设置在病房的中心,围绕中心站病床以扇形排列为好,最佳设计为从中心护士站可直接目视患者,多单元模式下为分护士站可直接目视范围内患者。特殊情况下为间接目视(通过可视监测器),以保证日常和紧急情况下的患者安全,滑动的玻璃门和隔断应满足上述要求并有利于紧急情况下迅速进入房间。中心站应有报警记录系统、中心监护仪等。

(2)ICU的隔离 ICU内绝大多数患者的病情危重,机体抵抗力低下,易于感染,一部分患者本身有严重感染或传染性疾病,故ICU中设立保护性隔离区与传染隔离区。病房内应用空气层流净化设备,工作人员进出病区时应严格遵守更衣、消毒制度。必要时,进入隔离区的一切物品,均应在消毒后方可进入。

2. ICU 设置

(1)床位设置 ICU床位设置根据医院规模、床位数确定。一般综合性医院综合ICU床位数占医院总床位数的3%~5%,发达国家ICU床位数能占到全院总床位数的5%~10%。为保证有足够的空间供仪器使用、技术操作等需要及预防交叉感染,每张床占地面积为20 m^2,单间病房则需要20~30 m^2。ICU的室温应保持在20~22 ℃,湿度以50%~60%为佳。为处理好必须隔离的患者,应有1/4的ICU床位作为单间隔离床位。

(2)监护站设置 中心护士站应提供舒适的工作条件,能满足全体员工的工作需要。提供充足的照明、墙壁钟。应为医生和护士提供足够的工作平面和座位。提供充足的文件架以放置全部常用医疗文件,方便工作人员随时取用。

(3)ICU设备 ICU应配备监护仪器和抢救治疗仪器两类。常用的监护仪器:多功能生命体征监测仪、呼吸功能监测装置、血气分析仪、心脏血流动力学监测仪、动脉血氧饱和度监测仪、颅内压监测仪、心电图机等。常用的抢救治疗仪:简易呼吸气囊、呼吸机、除颤器、起搏器、输液泵、微量注射泵、血液净化装置等。除此之外,还应配备压缩供氧、压缩空气、负压吸引装置及应急供电设备等。

二、ICU 的管理要求

ICU是危重症患者的集中地,病情复杂、病情变化快,利用先进的医疗设备,进行生命体征监测,对医护人员工作提出高要求。

1. 领导 ICU实行院长领导下的科主任负责制。科主任负责科室全面工作,负责医疗、教学、科研、预防及行政管理工作;负责制订ICU的工作计划,并组织实施,按期总结汇报。

2. 护理人员的设置及培训

(1)护士长 ICU设护士长1名,护士长在主管院长、护理部主任和ICU主任的领导下,负责ICU的护理行政管理及护理业务技术管理工作;并负责ICU护理人员的工作排班,制订工作计划,检查护理质量和服务质量,总结经验等。

(2)护士 护士承担着监测、治疗、护理等繁重任务,处于临床第一线,能24 h观察和直接得到临床第一手资料,所以护士应该训练有素,熟练掌握各种抢救技术,与医生密切配合,完成各种抢救任务。因此,初到ICU的护士必须经过严格培训,具备良好的素质,熟练掌握急救技术和护理技能方能独立上岗。ICU护士培训具体内容如下。

1)护理评估能力:密切观察病情和生命体征变化,综合患者各种检查结果,做出护理评估,制订护理计划,落实护理措施。

2)各种抢救技术:要熟知并严格执行各种监护制度,会熟练操作、管理和护理各种抢救仪器,如气管插管吸痰、胃肠减压技术、呼吸机的使用和保养、单人心肺复苏等。

3)沟通能力:ICU患者常因气管插管、气管造口等原因失去语言能力,护士需要掌握一些特殊的沟通技巧,维持患者与外界的信息沟通。

4)助理护士:ICU应配备一定数量的助理护士,协助护士负责患者皮肤卫生、口腔护理、床单元的整洁及做好病房清洁卫生等基础护理工作。

3.规章制度 制订各种规章制度是做好抢救工作的保障。ICU应建立高效完善的规章制度,如各级医务人员岗位职责制度,交接班制度,查房制度,抢救工作制度,设备的使用、维护制度,消毒隔离制度,家属探视制度。ICU的贵重精密仪器较多,各种设备应附有操作说明书,价值上万的设备都应建立各自的使用档案,详细记录使用、维修及保养情况。

4.防止感染

(1)每日使用消毒剂擦拭患者床、桌椅、地面等,室内空气定期消毒,如有结核等特殊病原体要专项消毒,每月定期做好室内空气、物表、工作人员的手细菌监测,详细、具体地记录,发现问题及时整改。

(2)严格掌握有创操作指征,医护人员进行操作前、操作中等环节执行无菌操作,杜绝医源性感染。

(3)加强血液制品和输血的管理。输血是ICU患者常见的治疗措施,必须对血液制品和输血进行严格管理,做好输血的核对、监测及不良反应的记录、处理工作。做到管理规范化、操作标准化、检查安全化、监测常规化。

5.加强沟通、协调好对外关系 由于ICU接受来自各个科室的患者,因此应与原科室做好交接工作。患者转入后,ICU的医务人员要与患者原科室的医务人员沟通,使患者在ICU治疗的同时,也能听取原病房医务人员对于患者病情的诊断、治疗、护理意见及患者的心理需求。同时要做好与患者家属的沟通工作,了解他们的诉求,构建和谐的医患关系。

三、ICU的护理工作

1.ICU的模式 ICU的模式主要根据医院的规模及条件决定,目前可分为以下几种模式。①综合ICU:医院唯一跨学科独立设置的临床业务科室,收治医院各科室的危重症患者。综合ICU不仅相对节省人力、物力,也符合ICU的特定目的,有利于集中有限的人力、物力救治患者,便于充分发挥设备的作用。综合ICU的抢救水平应代表一个医院的最高水平。②专科ICU:一般医院的二级学科所设置的ICU,专门为收治某个专科危重症患者而设置,多属于某个专业科室管理,医务人员对抢救本专业的危重症患者有较丰富经验,对患者可做到更好的观察和处理,如心内科ICU、呼吸内科ICU等。但专科ICU不能接受其他专科的危重症患者,且受专科思维的限制,在处理跨学科问题时显得能力不足。③介于专科ICU和综合ICU之间的ICU:由医院内较大的一级学科所设立的ICU,如内科ICU、外科ICU、麻醉科ICU等。

2.ICU的收治范围 ICU的收治范围包括门诊、急诊及临床各科室的危重症患者,所谓危重,是指生命体征不稳定,病情变化快,两个以上的器官系统功能不稳定、减退或衰竭,病情发展可能会危及患者生命。将危重症患者收入ICU进行连续的监测,目的在于及时发现病情变化,提供适当的支持治疗,以使患者恢复到较稳定的生理状态,防止器官系统损害和死亡,且可望通过加强治疗以治愈。对于目前无法救治的恶性肿瘤晚期、脑死亡等患者,虽然病情危重,均不宜收入ICU。此外,传染病患者和精神病患者也不宜收入ICU。

ICU主要服务对象如下:①创伤、休克、感染等引起多系统器官功能衰竭患者;②心肺脑复苏术后需对其功能进行较长时间支持者;③严重的多发性复合伤患者;④物理、化学因素导致危急病症,如中毒、溺水、触电、虫蛇咬伤、中暑;⑤有严重并发症的心肌梗死、严重的心律失常、急性心力衰竭、不稳定型心绞痛患者;⑥各种术后重症患者或年龄较大、术后发生意外的高危患者;⑦严重水、电解质紊乱及酸碱失衡患者;⑧严重的代谢障碍性疾病患者;⑨各类大出血、突然昏迷、抽搐、呼吸衰竭等各系统器官功能不全需要支持者;⑩脏器移植术后及其他需要加强护理者。

3. ICU的人员组成

(1)医生　医生数量与床位数的比例以(1～2):1为宜,医生中应有主任医师或副主任医师1～2名及主治医师2～3名。

(2)护士　护士的数量与床位数的比例应为(3～4):1,其目的是使每个班次内平均每个患者有1名护理人员,以保证高质量的护理。因为在同等素质情况下护理人员的数量与护理工作质量是相关的。

(3)技师　ICU内拥有大量各种复杂的仪器,应配备1名技师,其主要任务是保证各种仪器的正常使用。

(4)卫生员　ICU的生活护理相当繁重,条件允许情况下每个班次至少应配备1名卫生员。

四、ICU的感染管理与控制

在ICU,院内感染的发生率很高,主要原因:①感染患者及细菌相对集中;②患者机体免疫功能低下,易感性增强;③ICU常驻菌多为对抗生素耐药的菌株。感染可以导致抢救最终失败,因此控制和预防ICU医院感染十分重要。

ICU控制感染的管理与措施如下。

(1)ICU病房布局合理,办公区、治疗区、监护区及污染处理区等分区明确,各区均设有足够的非手触式洗手设备和手消毒设施,ICU应安装空气净化装置或采取机械通风,保持清洁安静、空气新鲜。

(2)ICU工作人员应接受医院感染管理的专业培训。工作时应着专用工作服,戴工作帽、口罩,洗手或手消毒。

(3)对进入ICU人员要严格管理,有感染性疾病者禁止入内,严格探视制度,原则上住进ICU的患者不允许探视,特殊情况需入室探视时,应取得科主任、护士长同意,探视者应更衣、戴帽子、口罩、洗手,由值班人员引进探视患者。

(4)护理人员必须严格执行无菌技术操作规程,正确实施隔离技术,认真洗手或手消毒,进行各项操作前后均须洗手,执行侵入性医疗操作前,接触伤口、血液、体液、分泌物及护理特殊传染性疾病患者时必须戴手套,避免锐器刺伤,如意外刺伤,应做好应急处理,并报告感染管理与疾病控制科,随访观察并记录。

(5)加强患者的感染管理及监测,特别是对各种留置管路、口腔、皮肤、肠道,抗生素使用情况,细菌耐药情况,用药后不良反应的监测。加强危重症患者的局部护理与清洁消毒,预防并及早发现菌群失调而引发的医院感染。

(6)加强对各种监护仪器设备、卫生材料及患者用物的消毒灭菌管理及监测。每个床位所用的血压计、听诊器、床头用品、供氧装置等,禁止与其他床位交叉使用。患者转出或出院后,应清洗消毒后再转为他用。

(7)加强医院感染监测,发现医院感染病例或医院感染病例有异常增加时,应及时报感染管理科,尽快调查处理。每月进行环境卫生学监测,各项监测指标达到ICU感染控制标准。

(8)具有高度传染性的感染性疾病患者,尽量不要住进ICU,确诊或疑似具有高度传染性的患者,应按隔离要求进行隔离护理,并应及时上报医疗处和感染管理科。

(9)患者离室后,要进行床单位消毒处理,必要时进行病室及物品的终末消毒。按要求进行卫生学监测,合格后方可收治患者。

(郑州铁路职业技术学院　张洪泉)

第二节　重症医学科监测技术

一、血流动力学监测

血流动力学监测是危重症患者抢救中重要的监测项目,分为无创血流动力学监测和有创血流动力学监测两类。

(一)无创血流动力学监测

无创血流动力学监测是应用对机体组织不会造成机械性损伤的方法,经皮肤或黏膜等途径间接获得血流动力学指标,使用安全,操作方便,患者易于接受。

1.心率监测

(1)正常值　正常成人安静时心率为60~100次/min,随着年龄的增长而变化。小儿心率较成人快,老年人心率较慢。

(2)心率监测的临床意义　①判断心输出量:心率对心输出量影响很大,心输出量=每搏输出量×心率。通过心率的监测可判断心输出量,在一定范围内随着心率的增加心输出量会增加。②估计心肌耗氧量:心肌耗氧量与心率的关系极为密切。心率与收缩压的乘积等于心肌耗氧量,正常值应小于12 000,若大于12 000,提示心肌耗氧量增加。③计算休克指数:失血性休克时,心率的改变极为敏感,故早期监测心率的改变对发现失血极为重要。休克指数=心率(次/min)/收缩压(mmHg)。血容量正常时,休克指数应等于0.5;休克指数约等于1时,提示失血量占血容量的20%~30%;休克指数大于1时,提示失血量占血容量的30%~50%。

2.血压监测　血压是血管内的血液对于单位面积血管壁的侧压力,是最基本的心血管监测项目。

(1) 正常值　正常成人安静状态下血压的正常范围为收缩压90～140 mmHg，舒张压60～90 mmHg，脉压30～40 mmHg，白天的血压比夜间要高。

(2) 血压监测的临床意义　①实时反映心输出量、外周血管阻力及血容量的变化。②急诊情况下指导创伤、出血性休克等疾病的判断。③观察血压的动态变化，为患者用药及护理提供临床依据。④急诊、ICU、手术室等急危重症患者的床边血压监护。

(3) 无创血压测量方法　根据袖带充气方法的不同，血压测量可分为手动测量法和自动测量法两种。

手动测量法包括水银汞柱式血压计测量法和气压表式血压计测量法。具有操作方便、费用低、便于携带等优点，但不能连续监测及设定报警限，还可因袖套或听诊等因素影响结果。

自动测量法包括臂式血压计、腕式血压计、手指式血压计及床边心电监测仪式血压计4种测量方法，是临床应用最为广泛的一种血压监测方法。此法主要是用震荡技术通过充气泵定时地使袖带充气和放气来测定血压，能够自动定时显示出收缩压、舒张压、平均动脉压和脉压，且当血压超过预设的报警上限或低于报警下限时能够自动报警，其对伪差值的检出较可靠，如肢体抖动时袖带充气即暂停，继而自动重新开始进行充气测压。

(4) 影响因素　影响血压的因素主要有心输出量、循环血容量、周围血管阻力、血管壁的弹性和血液黏稠度5个方面。另外，血压计袖带缠绕过松或过紧、袖带长度过长或过短及手臂高度与心脏是否平行也会影响血压测量的准确性。

3. 无创心输出量监测　心输出量（cardiac output，CO）是指一侧心室每分钟射出的血液总量。正常人左右心室的心输出量基本相等。心输出量是反映心脏泵血功能的重要指标，对评价心功能、补液和药物治疗均具有重要的意义。心排血量监测主要有以下两种方法。

胸腔电生物阻抗法（thoracic electrical bioimpedance，TEB）：TEB采用生物电阻抗技术测量每个心动周期胸腔电阻抗值的变化，其改变主要与心脏、大血管血流的容积密切相关。通过公式计算可以得出心输出量。可与计算机相连动态地监测心输出量的变化，该方法操作简单，使用安全，可长时间连续监测，现已成为一种实用的无创心功能监测方法。

多普勒心输出量监测：通过多普勒超声技术测量红细胞的移动速度来计算主动脉血流，进而计算出心输出量，实现心输出量的连续性监测。根据超声探头置放位置不同，多普勒心输出量监测可分为经食管和经气管两种途径。

(二) 有创血流动力学监测

有创血流动力学监测是指经体表插入各种导管或监测探头进入心脏或血管腔内，然后将导管与压力换能器相连将压力转换成电信号，利用各种监测仪或监测装置直接测定心血管系统的各项功能指标。此法是急危重症患者病情评估及抢救治疗中重要的监测手段。

1. 动脉血压监测　动脉穿刺插管直接测压法是一种有创性测量血压的方法，可以反映每一心动周期的收缩压、舒张压和平均动脉压，通过动脉压波形能初步判断心脏功能,计算其压力升高速率,以估计左心室的收缩功能。

(1)适应证 ①复杂大手术及术中可能大出血的手术患者的术中和术后监护。②严重低血压、休克和其他血流动力学不稳定的疾病,或者无创血压难以监测者。③术中需要低温麻醉和控制性降压的手术。④血压快速波动或需要严格控制血压,并对血压进行持续监测时。⑤需要反复抽取动脉血样做血气分析时。⑥其他存在高危情况的危重症患者的监护。

(2)动脉内置入导管部位 常选用桡动脉、股动脉、腋动脉、肱动脉、足背动脉,其中首选桡动脉,其次是股动脉。

桡动脉:桡动脉因位置表浅、易于固定、穿刺成功率高及管理方便而作为首选途径。嘱患者腕部伸直,掌心向上,手自然放松,穿刺点位于桡骨茎突内侧 1 cm 与横纹上 1 cm 交界处,即搏动最明显处。穿刺前需做 Allen 实验以判断尺动脉的循环是否良好,是否会因桡动脉插管后的阻塞或栓塞而影响手部的血液灌注。Allen 实验阳性者不宜行桡动脉穿刺测压。

股动脉:护理人员协助患者取仰卧位,下肢伸直略外展外旋,穿刺点位于腹股沟韧带中点下方 1~2 cm 动脉搏动最明显处。

肱动脉:护理人员协助患者上肢伸直稍外展,穿刺点位于肘横纹上方的动脉搏动处。

(3)动脉血压监测方法

用物准备:主要包括床边多功能检测仪、动脉套管针、换能器、动脉测压装置、加压袋及肝素稀释液等。

患者准备:向患者解释操作目的及注意事项,以取得配合;检查尺动脉侧支循环情况,Allen 试验阴性者可行桡动脉置管;前臂和手常规备皮,范围以桡动脉穿刺处为中心约 2 cm×10 cm。

动脉穿刺置管与测压:固定肢体,需要时局部麻醉,持动脉穿刺针朝向心方向进入动脉,见回血后拔出针芯,若套管已进入动脉,则有血向外喷出或接上空针回抽血流通畅,将套管向前推进,若置管顺利和血流通畅表示穿刺成功,指压动脉防止血液持续流出。

测压:动脉置管成功后即可开始测压,测压前应对压力测量仪进行校正零点,连接已经排气并肝素化的测压管道系统,并通过换能器与压力测量仪相连,即可显示出动脉压的波形和数值。换能器的高度与心脏在同一水平。

(4)血压监测的临床意义

收缩压:其重要性在于克服各脏器的临界关闭压,保证脏器的供血。人体重要脏器的临界关闭压为 60~70 mmHg,当收缩压低于此值时,脏器的功能将会受到影响。

舒张压:收缩压为心舒末期动脉压的最低值,其重要性在于维持冠状动脉灌注压。

脉压:收缩压与舒张压的差值等于脉压,正常值为 30~40 mmHg。

平均动脉压:平均动脉压为 1 个心动周期动脉血压的平均值,是反映组织脏器灌注的良好的指标之一。平均动脉压=舒张压+1/3 脉压,或(舒张压×2+收缩压)×1/3,其正常值为 60~100 mmHg。

(5)并发症的防治 ①局部血肿:穿刺失败和拔管后要有效地进行压迫止血,尤其对应用抗凝药的患者,压迫止血应在 5 min 以上,并用宽胶布加压覆盖。必要时局部用绷带加压包扎止血,30 min 后予以解除。②血栓形成是最主要的并发症,严重时可引起肢体缺血坏死。预防措施:穿刺针不宜太粗,操作时严格无菌操作;定时用肝素稀释液冲洗测压管道系统以防凝血,保证管道通畅;动脉置管时间长短与血栓形成呈正相关,所以置管时间不宜过长,在患者循环功能稳定后应及早拔出,一般不超过 7 d。

(6)护理要点　①每次测压前应调试监护仪零点,即先将换能器充满生理盐水,排净空气,然后使三通与大气相通,当监护仪数字显示为"0"时,立即转动三通使之与大气隔绝而与动脉插管相通,此时监护仪可显示压力波形与数值。②在调试零点、测压和取血标本过程中,严防气体进入管道造成空气栓塞。③管道内因凝血而发生堵塞时,应抽出凝血块加以疏通,千万不可用力推,以免造成血栓栓塞。如果不能疏通,应予以拔除,必要时重新置管。④严格遵守无菌原则,有感染征象时应及时寻找感染源,必要时做细菌培养。⑤严密观察动脉穿刺部位远端皮肤的颜色与温度,当发现有缺血征象,如肤色苍白、发凉及有疼痛感,应立即予以拔管。⑥穿刺针与测压管均应固定牢固,防止脱落出血,尤其当患者躁动时,应严防被其自行拔出。固定置管肢体时,切勿行环形包扎或包扎过紧。

2.中心静脉压监测　中心静脉压是指右心房或胸腔内上、下腔静脉的压力,是反映右心室前负荷和右心功能状态的指标。中心静脉压监测主要适用于严重创伤、各种类型休克、急性循环衰竭等危重症患者的监测。

(1)正常值及临床意义　中心静脉压正常值为 5～12 cmH$_2$O(0.49～1.48 kPa)。中心静脉压可反映体内血容量、静脉回心血量、右心充盈压力或右心功能的变化。中心静脉压<5 cmH$_2$O 提示右心房充盈不良或血容量不足(如失血、缺水);中心静脉压>15 cmH$_2$O 提示补液量过多或过快、右心功能不良、静脉血管过度收缩。中心静脉压的监测对0了解循环血量和右心功能具有十分重要的临床意义,特别是连续监测其动态变化比单次监测更具有指导意义。临床上常结合血压、脉搏、尿量及临床特征等进行综合分析,作为指导临床治疗的重要参考。重症患者输液时,为保证心肺安全,常需根据血压、中心静脉压的监测结果调整治疗方案。

(2)中心静脉导管置入部位　主要部位有锁骨下静脉、颈内静脉、颈外静脉和股静脉。由于锁骨下静脉较表浅粗大,壁与筋膜附着,管腔不易塌陷,常处于充盈状态,易于固定,并可重复使用,故首选锁骨下静脉穿刺置管。

(3)中心静脉压监测方法　包括开放式测量法和密闭式测量法两种。开放式测量法即简易测量法,主要用于普通病房和基层医院;密闭式测量法即压力测量法,是通过压力传感器与压力监测仪相连,需要一定的设备,主要用于大手术术中监护和 ICU 患者监护。

开放式测量法:将测压管通过三通开关与中心静脉导管相连,三通开关的另一端接输液器。测压管与标有厘米刻度的标尺一起固定于床旁,标尺零点对准患者腋中线水平。先使测压管与输液器相通,使管道内充满盐水,排尽空气,再将测压管与中心静脉压导管相通,此时测压管内液面迅速下降,当液面达到一定水平不再下降时,标尺所对应的刻度即为中心静脉压的数值。

密闭式测量法:将中心静脉导管放入上下腔静脉内,然后将导管和压力监测系统相连,通过压力换能器可将机械性压力波转换为电信号经放大在显示器上显示压力波形和数值,并连续记录、储存。具体做法为将中心静脉导管由颈内静脉或锁骨下静脉插入上腔静脉,置管成功后,通过压力连接管和三通,使中心静脉导管尾端与输液器装置、换能器和多功能监护仪相连。测压时关闭输液端,使中心静脉导管与压力换能器相通,监护仪上可自动显示压力波形和数值,无须测压时将压力换能器端关闭,输液器与导管连通进行输液,并保持导管通畅,避免凝血块堵塞。需要注意的是,使用压力转换器测压必须预先校零。患者平卧,压力换能器的零点与患者右心房相平行(第4肋间腋中线水平),调整三通开关,使中心静脉导管与输液器相通,换能器三通患者端关闭,将换能器的另一开口打开,使之与大气相通。按监护仪上调零钮完成校零,然后关闭换能器与大气相通的开口,使中心静脉导管与换能器端相通,即可开始测压。患者体位或压力换能器位置有变动,或换能器敞开过,均需要重新校零,若三项均未改变,则24 h内不必再校零。

(4)护理要点 ①置管期间加强观察,各项操作严格遵守无菌操作规程,防止感染。②保持静脉导管通畅,谨防血块堵塞管腔,疑有管腔堵塞时勿强行冲洗,只能拔出,以防血块栓塞。③管道系统应紧密相连,防止空气进入。④测压管的零点必须与右心房在同一水平面,以平卧位测压为宜,体位变动时要重新调节零点。⑤患者咳嗽、躁动、抽搐或吸痰均影响测定结果,应在安静后10～15 min测量。

3. 肺动脉压监测 肺动脉压监测又称为漂浮导管监测(Swan-Ganz导管监测),是经外周静脉将Swan-Ganz导管插入右心系统和肺动脉,能够提供较多生理参数的循环系统监测方法。

(1)适应证 协助心脏功能不全、心室间隔缺损、慢性充血性力衰竭、瓣膜损害、心包压塞、休克、肺水肿(心源性或是渗透性)和肺动脉高压等疾病的鉴别诊断;判断对改善血流动力学治疗的疗效;监测动脉血氧饱和度来判断机体的携氧能力;监护心脏病情的变化(如心肌缺血);严重心脏病患者术前、术中和术后的监测。

(2)Swan-Ganz漂浮导管基本原理 在心室舒张终末期,主动脉瓣和肺动脉瓣均关闭,二尖瓣开放,这样就在肺动脉瓣与主动脉瓣间形成了一个密闭的体液腔,如果肺血管阻力正常,则左心室舒张末压≈左心房压≈肺动脉舒张压≈肺动脉楔压,因此,心室舒张末压可代表左心室收缩前负荷,并且受其他因素影响较小。但直接测量较为困难,故监测肺动脉楔压可间接监测左心功能。通过导管监测,除测量肺动脉楔压外,还可测得右心房压、右心室压、肺动脉压等参数指标,并可利用附有的热敏电阻采用热稀释法测量心输出量。

(3)护理要点 ①严密观察,准确记录各项监测数据。②换能器应置于心脏同一水平,测压前调至零点,根据波形确定导管位置再测压,必要时进行X射线检查,以确定导管的位置。③肺动脉管和右心房测压管可持续用微量泵以3～5 mL/h的速度注入10～100 U/mL肝素溶液,防止血凝块形成,保持管道通畅。④注意无菌操作,穿刺部位每天消毒,及时更换被污染的伤口敷料,预防感染。⑤妥善固定监测管道,防止移位、脱出。

二、心电图监测

心电图监测是通过显示屏连续观察、监测心脏电生理活动情况的一种无创的监测方法,可实时观察病情,提供可靠的有价值的心电活动指标,对处理各种心率异常和心律失常具有重要的临床指导意义,是各种危重症患者的常规监测手段。

1. 临床意义

(1) 及时发现和识别心律失常　心电图监测对发现心律失常及识别心律失常的性质具有重要的临床价值,也可指导临床抗心律失常治疗,判断药物治疗的疗效。

(2) 诊断心肌缺血或心肌梗死　持续心电监测和观察心电图波形变化,可及时发现心肌缺血或心肌梗死。

(3) 监测电解质改变　危重症患者在治疗过程中很容易发生电解质紊乱,最常见的是低钾血症和低钙血症,持续的心电监测可及时发现和处理危重症患者在治疗过程中出现的电解质紊乱。

(4) 判断心脏起搏器的功能　安装临时或永久起搏器的患者监测心电图,观察心脏起搏器的起搏和感知功能。

(5) 心电监护　急诊科、ICU、手术室等急危重症患者的心电监护。

2. 心电图监测的分类

(1) 12 导联或 18 导联心电图　即利用心电图机进行描记而获得的即时心电图。12 导联心电图包括 3 个标准肢体导联,即 Ⅰ、Ⅱ 和 Ⅲ 导联;3 个加压肢体导联,即 aVL、aVR、aVF 导联;6 个胸导联,即 V_1、V_2、V_3、V_4、V_5、V_6 导联。18 导联心电图是在 12 导联心电图的基础上增加了 6 个胸导联,即 V_{3R}、V_{4R}、V_{5R}、V_7、V_8、V_9 导联。

(2) 动态心电图　可进行 24~48 h 的动态心电图监测,常用于监测心律失常及心肌缺血,尤其是诊断和评估无症状性心肌缺血。由于心电异常只能通过回顾性分析,不能反映即时的心电图变化,因此,不能用于危重症患者连续、实时的心电图监测。

(3) 心电波监测　心电波监测是通过心电监护仪连续、动态反映心电图的变化,对及时发现心电图异常起着非常重要的作用,是 ICU 最常用的心电图监测方法。心电监护系统由多台床旁心电监护仪、计算机、打印机、心电图分析仪等构成。

3. 标准心电导联电极放置点

(1) 标准肢体导联　属于双电极导联。Ⅰ 导联为左上肢(+),右上肢(-);Ⅱ 导联为左下肢(+),右上肢(-);Ⅲ 导联为左下肢(+),左上肢(-)。

(2) 加压肢体导联　属于单极导联。aVR、aVL、aVF 导联探查电极分别置于右腕部、左腕部及左足部。

(3) 胸前导联　属于单极导联。V_1 导联电极置于胸骨右缘第 4 肋间,V_2 导联电极置于胸骨左缘第 4 肋间,V_4 导联电极置于左侧锁骨中线与第 5 肋间相交处,V_3 导联电极置于 V_2 与 V_4 的中点,V_5 导联电极置于左侧腋前线与 V_4 同一水平,V_6 导联电极置于左腋中线与 V_4、V_5 同一水平,V_7 导联电极位于左腋后线与第 5 肋间相交处,V_8 导联电极位于左肩胛线与第 5 肋间相交处,V_9 导联电极位于第 5 肋间同水平脊柱左缘,V_{4R} 导联电极位于右锁骨中线与第 5 肋间相交处,V_{3R} 导联电极在 V_1 与 V_{4R} 的中点,V_{5R} 导联电极位于右腋后线与第 5 肋间相交处。

4. 监护仪导联电极置放位置　相对于标准心电图导联而言,监护导联是一种模拟的、综合的导联形式,常用的心电监护仪有 3 个电极、4 个电极和 5 个电极 3 种类型。每种监护仪器都标有电极放置示意图,可具体参照执行。常用的综合监护导联有以下几种。

(1) 综合 Ⅰ 导联　正极放置于左锁骨中点下缘,负极放置于右锁骨中点下缘,无关电极置于剑突右侧,其心电图波形近似标准 Ⅰ 导联。

(2)综合Ⅱ导联 正极放置于左腋前线第4肋间,负极放置于右锁骨中点下缘,无关电极置于剑突右侧,其心电图振幅较大,波形近似V_5导联。

(3)综合Ⅲ导联 正极放置于左腋前线第5肋间,负极放置于左锁骨中点下缘,无关电极置于剑突右侧,其心电图波形近似标准Ⅲ导联。

(4)改良的胸前导联 为双电极导联,是临床监护中常选用的导联连接方法。正极置于胸前导联($V_1 \sim V_6$)位置,负极置于胸骨上缘或右锁骨附近。CM_5、CM_6导联因其不影响手术切口消毒,成为手术患者监护的理想导联选择,同时也是监测左心室壁心肌缺血的理想监护导联。

三、呼吸功能监测

危重症患者的呼吸功能监测十分重要,能及时观察病情变化,还可评价呼吸功能状态及发现潜在危险,便于尽早给予支持和调整治疗方案。

(一)呼吸运动监测

呼吸运动主要依靠呼吸肌活动,引起胸廓的扩大或缩小,在中枢神经系统的作用调节下,有节律地呼气和吸气。在病理情况下,呼吸运动的频率和节律均可发生改变。

1. 呼吸频率 呼吸频率是指每分钟的呼吸次数,是呼吸功能监测中最简单的基本监测项目。可通过目测计数,也可通过仪器测量。正常成人呼吸频率为10~18次/min。小儿随着年龄减小呼吸频率增快,新生儿可达40次/min,1岁为25次/min,成人呼吸频率<6次/min或>35次/min均提示呼吸功能障碍。

2. 胸腹式呼吸运动监测 胸式呼吸是指以胸廓活动为主的呼吸,腹式呼吸是指以膈肌运动为主的呼吸。一般男性和儿童以腹式呼吸为主,女性以胸式呼吸为主,但实际上两种呼吸方式很少单独存在。正常胸式呼吸时两侧胸廓同时起伏,幅度一致。胸式呼吸不对称时常提示一侧胸腔积液、气胸、血胸或肺不张等;胸式呼吸减弱或消失可能为两侧胸部均有损伤或病变,也可见于高位截瘫或肌松药物作用所致;胸式呼吸增强常因腹部病变或疼痛限制膈肌运动而引起;吸气性"三凹征"提示上呼吸道梗阻,呼气性呼吸困难提示下呼吸道梗阻;胸式呼吸与腹式呼吸不能同步常提示肋间肌麻痹。

3. 呼吸节律 正常呼吸应该是节律自然而均匀。观察呼吸节律的变化,可及时发现异常呼吸类型,提示病变部位。

4. 呼吸周期的吸呼比 该比值是指一个呼吸周期中吸气时间与呼气时间之比。正常的吸呼比为1:(1.5~2),吸呼比的变化反映肺的通气和换气功能。可通过直接目测,精确测量时需通过呼吸功能监测仪来测量。

5. 常见的异常呼吸类型

(1)喘息性呼吸 喘息性呼吸发生在哮喘、肺气肿及其他喉部以下有阻塞者,其呼气期较吸气期延长,并带有哮鸣音。心源性哮喘是哮喘性呼吸困难的一种,以左心室病变引起者为多,表现为阵发性端坐呼吸,呼吸困难常在夜间及劳累后出现,可持续数分钟到数小时之久。

(2)紧促式呼吸 患者呼吸运动浅促而带有弹性,多见于胸膜炎、胸腔肿瘤、肋骨骨折、胸背部剧烈扭伤、颈胸椎引起疼痛者。

(3)深浅不规则呼吸 患者常以深浅不规则的方式进行呼吸,多见于周围循环衰竭、脑膜炎或因各种因素引起的意识丧失者。

（4）叹息样呼吸　呼吸呈叹息状，多见于神经质、过度疲劳等患者，有时在周围循环衰竭时也可见此种呼吸方式。

（5）蝉鸣样呼吸　因会厌部发生部分阻塞，空气吸入困难使患者在吸气时发生高音调啼鸣音。吸气时，患者出现明显的"三凹征"。

（6）鼾音呼吸　患者在呼吸期间可闻及大水泡音，主要是上气道中有大量分泌物潴留，当空气进出气管冲出这些分泌物而形成大水泡音。鼾音呼吸多见于昏迷或咳嗽反射无力者。

（7）点头呼吸　因胸锁乳突肌收缩的原因，在吸气时上颌向上移动，而在呼气时下颌重返原位，类似点头样，故此得名。点头呼吸多见于垂危患者，其呼吸变得不规则。

（8）潮式呼吸　潮式呼吸是指在交替出现的阵发性的急促深呼吸后出现的一段呼吸暂停，周而复始，似潮水涨落。一般每个周期历时30~70 s，在呼吸暂停阶段患者昏迷，而在呼吸急促阶段患者可有不安及咳嗽表现。严重心脏病、心功能不全、哮喘、脑炎、肾病及颅内压增高患者均可出现此种呼吸方式。

（二）呼吸容量监测

1. 潮气量　潮气量是指在平静呼吸时一次吸入或呼出的气体量。可用肺功能监测仪或肺量仪直接测定潮气量，因测量方便，已成为呼吸容量中最常用的监测项目之一。潮气量正常值为8~12 mL/kg，潮气量<5 mL/kg 是接受人工通气的指征之一。临床上潮气量增大多见于中枢神经性疾病、酸血症所致的过度通气。潮气量减少多见于间质性肺炎、肺纤维化、肺梗死、肺淤血、肺水肿、血气胸等。

2. 肺活量　肺活量是指深吸气后做最大呼气所能呼出的最大气量。正常肺活量为30~70 mL/kg，可有20%的波动。肺活量<15 mL/kg 是进行人工通气的指征，肺活量>15 mL/kg 是停用机械通气的指征之一。

3. 每分通气量　每分通气量是指静息状态下每分钟吸入或呼出的总气量。每分通气量=潮气量×呼吸频率，正常成人每分通气量为6~8 L，是肺通气功能最常用的监测指标之一。每分通气量大于10 L/min 表示通气过度；每分通气量小于3 L/min 表示通气不足。

4. 肺泡通气量　肺泡通气量是指在静息状态下每分钟吸入气量中达到肺泡进行气体交换的有效通气量，反映真正的气体交换率。正常值为4.2 L/min。

5. 生理无效腔　生理无效腔是指解剖无效腔与肺泡无效腔的容积之和。解剖无效腔是指从口鼻管到细支气管之间的呼吸道所占的空间；肺泡无效腔是指肺泡中未参与气体交换的空间。正常情况下解剖无效腔与生理无效腔量基本相等，疾病时生理无效腔量增加，生理无效腔/潮气量的比值反映通气的效率，正常值为0.20~0.35，主要用于评价无效腔对患者通气功能的影响，可帮助寻找无效腔增加的原因。

（三）脉搏氧饱和度监测

脉搏氧饱和度（pulse oxygen saturation，SpO_2）监测是通过动脉脉搏波动分析测得患者的血氧饱和程度，是反映氧合功能的重要指标。

1. SpO_2监测原理及正常值　血红蛋白具有光吸收特征，但氧合血红蛋白与游离血红蛋白吸收不同波长的光线,利用光电比色原理,可测得随着动脉搏动血液中氧合血红蛋白与游离血红蛋白对不同波长光线的吸收量,从而间断判断患者的氧供情况。SpO_2 正常值为 96%~100%。

2. SpO_2 监测的临床意义 SpO_2 能无创性经皮监测动脉血氧饱和度,临床上 SpO_2 与动脉血氧饱和度有显著的相关性,被广泛应用于危重症患者的监护;通过 SpO_2 监测,还可以间接了解患者 PaO_2 的高低,二者关系见表6-1。

表 6-1 SpO_2 与 PaO_2 关系对照

项目	数值													
SpO_2(%)	50	60	70	80	90	91	92	93	94	95	96	97	98	99
PaO_2(mmHg)	27	31	37	44	57	61	63	66	69	74	81	92	110	159

(四)呼吸末二氧化碳监测

呼吸末二氧化碳监测包括呼吸末二氧化碳分压(end-tidal carbon dioxide partial pressure,$P_{ET}CO_2$)或呼吸末二氧化碳浓度、呼出气体二氧化碳波形及其趋势图监测,反映肺通气功能状态和计算二氧化碳的产生量,也可反映循环功能、肺血流情况等,属无无创监测方法。呼出气体二氧化碳波形及趋势图是呼吸周期中测得 $P_{ET}CO_2$ 的变化曲线图,现已成为临床常用的监测方法。

1. $P_{ET}CO_2$ 监测原理 可根据红外线光谱原理、质谱原理或分光原理来测定呼吸末部分气体中的二氧化碳分压,其中红外线光谱法应用最为广泛,主要利用二氧化碳能吸收波长 4.3 μm 的红外线,使红外线光束量衰减,其衰减程度与二氧化碳浓度成正比。

2. $P_{ET}CO_2$ 监测的临床意义

(1)判断通气功能 $P_{ET}CO_2$ 的正常值是 35~45 mmHg,患者在无明显心肺疾病的情况下,$P_{ET}CO_2$ 的高低常与 $PaCO_2$ 的数值相近。故可根据 $P_{ET}CO_2$ 的监测结果来判断患者的通气功能状况,并可据此调节通气量,避免通气过度或不足。

(2)反映循环功能 低血容量、低血压、休克及心力衰竭时,随着肺血流量减少,$P_{ET}CO_2$ 也降低,心搏、呼吸骤停时 $P_{ET}CO_2$ 迅速降为零,复苏后逐步回升。由此说明 $P_{ET}CO_2$ 可在一定程度上反映循环系统功能,是判断复苏效果、自主循环恢复的重要指标之一。

(3)判断人工气道的位置与通常情况 通过 $P_{ET}CO_2$ 监测可帮助判断气管插管是否在气管内及食管气管联合导管的正确位置。如气管插管误入食管时 $P_{ET}CO_2$ 会突然降低接近零;食管气管联合导管双腔中随呼吸有明显 $P_{ET}CO_2$ 变化的应为气管开口。另外,通过 $P_{ET}CO_2$ 监测可了解气管与气管内导管的通畅情况,当发生堵塞时,$P_{ET}CO_2$ 与气道压力均升高。

四、体温监测

(一)监测内容

正常情况下人的体温在一定范围内波动,但波动范围很小,若超出该范围则称异常体温。常见的异常体温有体温过高和体温过低两种。体温过高或体温过低都是患者病情危重的信号,故必须严密观察病情变化,及时采取有效护理措施,使患者尽早恢复正常。

1. 正常体温　正常成人体温随测量部位而有不同,口腔舌下温度正常范围是 36.3~37.2 ℃,腋窝温度为 36~37 ℃,直肠温度为 36.5~37.5 ℃。昼夜体温有轻微波动,清晨稍低,下午稍高,但波动范围不超过 1 ℃。

2. 体温过高　体温过高又称为发热,是由于致热原作用于体温调节中枢或体温调节中枢功能紊乱等原因使体温调节中枢的设定点上移,产热增加而散热减少,导致体温升高超出正常范围。它是临床上最常见的一种症状。

(1) 发热程度　以口腔温度为标准,发热由低到高可划分为以下 4 种。①低热:体温 37.3~38.0 ℃,常见于风湿热、活动性肺结核等。②中等热:体温 38.1~39.0 ℃,常见于急性感染。③高热:体温 39.1~41 ℃,常见于急性感染。④超高热:体温在 41 ℃以上,常见于中暑、外伤损伤体温调节中枢。

(2) 发热过程　一般包括体温上升期、高热持续期和体温下降期 3 个阶段。①体温上升期:患者主要表现是皮肤苍白、干燥无汗、畏寒,有时伴寒战、肌肉酸痛、无力;②高热持续期:患者主要表现是皮肤潮红而灼热,呼吸增快,头痛、头晕,食欲不振,恶心、呕吐,口唇干燥,尿量减少,全身乏力,严重时出现痉挛、惊厥、谵妄和昏迷等症状;③体温下降期:患者的主要表现是大量出汗、皮肤潮湿。

(3) 热型　根据患者体温变化的特点,将所测的体温绘制在体温单上,相互连接,就形成了体温曲线。各种体温曲线的形态称为热型。某些发热性疾病具有特殊的热型,临床医护人员可根据特殊热型对疾病进行诊断。常见的热型有稽留热、弛张热、间歇热、不规则热等。

3. 体温过低　体温过低是由于各种原因引起的产热减少或散热增加,导致体温低于正常范围。

(1) 体温过低的程度　以口腔温度为标准,体温过低由轻到重可划分为以下 4 个等级。①轻度:体温 32~35 ℃。②中度:体温 30~32 ℃。③重度:体温<30 ℃,瞳孔散大,对光反射消失。④致死温度:体温 23~25 ℃。

(2) 体温过低的症状和体征　患者可出现寒战、发冷、四肢麻木、皮肤苍白;血压降低、呼吸心率减慢、心律失常,严重者心搏停止;尿量减少,意识障碍,甚至昏迷。

(二)监护技术

测量患者体温时,根据温度传感器放置的部位不同,所测的温度分为体表温度和中心温度。可供测温的部位有腋下、口腔、鼻咽、食管、直肠、膀胱、鼓膜、周围皮肤等。

1. 腋窝温度　腋窝温度(简称腋温)是常用的测量部位,所测的温度为体表温度。将测温电极放于腋下,置于腋动脉上可提高结果的准确性,腋温一般比中心温度约低 0.5 ℃。严重休克时,因皮肤血管极度收缩,腋温与中小温度相差可达 3 ℃以上。此法操作容易,准确性差。

2. 鼻咽温度和深部鼻腔温度　此法所测的温度为中心温度。将测温电极放于鼻咽部或鼻腔顶部,可间接了解脑部温度变化。此法清醒患者不易接受,操作时动作要轻柔,防止损伤鼻黏膜。

3. 食管温度　此法所测的温度为中心温度。将测温电极从口或鼻腔送至食管下端1/3处,相当于心脏后面的位置进行监测,能迅速反映主动脉血液的温度或中心温度。食管温度常用于体外循环心脏手术时的温度监测,对人工降温、复温过程是否适当具有实际的指导意义。

4. 直肠温度　此法所测的温度为中心温度。将测温电极经肛门送入直肠处,成人插入深度为6 cm,小儿为2~3 cm。直肠温度临床应用较多,主要反映腹腔脏器的温度,但容易受粪便影响,且在体温迅速改变时直肠温度变化最慢。

5. 鼓膜温度　将专用的耳鼓膜测温电极置于外耳道内鼓膜上,温度立刻上升,该处的温度反映经脑部血流的温度,认为与脑温非常接近。此法可能导致外耳道受损,甚至鼓膜穿孔。

6. 皮肤温度　此法选用手指(或足趾)作为测温点,是常用于评定末梢循环状态的指标。正常情况下皮肤温度与中心温度之差小于2 ℃。当低血压量、心功能衰竭、疼痛、低氧血症、酸中毒等致微循环功能不良时,指(趾)温度降低,低于中心温度3~4 ℃。

五、脑功能监测

(一)神经系统体征监测

1. 意识判断　意识是神经系统中最常用、最简单、最直观的观察项目,是大脑功能活动的综合表现。凡能影响大脑功能的疾病,都会引起不同程度的意识改变,这种状态称为意识障碍。意识障碍的程度在一定意义上反映病情的轻重。一般将意识障碍分为嗜睡、意识模糊、昏睡、昏迷4个级别。

2. 眼球观察　观察眼球位置时应注意有无斜视、偏视或自发性眼颤。通过观察眼球的运动情况,可以进一步帮助判断脑干的功能状况。眼球震颤提示脑干病变或小脑损害;双眼球水平性同向凝视正常肢体一侧,提示大脑半球额叶损害;双眼凝视瘫痪肢体一侧,常见于脑桥损害;双眼上视麻痹或下视麻痹,提示脑干病变。

3. 瞳孔观察　正常情况下,两侧瞳孔等大等圆,位置居中,对光反射灵敏。瞳孔的改变对判断病情和及时发现颅高压危象、小脑幕切迹疝非常重要。应进行连续动态观察,如原有的神经系统体征不断加重或出现新的阳性体征,常提示病情在发展和加重,应给予高度重视。

4. 神经反射　神经反射主要包括正常的生理反射和异常的病理反射两部分。生理反射的减弱或消失和病理反射的出现均提示神经系统功能发生变化。通过检查神经反射,可以帮助判断疾病的性质、严重程度及预后。

5. 肢体运动　检查上下肢是否瘫痪。去大脑强直时可呈现伸展体位,有时可呈角弓反张姿势。两侧大脑皮质受累时可见去皮质强直状态。肌张力的变化在一定程度上可反映病情的转归。

(二)颅内压监测

颅内压是指颅内容物对颅腔壁产生的压力。颅内压的监测是诊断颅内高压最迅速、客观且准确的方法,同时也是观察危重症患者病情变化、指导临床治疗与预后判断等的重要手段。

1. 颅内压分级　正常情况下,成人颅内压为 0.7~2.0 kPa(5~15 mmHg),颅内压超过 2.0 kPa(15 mmHg)称为颅内压增高。一般将颅内压分为 4 级:正常颅内压为<2.0 kPa(15 mmHg);轻度增高,颅内压为 2.0~2.7 kPa(15~20 mmHg);中度增高,颅内压为 2.8~5.3 kPa(21~40 mmHg);重度增高,颅内压>5.3 kPa(40 mmHg)。

2. 颅内压监测方法

(1)脑室内测压法　在无菌条件下进行颅骨钻孔,将头端多孔的硅胶管插入侧脑室,经三通管连接传感器和监护仪进行颅内压监测。

优点:①测压准确可靠;②可经导管放出适量脑脊液以降低颅内压;③可经导管取少量脑脊液进行实验室检查或注入药物;④根据脑室容量压力反应了解脑室的顺应性。

缺点:①当颅内病变使中线移位或脑室塌陷时穿刺难度较大;②有颅内感染的危险,一般置管不超过 1 周。

(2)硬脑膜下测压法　在无菌条件下进行颅骨穿孔,打开硬脑膜,拧入特制的中空螺栓与蛛网膜紧贴,螺栓内注入液体,外接监护仪进行颅内压监测。

优点:可多处选择测压点,不穿透脑组织。

缺点:硬膜开放增加了感染的机会,并且影响因素较多,不易保证测压的准确性。

(3)硬脑膜外测压法　此法是将传导器直接置于硬脑膜与颅骨之间进行颅内压监测的方法。

优点:保持了硬脑膜的完整性,颅内感染的机会较少,可用于长期监测。

缺点:此法测压的结果较脑室内测压法略高 0.3~0.4 kPa(2~3 mmHg),监测时间较长时硬脑膜可增厚,使灵敏度下降。

(4)经腰椎穿刺测压法　此法操作较简便,但容易受体位的影响,效果欠佳。

3. 影响颅内压的因素

(1)$PaCO_2$　$PaCO_2$下降导致 pH 值上升,脑血流和脑血流量减少,颅内压下降;$PaCO_2$增高时 pH 值下降,脑血流和脑血容量增加,颅内压升高。

(2)PaO_2　PaO_2在 8.0~40.0 kPa(60~300 mmHg)波动时,脑血流量和颅内压基本不变。当 PaO_2低于 6.7 kPa(50 mmHg)时,脑血流量明显增加,颅内压增高。但当低氧血症持续时间较长,形成脑水肿时,即使 PaO_2改善,颅内压也不能很快恢复。

(3)血压　平均动脉压在 6.7~20.0 kPa(50~150 mmHg)波动时,由于脑血管的自动调节机制,颅内压可维持不变,超过一定的限度,颅内压将随血压的升高或降低而呈平行改变。

(4)中心静脉压　中心静脉压升高可影响脑静脉,使静脉回流障碍,颅内压升高;反之,中心静脉压降低,颅内压降低。

(5)其他　使脑血流量增加的药物可导致颅内压增高;渗透性利尿剂使脑细胞脱水,可起到降低颅内压的作用;体温每下降 1 ℃,颅内压可降低 5.5%~6.7%。

(三)脑电图监测

1. **脑电图分析** 脑电图显示的是脑细胞群自发而有节律的生物电活动,是皮质椎体细胞群及其树突突触后电位的总和。正常人脑电图波形根据振幅和频率不同可分为4类。

(1) α 波 频率为 8~13 Hz,振幅平均为 25~75 μV,是成人安静闭眼时的主要脑电波,睁眼时 α 波减弱或消失。

(2) β 波 频率为 18~30 Hz,振幅平均为 25 μV,情绪紧张、激动和服用巴比妥类药物时增加。

(3) θ 波 频率为 4~7 Hz,振幅平均为 20~50 μV,见于浅睡眠状态。

(4) δ 波 频率低于 4 Hz,振幅小于 75 μV,见于麻醉和深睡眠状态。

2. **脑电图监测在重症监护中的应用**

(1) 脑缺血缺氧的监测 脑电图对缺血缺氧十分敏感。缺血缺氧早期出现短阵的脑电图快波,当脑血流量继续减少,脑电图波幅开始逐渐降低,频率逐渐减慢,最后呈等电位线。

(2) 昏迷患者的监测 脑电图是昏迷患者脑功能监测的重要指标,可协助判断病情及预后。昏迷时脑电图一般呈现 δ 波,若恢复到 θ 波或 α 波,表明病情有所改善;若病情变化,δ 波将逐渐转为平坦波形。

(四)脑血流监测

脑是机体代谢最旺盛的器官之一,脑的重量仅为体重的 2%,脑血流量约占心输出量的 15%,脑的耗氧量占全身耗氧量的 20%~25%。脑功能的维持依赖足够的血供,脑是对缺氧十分敏感的器官,一旦脑血氧供给障碍或血流中断,脑功能就难以维持而发生一系列病理生理变化,甚至发生"脑死亡"。故通过脑电流监测,可以反映脑功能的状态。常用的脑电流监测方法有经颅多普勒超声、激光多普勒流量计、正电子发射断层扫描及同位素清除法。

(五)脑氧供需平衡监测

颅内压、脑电图、脑血流的监测可间接反映脑的供氧情况,而脑氧供需平衡监测才能更为直接地反映脑的供氧情况,它主要是进行脑氧饱和度监测。监测方法有两种:一种是颈内静脉血氧饱和度监测,主要反映整个脑组织的氧供需求平衡状况;另一种是近红外线脑氧饱和度仪监测,主要反映局部脑组织氧供需平衡状况。

六、肾功能监测

1. **尿量** 尿量变化是肾功能改变最直接的指标,在临床上通常记录每小时及 24 h 尿量。在多数情况下需要安置尿管以准确进行尿量计量。每昼夜尿量常在 1 000~2 000 mL。成人 24 h 尿量少于 400 mL 或每小时尿量少于 17 mL 称为少尿,表示有一定程度肾功能损害;成人 24 h 尿量少于 100 mL 称为无尿,是肾衰竭的直接诊断依据。

2. **肾浓缩-稀释功能** 肾浓缩-稀释功能主要用于监测肾小管重吸收功能。方法:在试验的 24 h 内患者保持日常饮食和生活习惯,晨 8:00 排弃尿液,自晨 8:00 至晚 8:00 每 2 h 留尿 1 次,共 6 次(为昼尿),晚 8:00 至次日晨 8:00 留尿 1 次(为夜尿),分别测定这 7 次尿标本的量和比重。

(1) 正常值　正常人 24 h 总尿比重为 1.015～1.025；夜间 12 h 的尿量应小于 750 mL；昼尿量与夜尿量之比为(3～4)∶1,最高尿比重应在 1.020 以上；最高尿比重与最低尿比重之差应大于 0.009。

(2) 临床意义　夜尿尿量超过 750 mL 常为肾功能不全的早期表现；昼间各份尿量接近,最高尿比重低于 1.018,则表示肾浓缩功能不全；当肾功能损害严重时,尿比重可固定在 1.010 左右(等张尿),见于慢性肾炎、原发性高血压、肾动脉硬化等。

3. 血尿素氮　血尿素氮是体内蛋白质的代谢产物。正常情况下,血尿素氮经肾小球滤过而随尿液排出。成人血尿素氮正常值为 2.9～6.4 mmol/L。血尿素氮的监测有助于诊断肾功能不全,尤其是对尿毒症的诊断更有价值,血尿素氮增加程度与病情严重程度成正比,故对病情的判断和预后的估计更具有重要意义。临床上动态监测血尿素氮浓度极为重要,血尿素氮进行性升高是肾功能进行性恶化的重要指标之一。

4. 血肌酐　肌酐是肌肉中肌酸的代谢产物,由肾小球滤过而排出体外,故血清肌酐浓度升高反映肾小球滤过功能的减退。血肌酐正常值是 83～177 μmol/L。各种类型的肾功能不全时,血肌酐明显增高。

5. 内生肌酐清除率　内生肌酐清除率是反映肾小球滤过功能的重要指标。成人内生肌酐清除率正常值为 80～120 mL/min,当内生肌酐清除率降至正常值的 80% 以下时,提示肾小球功能减退,降至 51～70 mL/min 为轻度障碍,降至 31～50 mL/min 为中度障碍,降至 30 mL/min 以下为重度障碍。多数急性和慢性肾小球肾炎患者内生肌酐清除率皆可降低。

七、动脉血气分析和酸碱平衡监测

(一)动脉血气分析

血气分析有助于对呼吸状态进行全面而又精确的分析判断,是评价肺泡的通气功能及体液酸碱度的指标,是危重症患者抢救过程中常规的监测手段。通常采用动脉采血或经皮测定的方法进行。目前临床上常用的血气分析为有创动脉血气分析,经皮测定是有效的非创伤性的动脉血气分析的途径,但不适用于低灌注的患者。血气分析主要参数正常值及临床意义见表 6-2。

表 6-2　动脉血气分析常用指标及意义

项目	正常值	临床意义
pH 值	7.35～7.45,平均 7.40	pH 值<7.35：失代偿性酸中毒或酸血症 pH 值>7.45：失代偿性碱中毒或碱血症
$PaCO_2$	4.7～6.0 kPa (35～45 mmHg)	判断肺泡通气量 判断呼吸性酸碱失衡 判断代谢性酸碱失衡是否代偿及复合型酸碱失衡 诊断 Ⅱ 型呼吸衰竭 诊断肺性脑病 估计脑血流量

续表6-2

项目	正常值	临床意义
PaO_2	12~13 kPa (90~100 mmHg)	8.0~12.0 kPa(60~90 mmHg):轻度缺氧 5.3~8.0 kPa(40~60 mmHg):中度缺氧 2.7~5.3 kPa(20~40 mmHg):重度缺氧
SaO_2	96%~100%	与PaO_2高低、血红蛋白与氧的亲和力有关,与血红蛋白的多少无关
BE	−3~+3 mmol/L	BE的正值增大表示代谢性碱中毒 BE的负值增大表示代谢性酸中毒
AB	25±3 mmol/L	AB受代谢和呼吸因素双重影响,AB升高为代谢性碱中毒或代偿性呼吸性酸中毒;AB下降为代谢性酸中毒或代偿性呼吸性碱中毒

注:$PaCO_2$为动脉血二氧化碳分压,PaO_2为动脉血氧分压,SaO_2为动脉血氧饱和度,BE为碱剩余,AB为实际HCO_3^-。

(二)酸碱平衡的分类

临床上把血液pH值作为观察酸碱失衡的主要指标,正常范围为7.35~7.45。如果体内酸性或碱性物质超负荷或调节功能发生障碍,则形成不同形式的酸碱失衡。

1. 单纯性酸碱失衡

(1)代谢性酸中毒　代谢性酸中毒是临床酸碱失衡中最常见的类型。由于H^+产生过多和(或)H^+排出减少,如缺氧、休克、肾衰竭等;也可发生于HCO_3^-丢失过多,如急性腹泻、肠瘘等。

(2)代谢性碱中毒　由于体内H^+丢失或HCO_3^-增多引起,如呕吐、摄入大量的碳酸氢钠等。

(3)呼吸性酸中毒　由于肺泡通气和换气功能减弱,不能充分排出体内生成的二氧化碳,导致血$PaCO_2$增高,引起高碳酸血症。

(4)呼吸性碱中毒　由于肺泡过度通气,体内生成的二氧化碳排出增多,以致血$PaCO_2$降低,引起低碳酸血症,血pH值上升。

2. 复合型酸碱失衡　复合性酸碱失衡是指有两种或两种以上类型的酸碱失衡同时存在,可能出现pH值的相互抵消,或彼此影响导致失代偿。

(1)呼吸性酸中毒合并代谢性酸中毒　两者结合使pH值明显下降,$PaCO_2$增高,实际HCO_3^-和碱剩余(负值增大)均下降。临床上常见于肺心病合并感染性休克或肾衰竭。

(2)呼吸性酸中毒合并代谢性碱中毒　两者结果相互抵消,表现为pH值正常或下降,$PaCO_2$、实际HCO_3^-和碱剩余(正值增大)均升高。临床上常见于肺心病急性发作经多次使用利尿剂后。

(3)代谢性碱中毒合并呼吸性碱中毒　两者结合使碱中毒加重,$PaCO_2$下降,实际HCO_3^-和碱剩余(正值增大)均升高。临床上常见于充血性心力衰竭患者使用排钾利尿剂导致缺钾性代谢性碱中毒。

(4) 代谢性酸中毒合并呼吸性碱中毒　两者结果相互抵消，表现为 pH 值可在正常范围，$PaCO_2$、实际 HCO_3^- 和碱剩余（负值增大）均下降。临床上见于糖尿病酮症酸中毒或肾功能不全合并感染、高热、呼吸过度等。

(5) 代谢性酸中毒合并代谢性碱中毒　两者结果相互抵消，表现为 pH 值可在正常范围，实际 HCO_3^- 和碱剩余均下降或相互抵消。临床上见于肾衰竭患者伴严重呕吐或补碱过度。

(三) 酸碱失衡的判断方法

在血液酸碱监测中，最重要的是 pH 值、$PaCO_2$、HCO_3^- 浓度，pH 值是判断血液酸碱度的指标，$PaCO_2$ 是判断呼吸性酸碱失衡的指标，$PaCO_2$ 原发性增加或减少，则引起呼吸性酸中毒或呼吸性碱中毒。HCO_3^- 浓度是判断代谢性酸碱失衡的指标，HCO_3^- 浓度原发性减少或增加，则引起代谢性酸中毒或代谢性碱中毒。三者在对酸碱失衡的分析过程中具有重要的意义。

1. 确定有无酸中毒或碱中毒　根据 pH 值来判断属于哪一种基本的紊乱类型，再根据 $PaCO_2$ 和 HCO_3^- 浓度的变化关系，判断是呼吸性还是代谢性因素，进而结合 pH 值判断机体的代偿情况，同时应将酸碱失衡的时间因素考虑在内。

2. 确定有无复合型酸碱失衡　当 $PaCO_2$ 和 HCO_3^- 浓度呈反向变化，即一个指标增高，另一个指标降低时，应诊断为复合型酸碱失衡（相加型）。当 $PaCO_2$ 和 HCO_3^- 浓度呈同向变化，即两个指标同时增加或两个指标同时降低时，可能会有两种情况：一种是单纯性酸碱失衡，其中一个指标值的变化是原发性改变，而另一个指标的变化是继发的代偿性改变，原发的失衡决定了 pH 值的偏酸或偏碱。另一种是复合性酸碱失衡（相消型），即两种变化均为原发改变。究竟为两者中的哪一种类型，需要根据代偿时间、代偿的限度等进行综合分析。

3. 酸碱失衡的病因诊断　病因诊断包括详细了解患者的病史、体征、意识、平衡状态及目前用药情况；电解质紊乱情况，尤其是钾离子、氯离子和阴离子间隙；氧状态参数，如 PaO_2、动脉血氧饱和度；其他必要的实验室检查有尿 pH 值、酮体、血糖、血肌酐、乳酸等。

问题分析与能力提升

案例一： 杜先生，35 岁。左前臂被汽车撞伤 40 min，伤后左前臂疼痛、不能活动。左前臂中段有一 5 cm 长的出血裂口，出血量较多，骨折端外露，左手感觉运动正常。体格检查：体温 36.5 ℃，心率 110 次/min，呼吸 24 次/min，血压 70/50 mmHg。现场急救后送医院继续治疗。

思考：①该患者可否实施重症监护？为什么？②目前需要监护的指标有哪些？

案例二： 张女士，25 岁，1 h 前因口服"敌敌畏"40 mL 被送入院。体格检查：心率 42 次/min，呼吸 8 次/min，血压 150/70 mmHg，动脉血氧饱和度 30%，深昏迷，双侧瞳孔直径 1.5 mm，对光反射消失。口唇发绀，皮肤湿冷，闻及大蒜味，口鼻分泌物多，呼吸衰竭。

思考：①该患者出现了什么情况？②监护的重点是什么？

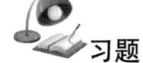 习题

单项选择题

1. 中心静脉压正常值为(　　)
   A. $5\sim12$ cmH$_2$O　　　　B. $4\sim5$ cmH$_2$O　　　　C. $12\sim15$ cmH$_2$O
   D. $15\sim20$ cmH$_2$O　　　E. $1\sim5$ cmH$_2$O

2. 动脉血氧饱和度正常值为(　　)
   A. 90%～100%　　　　B. 90%～95%　　　　C. 96%～100%
   D. 80%～90%　　　　E. 60%～80%

3. 临床酸碱失衡中最常见的类型是(　　)
   A. 代谢性酸中毒　　　B. 代谢性碱中毒　　　C. 呼吸性酸中毒
   D. 呼吸性碱中毒　　　E. 以上都是

4. 休克指数的计算方法是(　　)
   A. 收缩压与舒张压之比　　B. 心率与收缩压之比　　C. 脉率与收缩压之比
   D. 脉率与脉压之比　　　　E. 脉率与脉压之比

(5～6题共用题干)

患者男性,40岁,突然呕血、黑便2 d住院。经输液、输血治疗后,测血压为80/60 mmHg,中心静脉压为20 cmH$_2$O。

5. 以上情况提示(　　)
   A. 血容量不足　　　B. 心功能不良　　　C. 左心功能不良
   D. 贫血　　　　　　E. 呼吸衰竭

6. 应采取的主要措施是(　　)
   A. 加快输液　　　　B. 减慢输液速度,使用强心药　　　C. 使用升压药
   D. 继续大量输血　　E. 利尿

(许昌学院　王鸽)

第七章 多器官功能障碍综合征的救护

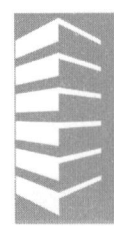
学习目标

1. 掌握多器官功能障碍综合征的病因及护理；各脏器功能衰竭的护理。
2. 熟悉各脏器、系统功能障碍的判断。
3. 了解多器官功能障碍综合征的发病机制、监护方法及防治措施。

第一节 多器官功能障碍综合征概述

多器官功能障碍综合征（multiple organ dysfunction syndrome, MODS）是指由于创伤、手术、休克或严重感染等病因，引起机体两个或两个以上的器官或系统同时或序贯出现功能障碍的临床综合征。本综合征在概念上强调：①原发致病因素是急性的；②器官功能障碍表现为多发的、进行性的，为一个动态过程；③器官功能障碍是可逆的，经过及时的干预治疗，功能可望恢复。

【病因及发病机制】

（一）病因

1. 组织损伤　如严重创伤、大面积烧伤、大手术、冻伤、挤压综合征导致的组织损伤。
2. 严重感染　常见于脓毒症、腹腔脓肿、急性坏死性胰腺炎、肺部感染、弥漫性腹膜炎、泌尿系感染等。
3. 休克　休克可导致组织器官灌注不足，组织缺血、缺氧，毒物蓄积，均可引起MODS。
4. 医源性因素　大量输血和输液、某些药物（如糖皮质激素、去甲肾上腺素等）或机械通气使用不当等均可诱发MODS。
5. 心搏、呼吸骤停　心搏、呼吸骤停可造成各脏器缺血、缺氧及功能受损，而复苏后常发生心血管功能和血流动力学的紊乱，可诱发MODS。

(二)发病机制

MODS的发病机制非常复杂,涉及神经、体液、内分泌和免疫等方面,以前曾有"内毒素学说""代谢学说""自由基学说"等。目前尚不知MODS的确切发病机制,但某些相关因素是明确的,严重创伤、休克、感染可以导致失控的全身炎症反应,以不同方式触发显著的器官衰竭。目前的主要认识有如下。

1. **缺血-再灌注损伤假说** 心肺复苏或休克等控制后,缺血组织器官获得血液再灌注。但由于氧自由基大量释放而引起血管内皮细胞肿胀,管腔狭窄或闭塞,使再灌注转为少灌注或无灌注,造成组织利用氧能力降低,继而发生变性坏死,被称为"再灌注"综合征。

2. **炎症失控假说** 当机体受到严重损害时,可发生强烈的防御性反应,一方面起到稳定自身的作用,另一方面又会有损害自身的作用。此时各种免疫细胞、内皮细胞和单核吞噬细胞系统被激活后产生大量细胞因子、炎症介质及其他病理性产物(包括肿瘤坏死因子、组胺、缓激肽、血栓素、心肌抑制因子、白三烯、氧自由基等),引起全身炎症反应综合征。这种炎症反应一旦失控,可以不断地自我强化,当促炎反应大于抗炎反应时可造成广泛的组织破坏,从而启动MODS。

3. **双项预激假说** 最早的严重损伤可被视为第一次打击,在该次打击时,可使全身免疫系统处于预激状态,此后如果病情平稳,则炎症反应逐渐消退,损伤的组织得以修复。当受到再次打击时,全身炎症反应将成倍扩增,可产生大量的各种继发性炎症介质。这些炎症介质作用于靶细胞后还可致"二级""三级",甚至更多级别的新的介质产生。从而形成炎症介质"瀑布"反应。其结果可导致休克、微循环障碍、内皮细胞受损、血管通透性增加、血液高凝和微血栓形成等。如果合并组织的缺血-再灌注损伤,则更容易发生MODS。

4. **胃肠道假说** 危重情况下肠黏膜因灌注不足而遭受缺氧性损伤,导致肠黏膜屏障功能破坏,肠道内蓄积的细菌及内毒素得以侵入体内形成肠源性内毒素血症和(或)菌血症,从而诱发多种炎症介质释放,引起远距离器官损伤。另外,缺血-再灌注的肠道释放反应性氧中间产物等因子,使肠道区域性循环血液中中性粒细胞首先被预激,继而与血管内皮细胞相互作用,引发炎症反应,从而导致MODS。

【诊断】

(一)健康史

明确患者是否有严重外伤、休克、感染病史。

(二)临床过程

MODS的临床过程有两种类型。

1. **一期速发型** 此型是指原发急症发病24 h后有两个或更多的器官系统同时发生功能障碍,如急性呼吸窘迫综合征加急性肾衰竭、弥散性血管内凝血加急性呼吸窘迫综合征加急性肾衰竭。

2. **二期迟发型** 此型是指先发生一个重要系统或器官的功能障碍,常为心血管、肾或肺的功能障碍,经过一段近似稳定的维持时间,继而发生更多的器官系统功能障碍。

各系统器官的功能障碍,有的在临床方面表现得比较明显,有的要待病变进展到相当程度才有明显的临床表现。心血管、肺、脑和肾的功能障碍大多表现明显,而肝、胃肠和血液凝固系统等的功能障碍到较重时才有明显的临床表现。但通过实验室检查、心电诊断、影像和介入性监测方法,可以较早且较为准确地发现器官功能障碍。例如,血气分析可以显示肺换气功能;测定尿比重和血肌酐等可显示肾功能。所以,MODS 的诊断需要临床表现和检查结果的综合分析。

(三) MODS 的诊断标准

国内外对于 MODS 的诊断尚无统一标准,近年来,临床上多采用 Knaus 提出的MODS 诊断标准。

1. 呼吸功能障碍　存在下列 1 项以上即可判断:呼吸频率低于或等于 5 次/min;大于或等于 49 次/min;$PaCO_2$ 大于或等于 50 mmHg;肺泡动脉氧分压差≥350 mmHg;呼吸支持超过 3 d。

2. 心血管系统功能障碍　存在下列 1 项以上即可判断:心率小于或等于 54 次/min;平均动脉压低于或等于 50 mmHg;出现室性心动过速或室颤;血 pH 值小于或等于 7.24,$PaCO_2$ 大于或等于 50 mmHg。

3. 肾功能障碍　存在下列一项以上即可判断:尿量少于或等于 400 mL/24 h;血尿素氮大于或等于 100 mg/dL(71.39 mmol/L);血肌酐大于或等于 3.5 mg/dL(309.41 μmol/L)。

4. 肝功能障碍　存在下列 1 项以上即可判断:凝血酶原时间超过正常对照 4 s;血清胆红素超过 102 μmol/L。

5. 血液和凝血功能障碍　存在下列 1 项以上即可判断:白细胞计数≤$1.0×10^9$/L;血小板≤$20×10^9$/L;红细胞比容≤20%。

6. 神经系统功能障碍　格拉斯哥昏迷评分法评分≤6 分。

【治疗】

(一) MODS 预防

MODS 目前尚缺乏有效的治疗方法。一旦发生 MODS,病死率极高。处理 MODS的关键是预防,包括:①早期的临床诊断;②休克患者应尽早复苏,提高复苏质量;③对所有可治性损伤给予早期确实有效的治疗,杜绝医源性诱发原因;④迅速恢复心血管功能,最大的有效供氧;⑤临床上高度怀疑感染的病例,要不懈地寻找感染灶;⑥注意保护肠道菌群,提倡尽早胃肠道进食;⑦营养代谢支持。

(二) 院内救治

1. 病因治疗　首先应消除病因和诱因。如感染诱发者,根据感染部位、致病菌种类和药敏试验结果选用有效抗生素控制感染;腹腔脓肿者,积极引流和进行腹腔冲洗。

2. 对抗炎症介质　目前应用较广泛的有抗氧化药,如维生素 A、维生素 C、维生素 E、辅酶 Q_{10} 和半胱氨酸等。肿瘤坏死因子 α 单克隆抗体、黄嘌呤氧化酶抑制药也已应用于临床,能改善 MODS 患者的预后。

3. 营养支持　MODS 患者的代谢特点是处于持续的高分解代谢状态,耗氧量增加,胰岛素阻抗,葡萄糖的利用受到限制,蛋白质的急性丢失使器官功能受损,严重的营养不良导致免疫功能低下。营养支持的目的：补充蛋白质及能量的过度消耗；维持或增强机体抗感染能力；维持器官功能和创伤后期组织修复的需要。

4. 中和毒素　内毒素血症是 MODS 的主要始动因素，应积极清除，从而阻断疾病进展。常用的方法：①控制感染；②防止肠道细菌和内毒素易位，可口服不被肠道吸收的抗生素，用多黏菌素 E 100 mg、妥布霉素 80 mg、两性霉素 500 mg 混合成 10 mL 溶液口服或经鼻饲管注入，4 次/d。

5. 器官功能支持　MODS 由于缺乏特殊治疗，因此器官功能支持可以说是最基本的治疗，使受累的器官能度过危险期而趋向恢复，使尚未受累的器官免受损害。

（1）心脏和循环的支持　恢复循环血容量，保证重要器官灌注。必要时应用血流导向气囊导管监测心输出量和肺毛细血管楔压，据此调整输液速度、种类和指导血管活性药（多巴胺、多巴酚丁胺和酚妥拉明）的应用。根据心律失常类型应用相应抗心律失常药物，心功能不全者可使用正性肌力药物去乙酰毛花苷注射液（西地兰）。

（2）肺的支持　MODS 时肺是最早受累器官，表现为急性呼吸窘迫综合征。积极控制和治疗急性呼吸窘迫综合征是治疗 MODS 的关键。维持呼吸道通畅，吸痰、雾化吸入，必要时气管切开吸痰；积极纠正低氧血症，据情给予面罩或鼻导管给氧；难治性低氧血症者行高频通气，必要时行机械通气。

（3）肾的支持　保证和改善肾脏灌注，维持尿量在 30 mL/h 以上。应用多巴胺和酚妥拉明保护肾脏，防止肾功能恶化，避免应用肾毒性药物。少尿者应用呋塞米。经适当补液和应用利尿药后仍持续少尿或无尿时，及时采取血液净化技术。伴有急性肾衰竭、严重高钾血症和代谢性酸中毒的 MODS 患者，首选血液透析。

（4）肝的支持　维持适当的循环血容量，应用适量葡萄糖液，防止低血糖，保证热量摄入以减少蛋白质分解。并发肝性脑病者，应用支链氨基酸，纠正氨基酸代谢紊乱。适量补充新鲜血浆，加强单核吞噬细胞功能。

（5）胃肠道的支持　应激性溃疡出血是 MODS 常见的胃肠功能衰竭症状。临床常规应用抗酸药（H_2 受体阻滞剂、胃黏膜质子泵抑制剂）、胃黏膜保护药（硫糖铝、生长抑素）和止血药（凝血酶）。MODS 患者胃黏膜 pH 值升高，应用抗酸药可促使肠道细菌繁殖、黏膜屏障破坏、毒素吸收、细菌移位，加速 MODS 的发展。可选用中药大黄。出血不能控制或发生穿孔时应手术治疗（缝扎止血或全胃切除）。此外，早期进行胃肠道内营养，补充谷氨酰胺，能促进肠蠕动恢复，有利于肠道菌群平衡，保护胃黏膜。

（6）血液系统支持　主要治疗弥散性血管内凝血。早期及时应用抗凝、溶栓治疗。抗凝药常选用肝素、双嘧达莫（潘生丁）、阿司匹林等；溶栓药有尿激酶、链激酶及重组组织型纤溶酶原激活剂。纤溶期时，在肝素治疗基础上配合应用抗纤溶药，如 6-氨基己酸和氨甲环酸等。根据病情输注血小板悬液、凝血酶原复合物和各种凝血因子。

（7）中枢神经系统支持　纠正低血压，改善脑血流。头部局部采用低温疗法，降低脑代谢率。选用甘露醇、呋塞米、地塞米松等防治脑水肿，可交替使用或联用。应用胞二磷胆碱、脑活素等促进脑代谢。

【护理诊断】

1. 焦虑、恐惧　与患者病情进展快、担心预后有关。

2. 低效性呼吸形态　与呼吸功能下降有关。

3. 体液过多　与肾功能障碍导致尿量减少和输液速度过快有关。

4. 潜在并发症　如弥散性血管内凝血、上消化道出血、肝功能衰竭、急性肾衰竭等。

【护理措施】

(一) 急救护理

1. 体温　MODS多伴有各种感染，一般情况下血温、肛温、皮温间各差0.5~1.0℃，当严重感染合并脓毒血症休克时，血温可高达40℃以上，而皮温可低于35℃以下，提示病情十分严重，常是危急或临终表现。

2. 脉搏　了解脉搏频率、强弱、节律、血管充盈及弹性，其常反映血容量和心脏、血管功能状态，注意交替脉、短细脉、奇脉等表现，尤其要重视细速和缓慢脉象，当其出现时提示心血管衰竭。

3. 呼吸　注意快慢、深浅、规则与否等，观察是否伴有发绀、哮鸣音、"三凹征"(胸骨上凹、锁骨上凹、肋间隙凹)、强迫体位及胸腹式呼吸变化等，观察有无深大库斯莫尔呼吸(Kussmaul respiration)、深浅快慢变化的潮氏呼吸(Cheyne-Stokes respiration)、周期性呼吸暂停的比奥呼吸(Biot respiration)、胸或腹壁出现矛盾活动的反常呼吸及点头呼吸等，这些均属于垂危征象。

4. 血压　MODS时应了解收缩压，亦要注意舒张压和脉压，重视在测血压时听声音的强弱，此亦反映心脏与血管功能状况。

5. 意识　MODS时脑受损可出现嗜睡、谵妄、昏迷等，要观察瞳孔大小、对光反射和睫毛反射。注意识别中枢性与其他原因所造成的征象。

6. 心电监测　密切注意心率、心律和心电图像变化并及时处理。

7. 尿液　注意尿量、色、比重、酸碱度和血尿素氮、肌酐的变化，警惕非少尿性肾衰竭。

8. 皮肤　注意皮肤颜色、湿度、弹性、皮疹、出血点、瘀斑等，观察有无缺氧、脱水、过敏、弥散性血管内凝血等现象。加强皮肤护理，防治压疮发生。

9. 药物反应　应用洋地黄制剂有恶心、呕吐等胃肠道反应，黄、绿色视，心电图变化等。应用利尿剂可发生电解质紊乱，尤其钾的改变。应用血管扩张剂，首先应判断血容量是否补足，宜从小剂量、低速度开始静脉滴注，根据血压变化调整滴速，防止"首剂综合征"发生(有的患者对血管扩张剂特别敏感，首次用药即可发生晕厥等严重低血压反应)；不能突然停用血管扩张剂，否则患者有发生病情反跳的危险。应用抗生素常可发生皮疹等过敏反应，应予以注意。

(二) 一般护理

1. 安全护理　①有意识障碍的患者，要预防其坠床。②防止气管套管或气管插管脱出或患者自行拔出。③防止深静脉置管的脱出或堵塞。④预防动脉测压管的滑脱或接头松脱。

2. 饮食护理　保证营养与热量的摄入，MODS时机体处于高代谢状态，体内能量消耗很大，患者消瘦，免疫功能受损，代谢障碍，内环境紊乱，故保证营养至关重要。临床上常通过静脉营养和管饲或口服改善糖、脂肪、蛋白质、维生素、电解质等供应。长链脂肪乳剂热量高但不易分解代谢,且对肺、肝有影响,晚近应用中长链脂肪乳剂可避免以上弊端。亦应补充微量元素(镁、铁、锌等)。

3. 心理护理　护士应态度和蔼地与清醒的患者交谈,建立良好的护患关系;做好保护性医疗,稳定家属情绪,鼓励患者树立康复的信心。

(三) 防止感染

MODS 时机体免疫功能低下,抵抗力差,极易发生感染,尤其是肺部感染,应予高度警惕。压疮是发生感染的另一途径。为此,MODS 患者最好住单人房间,严格执行床边隔离和无菌操作,以防止交叉感染。注意呼吸道护理,定时拍背。室内空气要经常流通,定时消毒,杜绝各种可能的污染。

第二节　常见器官衰竭的救护

一、急性心力衰竭

心力衰竭是心输出量绝对或相对不足,不能满足组织代谢需要的一种病理生理状态。心力衰竭肯定会导致循环衰竭,但是循环衰竭不一定会导致心力衰竭。心力衰竭根据起病速度可分为急性心力衰竭和慢性心力衰竭。急性心力衰竭是指由于心脏急性病变,心肌收缩力短期内明显降低和(或)心室负荷明显增加,导致组织器官灌注不足和急性淤血的综合征。临床上以左心衰竭较为常见,主要表现为急性肺水肿或心源性休克,是临床上常见的急危重症之一。

(一) 病因

1. 急性弥漫性心肌损害　如急性广泛性心肌梗死、急性心肌炎和心肌病等引起心肌收缩无力,心输出量急剧下降。

2. 后负荷过重　如急进性恶性高血压、严重的二尖瓣或主动脉瓣狭窄、血栓堵塞瓣膜口等,均可导致左心室排血受阻,后负荷骤然升高。

3. 前负荷过重　室间隔穿孔、主动脉窦瘤破入心脏、瓣膜损害等引起的二尖瓣反流及输血、输液过多或过快都可导致左心室容量负荷过重。

4. 严重的心律失常　如房颤伴快速心室率、室上性心动过速、室颤等,使心脏丧失有效的射血功能。

(二) 临床表现

1. 急性肺水肿　患者表现为突发性极度呼吸困难,端坐呼吸,频率增快(可达30~40次/min),咳大量白色或粉红色泡沫样痰,具有烦躁不安、恐惧和濒死感。伴有面色灰白、口唇发绀、大汗淋漓。双肺布满哮鸣音和湿啰音。心律增快,肺动脉瓣区第二心音亢进,心尖部第一心音减弱,可闻及舒张期奔马律。

2. 心输出量降低　发作开始因交感神经兴奋,可有一过性血压升高,随病情持续患者血压可持续下降直至休克,周围末梢循环差,皮肤湿冷。

(三)辅助检查

1. 胸片 如有基础疾病导致的心脏扩大,可见心胸比例增高。心力衰竭的早期可见肺间质淤血产生的克氏A线和克氏B线。病情进展至肺泡水肿,两肺出现广泛分布的斑片状阴影,常融合成片,聚集于以肺门为中心的肺野中心部分,呈"蝴蝶状或翼状",肺尖、肺底及肺野部分清晰。

2. 超声心动图 超声心动图是目前最有价值诊断器质性心脏病和评价心功能的方法,能够全面、动态显示心脏结构(包括心脏瓣膜、心肌、心包和血管)有无异常并定量定性分析。同时能够测定心功能,区别收缩性或舒张性心功能不全,评价治疗效果,提供预后信息。

3. 心电图 对急性心力衰竭,心电图无特征性改变,常表现为窦性心动过速及急性心肌梗死、心律失常等原发病的表现。其价值在于提示急性心力衰竭的某些促发因素(如心律失常、心肌梗死等),提供基础心脏病的心电图线索。

4. 血流动力学 急性左心衰竭时,肺毛细血管楔压、左心室舒张末期压升高,心输出量、心脏指数、射血分数降低。其中肺毛细血管楔压和左心室舒张末期压是监测左心功能的敏感指标。

(四)诊断要点

根据既往心脏病病史及上述典型的症状、体征、辅助检查,诊断急性左心衰竭并不困难。但当患者心脏病病史不明确,或同时合并哮喘、慢性支气管炎等肺部疾病时,诊断急性左心衰竭就比较困难,需要进行鉴别诊断。

1. 支气管哮喘 年轻患者多见,多有哮喘反复发作史或过敏史;咳嗽、咳痰无痰或为白色黏痰,合并感染时为黄痰;双肺哮鸣音,一般无湿啰音;肺部X射线肺野清晰,无淤血或肺水肿;心脏检查正常,而肺功能检查有呼吸道阻力升高。

2. 慢性支气管炎急性发作 多为老年患者,有慢性支气管炎病史;咳嗽、咳痰或伴喘息,痰为黏液脓性;发热;呼吸困难坐起不能缓解;有干、湿啰音;肺功能有不同程度损害。

3. 急性呼吸窘迫综合征 无心、肺病史,有发病的高危因素,急性起病,顽固性低氧血症且吸氧不能缓解。

(五)救治措施

急性肺水肿是急性左心衰竭的主要表现,是危及患者生命的心脏急症,救治原则是降低左心房压和(或)左心室充盈压,增加左心室心输出量,减少循环血量和减少肺泡内液体渗入,以保证气体交换,具体措施如下。

1. 体位 静息时明显呼吸困难者应半卧位或端坐位,双腿下垂以减少回心血量,降低心脏前负荷,必要时可轮流结扎四肢,进一步减少血液回流。

2. 吸氧 增加心肌及其脏器的供氧。首先应吸氧,4~6 L/min。为降低肺泡内气泡的表面张力,可在湿化瓶中加入消泡剂(如30%乙醇)。如高流量吸氧(8~10 L/min)仍不能使氧饱和度维持在90%以上,可考虑使用无创通气。若面罩无创通气的效果仍不好,则需气管插管使用正压通气。

3. 做好救治的准备工作 至少开放2条静脉通道并保持通畅。必要时可采用深静脉穿刺置管,以随时满足用药的需要。血管活性药物一般应用微量泵泵入,以维持稳定的速度和正确的剂量。固定和维护好漂浮导管、深静脉置管、心电监护的电极和导联线、鼻导管或面罩、导尿管及指端无创血氧仪测定电极等。

4. 镇静　急性左心衰竭的患者呼吸困难、精神紧张、烦躁不安,既增加氧耗,又加重心脏负担,及时正确地使用镇静剂非常重要。吗啡是治疗急性肺水肿最有效的药物,用法为2.5~5.0 mg缓慢静脉注射,亦可皮下注射或肌内注射。但伴二氧化碳潴留者则不宜应用,因可产生呼吸抑制而加重二氧化碳潴留;也不宜大剂量应用,以免使内源性组胺释放而使外周血管扩张导致血压下降;伴明显和持续低血压、休克、意识障碍、慢性阻塞性肺疾病等患者禁忌使用。老年患者慎用或减量。亦可应用哌替啶50~100 mg肌内注射。

5. 血管扩张剂　可降低左、右心室充盈压和全身血管阻力,也使收缩压降低,从而减轻心脏负荷、缓解呼吸困难。可用于急性心力衰竭的早期阶段,临床首选硝酸甘油。

6. 强心剂　强心剂分为洋地黄类及非洋地黄类。此类药物能降低左心室充盈压,对急性左心衰竭患者的治疗有一定帮助。一般应用毛花苷Ｃ 0.2~0.4 mg缓慢静脉注射,2~4 h后可以再用0.2 mg,伴快速心室率的房颤患者可酌情适当增加剂量。非洋地黄类有多巴胺、多巴酚丁胺、米力农等,也可使用。

(六)护理诊断

1. 体液过多　与体循环淤血及水钠潴留有关。
2. 活动无耐力　与心输出量减少、脏器灌注不足有关。
3. 气体交换障碍　与肺淤血有关。
4. 焦虑　与病程漫长、症状多变有关。

(七)护理措施

1. 病情观察　严密观察患者生命体征变化、呼吸困难程度、咳嗽与咳痰情况及肺内啰音变化。
2. 体位　协助患者取坐位,并提供依靠物,如高枕、高被、小桌等,以节省患者体力;注意保护,防止患者坠床。
3. 镇静　遵医嘱给予镇静剂,并陪伴安慰患者,告诉患者医护人员正积极采取措施,消除患者不安、恐惧、烦躁等情绪,减轻心脏负荷。
4. 吸氧　注意保持鼻导管的通畅,做好鼻腔护理。
5. 药物护理　使用利尿剂时,严格记录出入量,注意电解质问题;使用血管扩张剂时要严格控制输液速度,并监测血压,防止低血压;使用硝普钠时应避光,并现配现用。

二、急性呼吸衰竭

呼吸衰竭是各种原因引起的肺通气和(或)换气功能严重障碍,以致不能进行有效的气体交换,导致缺氧伴(或不伴)二氧化碳潴留,从而引起一系列生理功能和代谢紊乱的临床综合征。呼吸衰竭的分类有多种方法:根据血气分析可分为Ⅰ型(低氧血症,$PaCO_2$正常或者降低)和Ⅱ型呼吸衰竭(低氧血症伴二氧化碳潴留);根据发病机制不同可分为通气性和换气性呼吸衰竭;根据病程、起病急缓可分为急性呼吸衰竭和慢性呼吸衰竭。急性呼吸衰竭起病急骤,进展迅速,特别是完全窒息或呼吸骤停最为危险,可在数分钟内致病。本节主要讲述急性呼吸衰竭。

(一) 病因

1. **气道阻塞性病变**　慢性支气管炎、支气管哮喘、肿瘤等使气道阻力增加,最终使呼吸肌因长期负荷过重导致疲乏无力,发生呼吸衰竭。

2. **神经肌肉疾病**　脑血管疾病、颅脑损伤、脑肿瘤、镇静药物中毒等可损伤呼吸中枢。脊髓灰质炎、多发性神经炎、重症肌无力、有机磷杀虫剂中毒等因素可累及呼吸肌,造成呼吸肌无力,通气不足,引起呼吸衰竭。

3. **肺组织病变**　肺炎、肺间质纤维化、严重肺结核、肺水肿等均可累及肺组织,使肺泡减少,有效弥散面积减少,导致缺氧及二氧化碳潴留。

4. **胸廓疾病**　大量胸腔积液、气胸、胸部损伤造成连枷胸、强直性脊柱炎等,均可影响胸廓的活动和肺的弹性及扩张,造成通气减少,导致呼吸衰竭。

(二) 发病机制

1. **通气功能障碍**　健康成人在静息状态下约需 4 L/min 的肺泡通气量才能保证有效的氧和二氧化碳交换,维持血氧和 $PaCO_2$ 正常。上述病因导致呼吸停止或呼吸肌无力,肺泡通气不足,会妨碍氧气的吸入和二氧化碳的排出,使肺泡中的 PaO_2 降低, $PaCO_2$ 升高,肺泡-毛细血管压力差减小,影响气体的弥散。通气功能障碍的产生主要有两种原因:因肺泡扩张受限引起的称为限制性通气功能障碍,因气道阻力增高引起的称为阻塞性通气功能障碍。

2. **通气血流比失调**　血液流经肺泡时,能否保证得到充足的氧气和充分地排出二氧化碳,使血液动脉化,除需有正常的肺通气功能和良好的肺泡膜弥散功能外,还取决于肺泡通气量与血流量之间的正常比例。正常成人静息状态下通气血流比约为 0.8。如果通气血流比大于 0.8,即通气过度而血流量不足,空气即使进入肺泡也不能与血液发生气体交换,形成无效腔样效应;如果通气血流比小于 0.8,即有血流灌注而无通气,经过肺泡的血液未经过气体交换就进入肺静脉,形成分流效应。无效腔样效应和分流效应都影响气体交换。

3. **弥散障碍**　肺泡气与毛细血管中血液之间进行气体交换是一个物理弥散过程,气体弥散的速度取决于肺泡毛细血管膜两侧气体分压差、气体弥散系数、肺泡膜的弥散面积、厚度和通透性,同时气体弥散量还受血液与肺泡接触时间及心输出量、血红蛋白含量、通气血流比的影响。当上述疾病导致肺泡毛细血管膜面积减少,厚度增加,会影响气体的弥散。由于二氧化碳的溶解度大于氧气,所以弥散功能障碍时候首先引起低氧血症。

(三) 临床表现

1. **呼吸困难**　多数患者有明显的呼吸困难,急性呼吸衰竭早期表现为呼吸频率增加,病情严重时出现呼吸困难,辅助呼吸肌活动增加,可出现"三凹征"。慢性呼吸衰竭表现为呼吸费力伴呼气延长,严重时呼吸浅快,并发二氧化碳麻醉时,出现浅慢呼吸或潮式呼吸。

2. **发绀**　发绀是缺氧的典型表现。当动脉血氧饱和度低于 90% 时,出现口唇、指甲和舌发绀。另外,发绀的程度与还原型血红蛋白含量相关,因此红细胞增多者发绀明显,而贫血者则不明显。

3. **神经系统表现**　急性呼吸衰竭可迅速出现精神紊乱、躁狂、昏迷、抽搐等症状。

慢性呼吸衰竭随着PaO_2升高,出现先兴奋后抑制症状。兴奋症状包括烦躁不安、昼夜颠倒甚至谵妄。二氧化碳潴留加重时导致肺性脑病,出现抑制症状,表现为表情淡漠、肌肉震颤、间歇抽搐、嗜睡甚至昏迷等。

4. 循环系统表现　多数患者出现心动过速,严重缺氧和酸中毒时,可引起周围循环衰竭、血压下降、心肌损害、心律失常甚至心搏骤停。二氧化碳潴留者出现体表静脉充盈、皮肤潮红、温暖多汗、血压升高;慢性呼吸衰竭并发肺心病者可出现体循环淤血等右心衰竭表现。因脑血管扩张,患者常有搏动性头痛。

5. 其他　缺氧和二氧化碳潴留可损害肝、肾功能,并发肺心病时出现尿量减少。部分患者可引起应激性溃疡而发生上消化道出血。

（四）辅助检查

1. 血气分析　静息状态吸空气时$PaO_2 < 8.0$ kPa（60 mmHg）、$PaCO_2 > 6.7$ kPa（50 mmHg）为Ⅱ型呼吸衰竭,单纯动脉血氧分压降低则为Ⅰ型呼吸衰竭。

2. 电解质检查　呼吸性酸中毒合并代谢性酸中毒时,常伴有高钾血症;呼吸性酸中毒合并代谢性碱中毒时,常有低钾血症和低氯血症。

3. 痰液检查　痰涂片与细菌培养的检查结果有利于指导用药。

4. 其他检查　如肺功能检查、胸部影像学检查等,根据原发病的不同而有相应的发现。

（五）治疗原则

1. 积极治疗原发病　合并细菌等感染时应使用敏感抗生素,去除诱发因素。

2. 保持呼吸道通畅　可给予解除支气管痉挛和祛痰药物,如沙丁胺醇、硫酸特布他林解痉,乙酰半胱氨酸、盐酸氨溴索等药物祛痰。必要时可用肾上腺皮质激素静脉滴注。

3. 纠正低氧血症　可用鼻导管或面罩吸氧。严重缺氧和伴有二氧化碳潴留,有严重意识障碍,出现肺性脑病时应使用机械通气以改善低氧血症。

4. 纠正发症　纠正酸碱失衡、心律失常、心力衰竭等并发症。

（六）护理措施

1. 一般护理　①将患者放在坐位或半坐卧位,以利于呼吸和保证患者舒适。②做好心理护理,安慰患者,消除其紧张情绪。③清醒患者给予高蛋白、高热量、高维生素、易消化饮食。④做好口腔、皮肤护理,防止细菌感染。

2. 建立静脉通道　便于药物治疗。

3. 病情观察　①注意观察患者的意识、呼吸频率与节律、有无发绀,监测动脉血气值的变化。②监测血压、脉搏、心律及体温的变化,观察原发病的临床表现。③观察神经系统的表现,如意识、瞳孔的变化,及时发现脑水肿及颅内压增高。④监测和记录液体的出入量。⑤观察氧疗的效果。⑥注意控制静脉用药的滴速,及时监测血钾等电解质的变化。

4. 清除痰液,保持呼吸道通畅　鼓励患者做深呼吸、有效的咳嗽和咳痰,必要时给予吸痰。协助患者翻身、叩背,必要时给予肺部物理疗法。

5. 机械通气患者的护理　①保持呼吸机正常运转。②保持呼吸机管路接口紧密。③监测呼吸机各参数,并了解通气量是否合适。④及时发现并防治机械通气的并发症。

6. 用药的观察与护理 ①呼吸兴奋剂:使用呼吸兴奋剂时要保持呼吸道通畅,液体给药不宜过快,用药后注意观察呼吸频率、节律及意识变化,若出现恶心、呕吐、烦躁、面部抽搐等药物反应,应及时与医生联系,出现严重肌肉抽搐等反应时应立即停药。②肾上腺皮质激素:应用肾上腺皮质激素时,应加强口腔护理,防止口腔真菌感染。

三、急性肝功能衰竭

急性肝功能衰竭是原来无肝细胞疾病的个体,由多种因素导致肝细胞急性坏死或功能障碍而引起的临床综合征。该病临床上以进行性胆红素升高、凝血机制障碍及意识改变为主要特征,病死率极高。

(一)病因

1. 病毒性肝炎 病毒性肝炎是我国急性肝功能衰竭最重要的原因。甲、乙、丙、丁、戊型肝炎病毒感染均可引起急性肝功能衰竭,以乙型肝炎最常见。其他病毒(如EB病毒、柯萨奇病毒)感染也可引起急性肝功能衰竭。

2. 药物中毒 异烟肼、利福平、对乙酰氨基酚、四环素、乙醇等可损伤肝细胞。

3. 代谢紊乱 如脑病并内脏脂肪综合征(Reye syndrome)、Wilson病、妊娠急性脂肪肝等。

4. 工业毒物 四氯化碳、磷、锑、三氯乙烯、氯仿等所谓的"向肝性毒物"均可引起严重的肝损害。

(二)发病机制

急性肝衰竭的发病机制非常复杂,并且多种因素可相互影响,具体机制尚不十分清楚。不同类型的肝衰竭,其发病机制亦不相同。由肝炎病毒引起的急性肝衰竭主要与免疫反应有关。病毒在肝细胞内复制、增生和逸出不产生明显的肝细胞损害,但当人体杀伤含有肝炎病毒抗原物质的肝细胞膜时,则产生肝细胞坏死和炎症。可能的机制是首先通过T细胞的细胞毒作用及抗原抗体形成的免疫复合物激活补体系统,引起肝细胞局灶性或碎屑样坏死;同时诱导单核细胞及肝内库普弗细胞大量产生肿瘤坏死因子,肿瘤坏死因子可诱导白细胞介素-1、白细胞介素-6等的产生,并形成自体内分泌环,导致溶酶体系统的激活,引起微循环障碍及弥散性血管内凝血,大量肝组织发生坏死。其他因素则可能是通过化学或免疫机制的作用而引起肝细胞坏死。亚急性肝功能衰竭的发生则可能在慢性活动性肝炎基础上加上某些致病因子,使病情急剧加重,肝内病变可能主要是细胞免疫反应所致,肝外病变则由免疫复合物引起。

(三)临床表现

1. 症状

(1)消化道症状 具有食欲不振、恶心、呕吐、肝臭、腹痛和脱水等非特异性表现。

(2)神经精神症状 主要表现是肝性脑病。患者常有性格改变、睡眠节律颠倒、行为异常、四肢肌张力增强、构思和定向力障碍,可出现烦躁不安、抽搐及昏迷。

2. 体征

(1)黄疸、出血 肝衰竭时肝细胞大量破坏出现肝细胞性黄疸,同时因纤维蛋白原和肝内合成的凝血因子减少,弥散性血管内凝血或消耗性凝血病,则可致皮肤有出血点、注射部位出血或胃肠道出血等。

(2)其他 可表现为多脏器功能障碍,如脑水肿表现为昏迷、抽搐、血压升高,心率慢、瞳孔异常、视盘水肿等;肺水肿表现为呼吸加深加快;肾衰竭表现为尿少和氮质血症;并发各种感染尤其是原发性腹膜炎最多见。

(四)辅助检查

1. 血常规 白细胞总数升高,血小板减少。
2. 肝功能检查 转氨酶和血胆红素明显增高,但在部分患者可出现"酶胆分离"现象,即血清胆红素上升,血清转氨酶反而降至正常。
3. 肾功能检查 血肌酐或尿素氮可增高。
4. 出血与凝血检查 出现弥散性血管内凝血时,凝血时间、凝血酶原时间或部分凝血活酶时间延长。
5. 影像学检查 根据需要可酌情做 B 型超声、CT、磁共振成像和腹腔镜检查等。

(五)诊断要点

1. 意识模糊或性格改变。
2. 肝缩小。
3. 胆红素血症。
4. 凝血酶原时间延长。
5. 丙氨酸氨基转移酶水平在 500~2 000 U/mL。
6. 低血糖。
7. 肿瘤坏死因子进行性升高。

(六)治疗

急性肝功能衰竭的治疗原则是加强支持治疗,维持各脏器功能,及早识别和治疗各种并发症,为肝再生提供时间和条件。

1. 一般治疗 患者绝对卧床休息;给予低脂、低蛋白、高碳水化合物饮食,保证供给足够的热量和维生素;积极纠正低蛋白血症,每日或隔日输新鲜血浆、白蛋白;纠正水、电解质紊乱及酸碱失衡,特别要注意纠正低钠血症、低钾血症和碱中毒。

2. 保肝治疗 胰高血糖素-胰岛素联合治疗有抗肝细胞坏死及促进肝细胞再生的作用。常用胰高血糖素 1 mg 加胰岛素 8~10 U 加入 10% 葡萄糖 250~500 mL 中静脉滴注,1~2 次/d,2 周为 1 个疗程;肝细胞再生刺激因子(促肝细胞生长素)120~200 mg/d 静脉滴注,1 次/d,疗程为 1 个月。

3. 对症处理

(1)肝性脑病 ①去除诱因,如严重感染、出血及电解质紊乱等,限制蛋白饮食。②患者处于昏迷状态时应放置胃管,防止误吸。③应用乳果糖或拉克替醇,口服或高位灌肠,可酸化肠道,促进氨的排出,减少肠源性毒素吸收。④支链氨基酸 500 mL 每日静脉滴注,以纠正氨基酸失衡。

(2)脑水肿 ①有颅内压增高者,给予高渗性脱水剂,如 20% 甘露醇或甘油果糖,250 mL/次,30 min 滴完,每 4 h 或每 6 h 1 次。症状改善后可减少每次用量,但不宜减少次数,以免反弹。②袢利尿剂,一般选用呋塞米,可与渗透性脱水剂或白蛋白交替使用。

4. 预防感染　全身使用有效抗生素,以预防肠道、腹腔、肺部感染。

5. 维持水、电解质平衡　每日补液量为前一日出水量加不显性失水 500~800 mL,一般每日补充氯化钠 6~8 g、氯化钾 3~6 g 及葡萄糖酸钙和硫酸镁,并根据血生化水平调整。

(七)护理诊断

1. 意识障碍　与肝性脑病有关。
2. 营养失调　与进食减少、胃肠消化吸收功能减退有关。
3. 有受伤的危险　与意识障碍引起的感知障碍有关。
4. 有感染的危险　与免疫功能低下及低蛋白血症有关。
5. 皮肤完整性受损　与长期卧床有关。

(八)护理措施

1. 正确饮食　应给予患者足够的热量、高维生素、低蛋白及低脂饮食。不能饮食者采用鼻饲饮食或静脉滴注葡萄糖;昏迷患者忌用蛋白饮食,待病情好转意识清醒后逐渐增加蛋白用量。给予低钠饮食,显著腹腔积液者在限钠的同时,还应限制每日入水量。

2. 合理休息,充足睡眠　患者应绝对卧床,减少活动,可以减少体能消耗,降低肝负荷,增加肝血流量,防止肝功能进一步受损,促进肝细胞恢复。

3. 密切观察病情　每日记录患者血压、体温、出入量及意识;观察有无感染,及时发现原发性腹膜炎等并发症;密切观察皮肤有无出血点、瘀斑,以便及时采取止血治疗;对突发性格异常及其他神经体征的患者,要谨防肝性脑病的发生;慎用各种易诱发肝性脑病的药物。

4. 皮肤护理　对腹腔积液或水肿的患者,应保持其皮肤清洁卫生,可使用海绵垫或棉垫垫起受压部位,防止水肿部位皮肤受压。对皮肤瘙痒者,及时给予止痒处理,不得用手抓挠,以免感染。

5. 腹腔积液患者的护理　对大量腹腔积液的患者,采取半卧位,使横隔下降,增加肺活量,有利于呼吸;定期测量腹围,密切观察腹腔积液消长情况;记录液体出入量和体重;腹腔积液患者应低盐或无盐饮食,严重者限制每日的入水量;使用利尿剂者注意监测血生化指标,避免电解质紊乱;如大量腹腔积液引起腹内压增高,患者不能耐受时,酌情放腹腔积液,一次放液量以不超过 3 000~5 000 mL 为宜,同时补充白蛋白。

四、急性肾衰竭

急性肾衰竭是肾本身或肾外原因引起肾泌尿功能急剧降低,以致机体内环境出现严重紊乱的临床综合征。主要表现为少尿或无尿、氮质血症、高钾血症和代谢性酸中毒。急性肾衰竭是多种原因引起的,不同的病因、病情、病期导致的急性肾衰竭,其发病机制、临床表现和预后均不相同。与慢性肾衰竭不同,急性肾衰竭大多是可逆的,如能早诊断、早治疗,肾功能大多可以恢复。

(一)病因

1. 肾前性　大出血、脱水、大量腹腔积液、心功能衰竭导致机体血管内有效血容量不足、心输出量降低、全身血管扩张、肾血管收缩等,使肾血流灌注减少,肾小球滤过率下降,肾对尿素氮、水、钠重吸收增加,从而引起血尿素氮、尿比重升高,尿量减少,而血肌酐仅稍高于正常,称为肾前性氮质血症。肾前性氮质血症有肾功能不全但不伴有肾实质组织损伤,是肾对一过性低灌注的一种生理反应。去除病因后肾功能可恢复,持续性低灌注可导致肾实质缺血性损伤和肾实质性急性肾衰竭。

2. **肾性** 由肾血管疾病、肾小球疾病、缺血性或肾毒性急性肾小管坏死和急性肾小管间质性肾炎、双侧肾皮质坏死等所致,其中以缺血或肾毒素致急性肾小管坏死所致最为常见。

3. **肾后性** 各种原因引起的尿路梗阻所致。梗阻部位可以是尿路内梗阻,包括输尿管梗阻、膀胱颈部梗阻,也可以是尿路外梗阻,如后腹膜淋巴结瘤、腹膜后纤维化压迫。完全性尿路梗阻者肾小管内压力升高,再加上肾小动脉收缩,导致肾小球滤过率下降,出现急性肾衰竭,如能及时解除,肾功能可以很快恢复。

(二) 发病机制

1. **几种学说** 急性肾衰竭的发病机制尚未阐明。近年来经研究,有几种学说可解释本病。肾血流动力学异常,入球小动脉收缩,导致肾血流灌注不足,肾小球滤过减少;毛细血管内皮细胞肿胀,使管腔狭窄,血管阻力增加,肾小球滤过率降低;出球小动脉扩张,导致肾小球毛细血管内压降低,肾小球滤过减少。以上因素导致急性肾衰竭。

2. **细胞代谢障碍** 细胞缺血缺氧使 ATP 含量明显下降,导致 ATP 含量明显下降,导致 ATP 依赖的转运泵(如 Na^+-K^+-ATP 酶)活力下降,细胞内外离子梯度丧失,细胞水肿,细胞质中钙离子蓄积,导致细胞功能不全,最终死亡。

3. **肾小管机械性堵塞** 肾小管机械性堵塞也是急性肾衰竭持续存在的主要因素。脱落的黏膜、细胞碎片、T-H 蛋白(Tamm-Horsfall protein)均可在缺血后堵塞肾小管;滤过压力降低更加重肾小管堵塞;严重挤压伤或溶血后产生的血红蛋白、肌红蛋白亦可导致肾小管堵塞。

(三) 临床表现

急性肾衰竭除原发病灶外,其临床表现有较大差异。典型的临床经过分为少尿期、多尿期、恢复期。此外,还有一部分患者尿量并不减少,称为非少尿型肾衰竭,预后较好。

1. **少尿期** 尿量突然减少,从持续 2~3 d 到 3~4 周,轻者平均 5~6 d,大多数为 7~14 d,如少尿期超过 1 个月,提示肾损害严重。本期表现如下。

(1) 尿量明显减少 24 h 尿量不足 400 mL 为少尿,24 h 尿量小于 100 mL 则为无尿。

(2) 水、电解质紊乱 全身水肿,体重增加,血压升高,并出现高钾、高磷、高镁、低钠、低钙等电解质紊乱。

(3) 循环系统表现 心包炎、左心衰竭、高血压;高血钾抑制心脏而出现房室传导阻滞、心率减慢甚至心搏骤停,这是少尿期的首位死因。

2. **多尿期** 尿量增多,可达正常 1~2 倍以上并持续 1~3 周。患者可能出现脱水、血压下降、血尿素氮及肌酐仍可进一步升高,并可能出现感染、其他脏器功能衰竭等并发症。

3. **恢复期** 尿量逐渐恢复正常,3~12 个月肾功能逐渐复原,大部分患者肾功能可恢复到正常水平,少数患者可遗留不同程度的肾功能损害。

(四) 辅助检查

1. **血生化** 血肌酐、血尿素氮水平增高，随病情发展每日递增。血清钾浓度升高，一般每日不超过 0.5 mmol/L。血生化中二氧化碳结合力下降，或血气分析中 pH 值降低，HCO_3^- 浓度降低，酸性代谢产物不能排除，引起酸中毒。

2. **尿液检查** 尿量少，色深，混浊，有少量蛋白、红细胞、白细胞，尿沉渣可见肾小管上皮细胞管型。尿比重降低而固定，多在 1.015 以下。尿渗透浓度小于 300 mmol/L，尿/血渗透浓度<1。尿钠含量增高，常在 20～60 mmol/L。

3. **影像学检查** B 型超声：可以了解肾的大小、结构，有无结石及肾盂积水等，有助于鉴别诊断；逆行肾盂造影：适用于高度怀疑梗阻性无尿；肾血管造影：适用于肾血管因素导致的急性肾衰竭的诊断和鉴别诊断。

4. **肾活检** 对于没有明确致病原因的急性肾衰竭，肾活检是重要的检查手段。

(五) 诊断

患者有导致急性肾衰竭的原发病，突然出现少尿及血尿素氮持续升高，结合临床表现及实验室检查，可诊断为急性肾衰竭。但必须排除其他原因引起的少尿和血尿素氮升高。

(六) 救治措施

急性肾衰竭的治疗原则是抑制肾损害，促进肾修复，同时积极治疗急性肾衰竭所致代谢紊乱，以降低死亡率。

1. **病因治疗** 急性肾衰竭首先要纠正可逆的病因，部分患者病因纠正后肾功能可恢复。对于肾前性急性肾衰竭患者，应纠正导致肾缺血的一些因素（如各种严重外伤、心力衰竭、急性失血等），包括输血、0.9% 氯化钠注射液扩容、处理好血容量不足、防治休克、控制感染等，防止其进展为急性肾小管坏死。对于药物所致急性肾衰竭，应首先停用可引起肾损害的药物。如为药物过敏性急性肾小管间质性肾炎，可及时使用激素或细胞毒药物。对于梗阻性肾病所致急性肾衰竭，应强调及时早期解除梗阻。对于急进性肾炎、结缔组织疾病、系统性血管炎等免疫因素所致急性肾衰竭，应及时使用激素治疗。

2. **应用利尿剂** 利尿剂的使用有理论依据和动物实验的支持，呋塞米是一种强效的利尿剂，它可以扩张血管，减轻肾小管堵塞，且临床已证实其疗效与剂量有一定关系，特别是在肾衰竭时，缩短少尿期是急性肾衰竭治疗成功的重要措施之一，恰当地应用呋塞米可获得满意的利尿效果。

3. **维持水、电解质平衡** 严格限制液体摄入量。记录 24 h 出入量，包括尿、粪便、引流物、呕吐物和异常出汗量。量出为入，以每天体重减少 0.5 kg 为最佳，表明无液体潴留。根据 24 h 补液量为"显性失水+非显性失水-内生水"的公式作为每日补液量的依据，宁少勿多，以免引起水中毒。显性失水为尿、粪和失血等的总和，不显性失水为皮肤和呼吸道挥发的水分，一般为 600～1 000 mL/d，内生水为体内代谢所产生的水分，为 400～500 mL/d。通过中心静脉压或肺动脉楔压监护血容量状况。严禁钾的摄入，包括食物和药物中的钾。低钠血症常由液体过多所致，一般不补充钠盐，血钠维持在 130 mmol/L 左右即可。注意钙的补充。

4. **营养治疗** 给予足够的蛋白质，抵制分解代谢，不必过分限制口服蛋白质，每日摄入40 g蛋白质并不加重氮质血症,以血尿素氮和肌酐之比不超过10∶1为准。透析时应适量增加蛋白质的补充量。摄入足够的热量,主要由碳水化合物和脂肪供给,目的是减少蛋白分解代谢至最低程度,减缓尿素氮和肌酐的升高,缓解代谢性酸中毒和高钾血症。注意补充维生素。尽可能通过胃肠道补充营养。

5. 纠正酸中毒　一般情况下,酸中毒发展缓慢,并可通过呼吸代偿。在血浆[HCO_3^-]低于15 mmol/L时才应用碳酸氢盐治疗。但应注意用量,以免导致血容量过多。在有严重创伤、感染或循环系统功能不全时,容易发生严重酸中毒。血液滤过是治疗严重酸中毒的最佳方法。

6. 预防和控制感染　静脉通路、导尿管等可能是引起感染的途径。临床一旦出现感染的迹象,则应尽早使用有效抗生素进行控制。可根据细菌培养和药物敏感试验选用对肾无毒性或毒性低的药物,并按肌酐清除率调整剂量。

7. 透析治疗　患者如原发病严重,持续少尿、无尿或有水中毒、高钾血症、严重代谢性酸中毒和明显尿毒症症状时,应及时进行透析治疗。在严重并发症出现之前尽早进行预防性透析,可明显改善症状,降低死亡率,利于肾功能的恢复。

（七）护理诊断

1. 体液过多　与肾功能不全水钠潴留有关。
2. 有感染的危险　与有创治疗和患者本身抵抗力低下有关。
3. 皮肤完整性受损　与患者抵抗力低下、营养不良、长期卧床有关。
4. 活动无耐力　与原发疾病及急性肾衰竭病情危重有关。

（八）护理措施

1. 病情观察　注意评估患者的意识状态、贫血及尿毒症面容,有无血压升高、水肿,呼出气体有无尿味,皮肤是否干燥并有抓痕,有无恶心、呕吐、腹泻、呼吸困难,心律是否规整等。每日测量体重,记录出入量。

2. 一般护理　患者应绝对卧床休息,病房内整洁、舒适、安静,空气应清新。准确详细记录患者24 h出入量,尤其是患者24 h尿量,掌握其水、电解质、酸碱平衡状况。适当控制患者的亲属探视和不良情绪刺激,让患者充分休息,以减轻肾负荷。

3. 饮食护理　少尿期:应严格限制钠盐和水量的摄入,能量供给以糖为主,配以少量优质蛋白,期间不宜吃香蕉、橘子等含钾盐丰富的水果,以避免高钾血症的发生。多尿期:可以试着增加蛋白质的供应量,应以优质蛋白为主,而钠水的供应量应根据患者具体的尿量进行调整。恢复期:应进一步加强营养,以促进机体的康复。另外,还需注意补充维生素。

4. 利尿剂　呋塞米20~40 mg静脉注射,在10 min左右先出现血管扩张作用,至15 min开始发挥利尿作用,维持2 h。血管扩张及利尿作用可迅速减少血容量,降低心脏前负荷,有利于缓解肺水肿。

5. 预防感染　急性肾衰竭患者极易罹患感染,且感染后难以控制。因此,护理人员应严格对患者执行无菌操作,病房内每天用紫外线照射和其他措施消毒。另外,还需加强患者皮肤、口腔、留置导尿管的护理及避免让患者受凉。

6. 急性肾衰竭不同期的护理　①少尿期:少尿期最容易出现血钾过高、液体潴留、出血、氮质血症及继发感染,这些如果处理不当,极易导致患者死亡。因此,护理人员应严格执行医嘱操作,并严密监测病情变化,一旦有变化,应及时报告医生。②多尿期:此期患者尿量明显增多,容易出现电解质紊乱及血容量不足,应多监测电解质和血压等情况变化,及时给予纠正。③恢复期:此期应进一步加强患者营养和肢体活动锻炼,但应避免劳累、受凉、感冒等,以促进肾功能尽快康复。

7. **血液透析的护理**　透析室内必须严格执行定期清洁与消毒制度。透析前向患者说明透析目的、过程和可能出现的情况,以避免患者紧张、焦虑。嘱患者排尿,并测体重和生命体征。透析过程中应观察:①有无低血压、失衡综合征、热原反应、头痛、呕吐、肌痉挛和过敏反应等现象;②血液和透析液的颜色是否正常,有无血液分层或凝血现象;③生命体征有无变化;④透析装置各部件运转是否正常;⑤及时采集血标本检验。透析后2~4 h内避免各种注射、穿刺、侵入性检查。24 h内复查血液生化并严密观察病情,定时测血压、脉搏,注意有无出血倾向、低血压、心力衰竭、动静脉通路的血流量及局部有无渗血。

习题

一、单项选择题

1. 下列哪一项不是肾衰竭发展期的表现(　　)
   A. 血容量过多　　　　　　B. 电解质紊乱和酸碱失衡　　　　C. 尿毒症的症状
   D. 尿量增多　　　　　　　E. 以上都是

2. 下列哪一项为左心衰竭最早最常见的症状(　　)
   A. 咳嗽　　　　　　　　　B. 咯血　　　　　　　　　　　　C. 心悸
   D. 呼吸困难　　　　　　　E. 以上都正确

3. 改善急性左心衰竭症状最有效的药物是(　　)
   A. 利尿剂　　　　　　　　B. 洋地黄　　　　　　　　　　　C. 钙离子拮抗剂
   D. β肾上腺素能受体阻滞剂　E. 血管紧张素转化酶抑制剂

4. 诊断呼吸衰竭最重要的血气分析指标是(　　)
   A. PaO_2<60 mmHg　　　　B. $PaCO_2$>50 mmHg　　　　　C. pH值低于7.35
   D. 二氧化碳结合力高于29 mmol/L
   E. 标准剩余碱低于-3.0 mmol/L

5. 急性肝功能衰竭患者的护理中,下列描述错误的是(　　)
   A. 饮食以高热量、高蛋白、维生素丰富且易消化的食物为宜,适当限制动物脂肪摄入
   B. 伴有腹腔积液者按病情给予低盐或无盐饮食
   C. 肝功能减退严重者或有肝性脑病先兆者给予低蛋白饮食
   D. 应限制每日入水量
   E. 禁忌饮酒和使用对肝有损害的药物,以免加重肝的负担

6. 少尿期的补液原则及入水量为(　　)
   A. 高于每日排出量的1倍　　B. 补液不加限制
   C. 量出为入,每天补液量=显性失水+不显性失水-内生水
   D. 排出量的1/3~1/2　　　　E. 等于每日排出量

7. 急性肾衰竭少尿期的主要死亡原因是(　　)
   A. 低血钠　　　　　　　　B. 酸中毒　　　　　　　　　　　C. 心力衰竭
   D. 感染　　　　　　　　　E. 高钾血症

二、简答题

1. 简述急性心力衰竭和急性呼吸衰竭的诱因、病情判断、救治与护理要点。
2. 简述急性肝功能衰竭和急性肾衰竭的病因、病情判断、救治和护理要点。
3. 简述多器官功能障碍综合征的发病机制、监测方法、救治与护理要点。

(南阳医学高等专科学校 刘 磊)

第八章 急性中毒的救护

> **学习目标**
> 1. 掌握有机磷、镇静催眠药、一氧化碳、亚硝酸盐、酒精中毒的临床表现、紧急处理与护理要点。
> 2. 熟悉有机磷、镇静催眠药、一氧化碳、亚硝酸盐、酒精中毒的病情评估及中毒机制。
> 3. 了解急性中毒毒物的体内过程;有机磷、镇静催眠药、一氧化碳、亚硝酸盐、酒精中毒的辅助检查。

某些物质接触人体或进入人体后,在一定条件下与体液、组织相互作用,损害组织,破坏神经及体液的调节功能,使正常生理功能发生严重障碍,引起一系列症状体征,称为中毒。能引起中毒的外来物质称为毒物,包括化学性毒物(如工业毒物、药物、农药、军用毒物等)和生物性毒物(如有毒动植物、细菌及真菌毒素)。毒物的毒性较剧或短时间内大量、突然地进入人体内,迅速引起症状甚至危及生命者称为急性中毒。急性中毒起病急骤、症状凶险、病情变化迅速,不及时救治可危及生命。毒物少量、持续地进入人体,蓄积起来并积累到一定量时所引起的中毒称为慢性中毒。介于急性中毒与慢性中毒之间,发作较为缓和,病程稍长的中毒称为亚急性中毒。

第一节 急性中毒概述

一、毒物的体内过程

1.毒物的吸收　毒物主要经消化道、呼吸道、皮肤黏膜3条途径进入人体并被吸收。

(1)经消化道吸收　很多毒物经消化道进入人体,如有机磷杀虫剂、毒蕈、乙醇、河豚、安眠药等。胃和小肠是消化道吸收的主要部位。脂溶性毒物以扩散方式透过胃肠道黏膜而被吸收,少数毒物在肠内以主动转运方式而被吸收。胃肠道内pH值、毒物的脂溶性及其电离的难易程度是影响吸收的主要因素。另外，胃内容物的量、胃排空时间、肠蠕动等也影响其吸收。

（2）经呼吸道吸收　气态、烟雾态和气溶胶态的物质大多经呼吸道进入人体，如一氧化碳、硫化氢、砷化氢等。这是毒物进入人体最方便、最迅速，也是毒性作用发挥最快的一种途径。随呼吸道进入人体的毒物很容易被迅速吸收而直接进入血液循环，作用于各组织器官，从而使毒性作用发挥得早而严重。

（3）经皮肤黏膜吸收　皮肤是人体的天然保护屏障，一般情况下经皮肤吸收的毒物很少，且吸收速度也很慢。多数毒物不能经健康的皮肤吸收，但以下几种情况下毒物可经皮肤吸收：①脂溶性毒物，如有机磷、苯类，可穿透皮肤的脂质层而被吸收；②腐蚀性毒物，如强酸、强碱，造成皮肤直接损伤；③局部皮肤有损伤；④环境高温、高湿、皮肤多汗等情况下。

2. 毒物的代谢　毒物被吸收后进入血液，分布于全身，主要在肝通过氧化、还原、水解、结合等作用进行代谢。大多数毒物经代谢后毒性降低，但也有少数毒物在代谢后毒性反而增加，如对硫磷（1605）氧化成对氧磷，其毒性可增加数百倍。

3. 毒物的排泄　大多数毒物经肾排出。气体和易挥发的毒物吸收后，一部分以原形经呼吸道排出。很多重金属如铅、汞、锰及生物碱由消化道排出。少数毒物可经皮肤排出，有时引起皮炎。此外，有些毒物可经汗腺、唾液腺、乳汁、胆管等途径排出。毒物从体内排出的速度与毒物的性质、溶解度、挥发度、与组织的结合程度、排泄器官的功能状态、血液循环的状态密切相关。有些毒物若排出缓慢，蓄积在体内某些组织或器官内，可导致慢性中毒。

二、中毒机制

1. 局部刺激、腐蚀作用　强酸、强碱可吸收组织中的水分，并与蛋白质或脂肪结合，使细胞变性、坏死。

2. 缺氧　刺激性气体（如氯气、氨、氮氧化物等）经呼吸道进入机体，可引起支气管痉挛、肺炎或肺水肿等，妨碍肺泡的气体交换而引起缺氧。窒息性气体（如一氧化碳、硫化氢、氰化物等）可阻碍氧的吸收、转运或利用。尤其是一氧化碳极易与血红蛋白结合为碳氧血红蛋白，使血红蛋白失去携氧能力，导致组织缺氧，特别是脑和心肌对缺氧敏感而继发损害。

3. 麻醉作用　有机溶剂（如苯类）和吸入性麻醉剂（如乙醚）有强嗜脂性，脑组织和细胞膜脂类含量高，该类毒物可通过血-脑屏障，进入脑内而抑制脑功能。

4. 抑制酶的活力　很多毒物或其代谢产物通过抑制酶的活力而产生毒性作用，如有机磷杀虫剂抑制胆碱酯酶、氰化物抑制细胞色素氧化酶、重金属抑制含巯基酶等。

5. 干扰细胞膜或细胞器的生理功能　如四氯化碳在体内经代谢产生三氯甲烷自由基，自由基作用于肝细胞膜中的不饱和脂肪酸，产生脂质过氧化，由此导致线粒体和内质网变性，肝细胞死亡。

6. 竞争受体　阿托品通过竞争性阻断毒蕈碱受体而产生毒性作用。

三、病情评估

(一)病史

重点询问职业史和中毒史。职业史包括工种、工龄、接触毒物的种类、接触时间、环境条件及防护措施,以及在相同的工作条件下其他人员有无发病等。对生活性中毒,如怀疑有服毒可能性时,应了解患者的生活情况、精神状态、长期服用药物的种类、发病时身边有无药瓶、药袋,家中药物有无缺少等,并估计服药时间和剂量。对一氧化碳中毒者,应了解室内炉火、烟囱、燃气及当时室内其他人员情况。怀疑食物中毒者,应询问进餐情况、时间及同时进餐者有无同样症状,并注意收集剩余食物、呕吐物或胃内容物送检。总之,对任何中毒都要了解发病现场情况,收集并查明接触毒物证据。

(二)临床表现

各种中毒的症状和体征取决于毒物的毒理作用、进入机体的途径、剂量和机体的反应性,不同化学物质的中毒可产生不同的表现。

1. **皮肤黏膜症状** ①皮肤灼伤:主要见于强酸、强碱等引起腐蚀性损伤,如溃疡、糜烂、痂皮等,但不同毒物呈现不同特征,如硫酸灼伤呈黑色、硝酸呈黄色、过氧乙酸呈无色等。②发绀:毒物通过引起氧合血红蛋白不足而导致发绀,如亚硝酸盐、磺胺、非那西丁、麻醉药等中毒。③口唇樱桃红色:见于一氧化碳和氰化物中毒。④大汗、潮湿:常见于有机磷杀虫剂中毒。⑤黄疸:四氯化碳、毒蕈、鱼胆等中毒损伤肝可致黄疸。

2. **眼部症状** ①瞳孔缩小:见于有机磷杀虫剂、氨基甲酸酯类杀虫剂、毒扁豆碱、吗啡等中毒。②瞳孔扩大:见于阿托品、毒蕈、曼陀罗等中毒。③视力障碍:见于甲醇、有机磷、苯丙胺中毒。

3. **呼吸系统症状** ①呼吸气味:有机溶剂挥发性强,且具有特殊气味,如酒味;氰化物有苦杏仁味;有机磷杀虫剂、黄磷等有大蒜味;苯酚、甲酚皂溶液有苯酚味。②刺激症状:刺激性及腐蚀性气体可引起呼吸道黏膜严重刺激症状,表现为咳嗽、声嘶、咽痛、胸闷、呼吸困难等。严重时出现喉痉挛、喉头水肿、中毒性肺水肿、急性呼吸窘迫甚至呼吸衰竭等。③呼吸加快:引起酸中毒的毒物如水杨酸类、甲醇等,可兴奋呼吸中枢,使呼吸加快。④呼吸减慢:见于镇静催眠药、镇痛药中毒,呼吸中枢过度抑制可导致呼吸麻痹。

4. **循环系统症状** ①心律失常:如洋地黄、夹竹桃、乌头等兴奋迷走神经,拟肾上腺素类、三环类抗抑郁药等兴奋交感神经,氨茶碱中毒等都可引起心律失常。②休克:如奎宁、奎尼丁中毒,由于组织缺血、缺氧和组胺等活性物质的释放,造成血管张力低下,加上白细胞、血小板在微静脉端黏附,造成微循环血液淤滞,毛细血管开放数增加,导致有效循环血量锐减而引起血管源性休克;某些化学毒物(如严重的化学灼伤)致血浆渗出及剧烈的吐泻,可致低血容量性休克;青霉素引起过敏性休克。③心搏骤停:常见原因有两种,一种是毒物直接作用于心肌出现中毒性心肌病变而致,见于洋地黄、奎尼丁、锑剂、河豚等中毒;另一种是窒息性毒物中毒导致心肌严重缺氧而致。

5. **消化系统症状** ①口腔炎:腐蚀性毒物如汞蒸气、有机汞化合物等,可引起口腔黏膜糜烂、齿龈肿胀和出血等。②恶心、呕吐:毒物大多可引起呕吐、腹泻等急性胃肠炎表现,重者可致胃肠穿孔及出血坏死性小肠炎。③呕吐物的颜色和气味:如高锰酸钾呈红色或紫色,硫酸或硝酸呈黑色或咖啡色,有机磷杀虫剂中毒有大蒜味等。④肝受损:毒蕈、四氯化碳、某些抗癌药等可损害肝而引起黄疸、转氨酶升高、腹腔积液等肝功能障碍的表现。

6. 神经系统症状　①中毒性脑病:某些毒物如有机磷杀虫剂、镇静催眠药、窒息性气体、农药、乙醇、抗组胺药、可溶性钡盐、三氧化二砷、蛇毒等,均可通过直接作用于中枢神经系统,引起各种神经系统症状及脑实质的损害(如昏迷、谵妄、惊厥、肌纤维颤动、瘫痪)。某些毒物如一氧化碳等引起的缺氧及血循环障碍,也可间接导致脑部症状,如意识障碍、抽搐、精神失常,严重者出现颅内压增高症候群。②中毒性周围神经病:如铅中毒所致脑神经麻痹,砷中毒所致多发性神经炎。

7. 泌尿系统症状　中毒后多以肾小管受损为主,出现尿少甚至无尿等急性肾衰竭临床表现,常见于以下3种情况。①肾小管坏死:见于氯化汞、四氯化碳、氨基糖苷类抗生素、毒蕈等中毒。②肾缺血:引起休克的毒物可致肾缺血。③肾小管堵塞:砷化氢中毒可引起血管内溶血,游离血红蛋白由尿排出时可堵塞肾小管,磺胺结晶也可堵塞肾小管,最终均可导致急性肾衰竭,出现少尿甚至无尿。

8. 血液系统症状　①溶血性贫血:见于砷化氢、苯胺、硝基苯等中毒。②白细胞减少和再生障碍性贫血:见于氯霉素、抗肿瘤药、苯等中毒及放射病。③出血:阿司匹林、氯霉素、氢氯噻嗪、抗肿瘤药物中毒可引起血小板量和质的异常而致出血。肝素、双香豆素、水杨酸类、蛇毒等中毒可导致血液凝固障碍而致弥散性血管内凝血。

9. 发热　见于抗胆碱药、二硝基酚、棉酚等中毒。

(三)辅助检查

1. 毒物检测　有助于确定中毒物质和估计中毒的严重程度。应尽快采集患者的血、尿、粪、呕吐物、剩余食物、首次抽吸的胃内容物、遗留毒物、药物和容器及其他可疑物品等送检。检验标本尽量不放防腐剂,并尽早送检。

2. 其他检查　包括血液学检测(如酶活性测定、碳氧血红蛋白和高铁血红蛋白测定)、血气分析及血清电解质、血糖、肝功能、心电图、X射线等检查。主要作用是鉴别诊断和判断病情轻重程度。

(四)病情判断

对患者中毒严重程度做出正确判断,以便指导治疗和评价预后。

1. 患者一般情况　意识状态、生命体征、皮肤颜色等,生命体征的变化与病情严重程度基本吻合。

2. 中毒和处理情况　毒物的种类、剂量、中毒时间、院前处理情况等。

3. 有无严重并发症　下列任何一种临床表现均应看作危重的信号:①深度昏迷;②严重心律失常;③高血压或休克;④呼吸功能衰竭;⑤高热或体温过低;⑥肺水肿;⑦吸入性肺炎;⑧肝功能衰竭;⑨癫痫发作;⑩少尿或肾衰竭。

四、急救处理

急性中毒的特点是发病急骤、来势凶猛、病情进展迅速且多变。因此,医护人员必须争分夺秒地进行有效救治。

(一)立即终止接触毒物

1. **吸入性中毒的急救** 将患者搬离染毒区后,移至上风或侧风方向,使其呼吸新鲜空气,保持呼吸道通畅,及时清除呼吸道分泌物,防止舌后坠。及早吸氧,必要时可使用呼吸机或采用高压氧治疗。

2. **接触性中毒的急救** ①皮肤染毒:立即除去污染衣物,用大量清水或肥皂水反复冲洗接触部位皮肤,特别是毛发、指甲、皮肤皱褶处。冲洗时间不少于30 min,清洗时注意切忌用热水或少量水擦洗,因为这两种方法均可能促进局部血液循环,导致毒物的吸收加速。②眼部染毒:不可用中和性溶液冲洗,以免发生化学反应造成角膜、结膜的损伤,应采用清水或等渗盐水大量冲洗,直至石蕊试纸显示中性为止。③皮肤接触腐蚀性毒物:冲洗时间应达到15~30 min,并可选择相应的中和剂或解毒剂冲洗。常见毒物种类及其皮肤清洁剂见表8-1。

表8-1 常见毒物种类及其皮肤清洁剂

毒物种类	皮肤清洁剂
酸性(有机磷、挥发性油剂、甲醛、强酸等)	5%碳酸氢钠或者肥皂水
碱性(氨水、氢氧化钠)	3%~5%硼酸、醋酸、食醋
苯类、香蕉水	10%乙醇
无机磷(磷化锌、黄磷)	1%碳酸钠

(二)清除进入胃肠道内的毒物

常用催吐、洗胃、导泻、灌肠和使用吸附剂等方法清除胃肠道尚未吸收的毒物,应尽早进行。

1. **催吐**

(1)禁忌证 ①昏迷、惊厥状态;②腐蚀性毒物中毒;③原有食管胃底静脉曲张、主动脉瘤、消化性溃疡者;④年老体弱、妊娠、高血压、冠心病、休克者。口服毒物的患者只要意识清醒,没有催吐的禁忌证,均应做催吐处理,这是尽早排出胃内毒物的最好方法,可将胃内大部分的毒物排出,达到减少毒素吸收的目的。

(2)体位 呕吐时,患者应采取左侧卧位,头部放低,臀部略抬高;幼儿应俯卧,头向下,臀部略抬高,以防止呕吐物吸入气管发生窒息或引起肺炎。

(3)方法 ①机械催吐:对于意识清楚且能合作的患者,医护人员可用压舌板、匙柄或手指搅拨咽弓及咽后壁,诱发呕吐。此方法简单易行,奏效迅速,可反复进行直至胃内容物完全呕出为止。但操作时要动作轻柔,避免损伤咽部。如果食入毒物过于黏稠,可让患者饮300~500 mL温清水(不可用热水)、盐水或其他解毒液体,然后再进行催吐。如此反复进行,直到吐出液体变清无味为止。②药物催吐:可用吐根糖浆、阿扑吗啡等进行催吐。

2. **洗胃**

(1)适应证 洗胃法适用于除腐蚀性毒物中毒外所有服毒患者。时间越早越好,一般在服毒后6 h内洗胃效果最佳,但服毒量大或所服毒物吸收后可经胃排出,服毒

6 h以上仍需要洗胃。

(2)禁忌证 ①腐蚀性毒物中毒者;②正在抽搐、大量呕血者;③原有食管静脉曲张或上消化道大出血病史者。

(3)洗胃液的选择 常用洗胃液及其适应证见表8-2。

表8-2 常用洗胃液及其适应证

种类	洗胃液	适应证
溶剂	液状石蜡	硫磺中毒
吸附剂	10%药用炭	河豚、生物碱中毒
解毒剂	1∶5 000高锰酸钾	巴比妥类和阿片类药物、有机磷杀虫剂、毒蕈类中毒
	2%~4%碳酸氢钠	氨基甲酸酯类、汞、有机磷杀虫剂中毒
	0.3%氧化镁	阿司匹林、草酸中毒
中和剂	米汤、10%淀粉	碘、碘化物中毒
沉淀剂	1%~3%鞣酸	吗啡、洋地黄、阿托品、颠茄、草酸、发芽马铃薯、毒蕈中毒

3.导泻 导泻常用25%硫酸钠30~60 mL或50%硫酸镁40~80 mL,口服或经胃管注入。一般不用油类泻药,以免促进脂溶性毒物的吸收。严重脱水及口服强腐蚀性毒物的患者禁止导泻。硫酸镁若吸收过多,对中枢神经系统有抑制作用,肾功能不全、呼吸抑制或昏迷患者及磷化锌和有机磷杀虫剂中毒晚期者都不宜使用。

4.灌肠 除腐蚀性毒物中毒外,适用于口服中毒超过6 h以上、导泻无效者及抑制肠蠕动的毒物(如巴比妥类、颠茄、阿片类)中毒。灌肠方法包括温盐水、清水或1%肥皂水连续多次灌肠,以达到最有效清除肠道毒物的目的。

5.合理应用吸附剂 吸附剂是指一类可吸附毒物以减少毒物吸收的物质,其主要作用为氧化、中和或沉淀毒物,常用活性炭(25~50 g活性炭加入200 mL温水中)和万能解毒剂(活性炭2份、鞣酸1份、氧化镁1份,即2∶1∶1),洗胃后口服或经胃管注入。

(三)促进已吸收毒物的排出

常用方法包括利尿、吸氧和血液净化疗法。

1.利尿 对于经肾排泄的毒物,加强利尿可促进毒物排出。措施如下。①补液:大剂量快速输入液体,速度为200~400 mL/h,液体以5%葡萄糖氯化钠注射液或5%葡萄糖注射液为宜。②使用利尿剂:静脉注射或滴注呋塞米等强效利尿剂,或20%甘露醇等渗透性利尿剂,后者尤适用于伴有脑水肿或肺水肿的中毒患者。③碱化或酸化尿液:改变尿pH值可促进毒物的排出,利尿时应注意严密观察病情的变化,定时监测尿量。如有急性肾衰竭,不宜应用利尿疗法。

2.氧疗 一氧化碳中毒时,吸氧可促进碳氧血红蛋白解离,加速一氧化碳排出。高压氧治疗是一氧化碳中毒的特效疗法。

3.透析 透析包括血液透析、腹膜透析和血液灌流,适用于中毒量大、血中毒物浓度高、常规治疗无效且伴有肾功能不全及呼吸抑制者,如镇静催眠药、抗生素、生物碱等中毒,一般来说12 h内透析效果最好,如时间过长,毒物与血浆蛋白结合后则不易分离。

4. 血浆置换 将患者的血液引入特制的血浆交换装置,将分离出的血浆弃去并补充相应的正常血浆或代用液,借以清除患者血浆中的有害物质,减轻脏器损害。此法适用于与血浆蛋白结合度高的毒物中毒,如蛇毒、砷、洋地黄中毒等,但操作复杂,代价较高。

(四)特效解毒剂的应用

当毒物进入人体后,清除毒物的同时,还应尽快使用相应的解毒剂进行解毒,大多数毒物无特效解毒剂,仅少数毒物能利用相应药物达到解毒作用(表8-3)。

表8-3 特效解毒剂

分类	解毒剂
金属中毒解毒剂	依地酸钙钠、二巯丙醇等
高铁血红蛋白症解毒剂	小剂量亚甲蓝(1~2 mg/kg)可使高铁血红蛋白还原为正常血红蛋白,用以治疗亚硝酸盐中毒;大剂量亚甲蓝(5~10 mg/kg)可产生高铁血红蛋白血症,适用于治疗轻度氰化物中毒
氰化物中毒解毒剂	一般采用亚硝酸盐-硫代硫酸钠疗法
有机磷杀虫剂中毒解毒剂	胆碱酯酶复能剂,如解磷定、氯解磷定、双复磷等

(五)对症治疗

很多急性中毒并无特效解毒剂或解毒疗法,因此,对症治疗是帮助患者渡过难关、维持重要脏器功能的重要抢救措施之一。严重中毒者出现昏迷、肺炎、肺水肿及循环、呼吸、肾衰竭时,应积极采取有效措施,如心搏骤停者应立即予以心肺复苏。

五、护理措施

1. 一般护理

(1)休息及饮食 急性中毒者应卧床休息、保暖。病情许可时,尽量鼓励患者进食,急性中毒患者的饮食应为高蛋白、高碳水化合物、高维生素的无渣饮食,腐蚀性毒物中毒者应早期给予乳类等流质饮食。

(2)口腔护理 吞服腐蚀性毒物者,应特别注意口腔护理,密切观察口腔黏膜的变化。

(3)对症护理 昏迷者,注意保持呼吸道通畅,及时清除呼吸道分泌物,维持呼吸循环功能,定时翻身以防压疮出现;惊厥时应保护患者避免受伤,同时可应用抗惊厥药物;高热者,在环境降温的同时给予物理降温、药物降温等。

(4)心理护理 针对不同中毒原因做好患者的心理护理,尤其对服毒自杀者,做好患者的心理疏导,防范患者再次自杀。

2. 病情观察 精心护理是抢救中毒患者成功的关键,具有维持及保护生命器官的功能,患者意识、瞳孔和生命体征的变化及出入量的变化是病情观察的要点。病情观察时应注意以下几方面。

(1)严密观察病情变化,避免并发症　密切观察患者意识、瞳孔、生命体征、中毒症状、药物疗效及药物不良反应,详细记录出入液量、呕吐物及排泄物的性状,必要时留标本送检。

(2)保持呼吸道通畅　及时清除呼吸道分泌物,给予氧气吸入,必要时行气管插管等。

(3)心电监护　以便及早发现心脏损害,及时进行处理。

(4)维持水及电解质平衡　护理人员要注意观察患者的尿量、每日进食量、口渴、皮肤弹性、呕吐、腹泻情况,并及时给予适量补液。注意血压与尿量的关系:血压正常而尿量减少提示失水,血压下降且尿量减少提示缺水或缺乏胶体物质或两者均缺乏。

3. 健康教育

(1)宣传指导　加强防毒宣传,在厂矿、农村、城市居民中结合实际情况,向群众介绍有关中毒的预防和急救知识。

(2)预防日常生活中毒　不食用有毒或变质食品。食用特殊食品前,要了解有无毒性,如无法辨别有无毒性的蕈类,或怀疑为有机磷杀虫剂毒死的家禽,均不可食用。

(3)加强毒物管理　严格遵守有关毒物的防护和管理制度,加强毒物保管,厂矿中有毒物质的生产设备应密闭化。杀虫剂、灭鼠剂、除草剂等要加强保管,标记清楚醒目,防止误食。

第二节　常见急性中毒的救护

一、有机磷杀虫剂中毒

有机磷杀虫剂属于有机磷酸酯或硫代磷酸酯类化合物,目前在我国普遍生产和广泛使用,对保证农业高产和丰收起到很大作用,但其对人、畜、家禽均有毒性。有机磷杀虫剂多呈油状或结晶状,色泽由淡黄色至棕色,稍有挥发性,且有蒜味。除美曲膦酯(敌百虫)外,其他有机磷杀虫剂一般难溶于水,不易溶于多种有机溶剂,在碱性条件下易分解失效。

(一)中毒途径与中毒机制

1. 中毒途径

(1)生产及使用过程中的不当　在生产、包装、保管、运输、销售、配制、喷洒有机磷杀虫剂的过程中,忽视防护,使用不慎或进入刚喷药的农田作业,用手直接接触原液等,均可由皮肤及呼吸道吸收中毒。

(2)生活性中毒　自服、误服或误食被有机磷杀虫剂污染的粮食、水、瓜果蔬菜及毒杀的家禽、家畜等,可经胃肠道吸收而中毒。

2. 中毒机制　有机磷杀虫剂的中毒机制主要是抑制体内胆碱酯酶的活性。正常情况下,胆碱能神经兴奋所释放的乙酰胆碱被胆碱酯酶水解而失去活性。有机磷杀虫剂进入体内后与体内胆碱酯酶迅速结合形成磷酰化胆碱酯酶,使胆碱酯酶失去水解乙酰胆碱的能力,导致乙酰胆碱蓄积,引起胆碱能神经过度兴奋的一系列症状。

(二)毒物的分类及代谢

1. 毒物的分类　有机磷杀虫剂的毒性按大鼠动物实验所得的经口半数致死量(median lethal dose, LD_{50})可分为4类。①剧毒类:LD_{50}<10 mg/kg,如甲拌磷(3911)、内吸磷(1059)、对硫磷(1605)、丙氟磷。②高毒类:LD_{50}为10~100 mg/kg,如甲基对硫磷、甲胺磷、氧化乐果、敌敌畏。③中度毒类:LD_{50}为100~1 000 mg/kg,如乐果、碘依可酯、美曲膦酯、倍硫磷。④低毒类:LD_{50}为1 000~5 000 mg/kg,如马拉硫磷、辛硫磷、氯硫磷。

2. 毒物的吸收和代谢　有机磷杀虫剂主要经过胃肠道、呼吸道、皮肤和黏膜吸收。吸收后迅速分布全身各脏器,其中以肝内浓度最高,其次为肾、肺、脾等,肌肉和脑最少。主要在肝内代谢进行生物转化。一般氧化后毒性增强,分解产物毒性降低,如对硫磷氧化后形成对氧磷,对胆碱酯酶的抑制作用要比前者强300倍。有机磷杀虫剂排泄较快,吸收后6~12 h血药浓度达高峰,24 h内通过肾由尿液排出体外。

(三)病情评估

1. 病史　有口服、喷洒有机磷杀虫剂等接触史,应了解种类、剂量、中毒时间、中毒经过和中毒途径。患者身体污染部位或呼出气味、呕吐物中闻及大蒜臭味更有助于诊断。

2. 临床表现　急性中毒发病时间与毒物种类、剂量和侵入途径密切相关。经皮肤吸收中毒,一般在接触后2~6 h发病,口服中毒后10 min至2 h出现症状。一旦中毒症状出现,病情发展迅速。

(1) 毒蕈碱样症状　又称为M样症状,主要是副交感神经末梢兴奋所致,表现为平滑肌痉挛、瞳孔缩小、恶心、呕吐、腹痛、大小便失禁、气管支气管痉挛导致呼吸困难;腺体分泌增加,表现为多汗、流泪、流涕、流涎、肺水肿等;血管功能受抑制,表现为心动过缓、血压下降、心律失常等。可用阿托品对抗。

(2) 烟碱样症状　又称为N样症状,乙酰胆碱在横纹肌神经肌肉接头处过度蓄积和刺激,使面、眼睑、舌、四肢和全身横纹肌发生肌纤维颤动,甚至全身肌肉发生强直性痉挛。患者常有肌束颤动、牙关紧闭、抽搐、全身紧束压迫感,而后发生肌力减退和瘫痪,呼吸肌麻痹引起的周围性呼吸衰竭。

(3) 中枢神经系统症状　中枢神经系统受乙酰胆碱刺激后有头晕、头痛、疲乏、共济失调、烦躁不安、谵妄、抽搐和昏迷等表现。

(4) 其他表现　①中毒后"反跳":某些有机磷杀虫剂(如乐果和马拉硫磷)口服中毒,经急救后临床症状好转,可在数日至1周后突然急剧恶化,重新出现有机磷急性中毒的症状,甚至发生肺水肿或突然死亡,此为中毒后"反跳"现象。这与残留在皮肤、毛发和胃肠道的有机磷杀虫剂重新吸收或解毒药停用过早所致。②迟发性多发性神经损害:个别急性中毒患者在重度中毒症状消失后2~3周可发生迟发性神经损害,出现感觉、运动型多发性神经病变表现,主要累及肢体末端,且常发生下肢瘫痪、四肢肌肉萎缩等症状。目前认为可能是由于有机磷杀虫剂抑制神经靶酯酶并使其老化所致。③中间型综合征:少数病例在急性症状缓解后和迟发性神经损害发生前,约在急性中毒后1~4 d突然发生肢体近端肌肉、颅内神经支配的肌肉及呼吸肌麻痹而死亡,称为"中间型综合征"。患者死亡前可先有颈、上肢和呼吸肌麻痹,累及脑神经者出现眼睑下垂、眼外展障碍和面瘫等症状。其发病机制与胆碱酯酶长期受到抑制,影响神经肌肉接头处突触后功能有关。

3. 辅助检查

(1) 血胆碱酯酶活力测定　血胆碱酯酶活力是诊断有机磷杀虫剂中毒的特异性实验指标,对中毒程度轻重、疗效判断和预后估计均极为重要。以正常人血胆碱酯酶活力值作为100%,有机磷杀虫剂中毒时,血胆碱酯酶降至正常人均值的70%以下即有意义。轻度中毒者,血胆碱酯酶降至50%~70%;中度中毒者,血胆碱酯酶降至30%~50%;重度中毒者,血胆碱酯酶降至30%以下。

(2) 毒物检测　胃内容物、粪便中的有机磷检测。

(3) 尿中有机磷杀虫剂分解产物测定　如对硫磷和甲基对硫磷在体内氧化分解生成对硝基酚由尿排出,美曲膦酯中毒时尿中出现三氯乙醇,此类分解产物的测定有助于中毒的诊断。

(四) 救治与护理

1. 紧急处理

(1) 迅速清除毒物　①患者立即撤离现场,脱去污染衣物,用生理盐水或肥皂水彻底清洗污染的皮肤、毛发、外耳道、手部(先剪去指甲),然后用微温水冲洗干净,禁用热水冲洗,以免血管扩张加重毒物吸收。②眼部污染时,除美曲膦酯污染必须用清水冲洗外,其他均可先用2%碳酸氢钠溶液冲洗,再用生理盐水彻底冲洗,至少持续10 min,洗后滴入1%阿托品1~2滴。③口服中毒者用清水、2%碳酸氢钠溶液(美曲膦酯中毒者禁用)或1∶5 000高锰酸钾溶液(对硫磷中毒者禁用)反复洗胃,然后可用50%硫酸镁(或硫酸钠)导泻。若不确定有机磷种类,可用清水或0.45%氯化钠溶液彻底洗胃。

(2) 解毒剂的应用　应用原则为早期、足量、联合、重复用药。

1) 阿托品:阿托品为抗胆碱药,能与乙酰胆碱争夺胆碱受体而阻断乙酰胆碱的作用,清除或减轻毒蕈碱样和中枢神经系统症状,改善呼吸中枢抑制。但阿托品对烟碱样症状和恢复胆碱酯酶活性无作用。抢救治疗中阿托品应早期、足量、反复给药,根据病情每10~30 min或1~2 h给药1次,直到毒蕈碱样症状明显好转或患者出现"阿托品化"表现,再逐渐减量或延长间隔时间。

"阿托品化"的表现:瞳孔较用药前扩大、颜面潮红、皮肤干燥、腺体分泌物减少、无汗、口干、肺部啰音减少及心率增快等。此时,应减少阿托品剂量或停用。一般在6 h内达到"阿托品化"者效果显著,超过12 h预后较差,越晚达到"阿托品化",病死率越高。

2) 胆碱酯酶复能剂:肟类化合物能使被抑制的胆碱酯酶恢复活性,称为胆碱酯酶复能剂。常用药物有碘解磷定、氯解磷定、双复磷和双解磷等。胆碱酯酶复能剂对解除烟碱样作用明显,但对毒蕈碱样症状作用较差,也不能对抗呼吸中枢的抑制,所以胆碱酯酶复能剂与阿托品合用,可取得协同效果。

(3) 对症治疗　有机磷杀虫剂中毒主要致死原因有肺水肿、休克、心脏损害,特别是中枢性呼吸衰竭和急性肺水肿,因此应加强对重要脏器的监护,保持呼吸道通畅,给予吸氧或使用机械辅助呼吸，发现病情变化及时处理。

2. 护理要点

（1）维持有效通气功能　在治疗护理过程中及时给予吸氧、吸痰，保持呼吸道通畅，患者仰卧位，头偏向一侧，及时有效地清除呼吸道分泌物，必要时行气管插管、气管切开或机械通气。

（2）病情观察　①有机磷杀虫剂中毒所致呼吸困难较常见，在抢救过程中应严密观察患者的呼吸、脉搏、体温、意识、瞳孔变化，即使在"阿托品化"后亦不应忽视。②密切观察，防止"反跳"与猝死的发生。"反跳"和猝死一般多发生在中毒后 2～7 d，其死亡率占急性有机磷杀虫剂中毒者的 70%～80%，因此应严密观察"反跳"的先兆症状，如胸闷、流涎、出汗、言语不清、吞咽困难等，若出现上述症状，应迅速通知医生进行处理，立即静脉补充阿托品，再次迅速达"阿托品化"。同时做好饮食指导，避免进食过早也是预防"反跳"的很重要的一方面，因为有机磷经过肝代谢后，可变成毒性更强的物质，过早进食，毒物又可经胆管排入肠道，引起毒物再吸收。一般禁饮食 24～48 h，首次可进流质饮食，并观察病情有无变化，胆碱酯酶活力有无下降，逐渐增加进食量，以高热量、高维生素、易消化饮食为主，忌食油腻食物。

（3）药物护理　阿托品用药的注意事项：①阿托品不能作为预防用药；②阿托品兴奋心脏作用很强，中毒时可导致室颤，故应充分吸氧，使动脉血氧饱和度保持在正常水平；③因胆碱酯酶在酸性环境中作用减弱，应及时纠正酸中毒；④大量使用低浓度阿托品输液时，可发生血液低渗，致红细胞破坏，发生溶血性黄疸；⑤"阿托品化"和阿托品中毒的剂量接近，后者可引起抽搐、昏迷等症状。因此，使用过程中应严密观察病情变化，注意区别"阿托品化"与阿托品中毒（表 8-4）。

表 8-4　"阿托品化"与阿托品中毒的主要区别

项目	神经系统	皮肤	瞳孔	体温	心率
阿托品化	意识清楚或模糊	颜面潮红、干燥	由小扩大后不再缩小	正常或轻度升高	≤120 次/min，脉搏快而有力
阿托品中毒	谵妄、躁动、幻觉、双手抓空、抽搐、昏迷	紫红、干燥	极度散大	高热，体温>40 ℃	心动过速，甚至发生室颤

胆碱酯酶复能剂的应用：①早期用药，首次足量；②联合用药，中度以上中毒复能剂与阿托品必须并用，两者可取长补短，取得较好较快的疗效；两种解毒药合用时，阿托品的剂量应减少，以免发生阿托品中毒；复能剂如应用过量、注射太快或未经稀释，均可产生中毒，抑制胆碱酯酶，发生呼吸抑制，因此用药时应稀释后缓慢静脉注射或静脉滴注为宜；③复能剂在碱性溶液中不稳定，容易水解成有剧毒的氰化物，所以禁止与碱性药物配伍使用；④密切观察、防止中毒，复能剂中毒与有机磷杀虫剂中毒相似，但有机磷杀虫剂中毒有毒蕈碱样症状，可与之相鉴别，一旦确认胆碱酯酶复能剂中毒，应立即停用，根据医嘱给予大量维生素 C、补液以解毒和促进排泄，并观察生命体征的变化。

(4) 心理护理 了解患者服毒或染毒的原因,根据不同的心理特点予以心理疏导,以诚恳的态度为患者提供情感上的支持,并认真做好家属的思想工作。

(5) 健康教育 ①普及预防有机磷杀虫剂中毒的相关知识,向生产者、使用者广泛宣传使用的注意事项,如农药容器及工具要专用,严禁盛装食物、饲料等。②乐果、美曲磷脂等低毒农药喷洒后的瓜果蔬菜,至少1周后清洗方可食用。③患者出院后应休息2~3周,按时服药,不可单独外出,以防迟发性神经损害的发生。

二、镇静催眠药中毒

镇静催眠药中毒是一次性或短时间内服用大剂量具有镇静催眠作用的药物而引起的以中枢神经系统过度抑制为主要症状的急性疾病。小剂量镇静催眠药可使人处于安静或嗜睡状态,大剂量镇静催眠药可麻醉全身,包括延脑中枢。严重时出现昏迷、呼吸抑制、休克,甚至死亡。长期滥用镇静催眠药可引起耐药性和依赖性而导致慢性中毒,突然停药或减量可引起戒断反应。镇静催眠药包括苯二氮䓬类、巴比妥类、非巴比妥非苯二氮䓬类和吩噻嗪类(表8-5)。

表8-5 常用镇静催眠药分类

类别	主要药物
苯二氮䓬类	地西泮(安定)、氯硝西泮、艾司唑仑、阿普唑仑、三唑仑
巴比妥类	巴比妥、苯巴比妥、异戊比妥、硫喷妥钠
非巴比妥非苯二氮䓬类	水合氯醛、格鲁米特、甲喹酮、甲丙氨酯
吩噻嗪类	奋乃静、氯丙嗪、三氟拉嗪

(一) 中毒途径及中毒机制

1. 中毒途径 镇静催眠药中毒常见于药物的滥用、误服,以及自杀、投毒等,中毒途径大多数为口服,少数为静脉注射或肌内注射。

2. 中毒机制 ①苯二氮䓬类:苯二氮䓬类的中枢神经抑制作用与增强γ-氨基丁酸能神经传递功能有关。苯二氮䓬类常用剂量有催眠和抗焦虑作用,大量应用可引起中毒,静脉注射有明显的呼吸及心血管抑制作用。②巴比妥类:与苯二氮䓬类作用机制相似,但作用部位不同。苯二氮䓬类作用于边缘系统,巴比妥类主要作用于网状结构上行激活系统而引起的意识障碍。其抑制作用随着药物剂量的增加,由镇静、催眠到麻醉,以致延髓呼吸中枢麻痹、抑制呼吸而致死。③非巴比妥非苯二氮䓬类:其对中枢神经系统的毒理作用与巴比妥类药物相似。④吩噻嗪类:吩噻嗪类药物主要作用于网状结构,抑制中枢神经系统多巴胺受体,减少邻苯二酚胺的生成。吩噻嗪类药物还具有抑制脑干血管运动和呕吐反射、抗组胺及抗胆碱等作用。

(二) 病情评估

1. 资料收集 有可靠的应用镇静催眠药史,了解用药种类、剂量及服用时间,是否经常服用该药,服药前后是否有饮酒史,病前有无情绪激动。

2. 临床表现 中毒表现的轻重与药物的种类、剂量、治疗的早晚及原本的健康状况有关,其临床表现视中毒轻重而有所不同。

轻度中毒:嗜睡或深睡,但可唤醒;反应迟钝,言语不清,判断力和定向力障碍,眼球震颤,但各种反射存在,生命体征正常。

中度中毒:沉睡或进入昏迷状态,强烈刺激虽能唤醒,但不能言语;呼吸浅而慢,血压正常,腱反射消失,角膜反射、咽反射仍存在。

重度中毒:深度昏迷,出现呼吸、循环衰竭,呼吸浅、慢、不规则或呈潮式呼吸。脉搏细速,血压下降,严重者发生休克。早期四肢强直,腱反射亢进,病理反射阳性;后期全身肌肉弛缓,各种反射消失,可因呼吸中枢麻痹、休克或长期昏迷并发肺部感染而死亡。

3. 辅助检查 ①血液、尿液、胃液中药物浓度测定,对诊断有参考意义;②血液生化检查,包括血糖、尿素氮、肌酐、电解质等;③动脉血气分析。

4. 病情危重指标 昏迷、气道阻塞、呼吸衰竭、休克、感染及肺炎。

(三)救治与护理

1. 紧急处理

(1)立即终止接触毒物 出现中毒时,应立即停药。

(2)迅速清除毒物 ①洗胃:口服中毒者早期用1:5 000高锰酸钾溶液或清水或淡盐水洗胃,服药量大者超过6 h仍需要洗胃。②药用活性炭及泻剂的应用:首次活性炭剂量为50~100 g,用2倍的水制成混悬液口服或由胃管内注入。应用活性炭同时常给予硫酸钠250 mg/kg导泻,一般不用硫酸镁导泻。③促进排泄:给予5%~10%葡萄糖和生理盐水补液,用5%碳酸氢钠碱化尿液,用呋塞米利尿。其对吩噻嗪类中毒无效。④血液透析、血液灌流:对苯巴比妥中毒有效,危重症患者可考虑应用;对苯二氮䓬类中毒无效。

(3)应用特效解毒剂 巴比妥类中毒无特效解毒药。氟马西尼是苯二氮䓬类拮抗剂,能通过竞争性抑制苯二氮䓬类受体而阻断苯二氮䓬类药物的中枢神经系统作用,用法为0.2 mg缓慢静脉注射,需要时重复注射,总量可达2 mg。

(4)应用中枢神经兴奋剂 对深昏迷或呼吸抑制的重症患者,可适量使用中枢神经兴奋剂,并掌握好剂量,如尼可刹米、洛贝林、贝美格(美解眠)。

(5)对症治疗 低温者注意保暖;心律失常者,予以心电监护,并给予抗心律失常药物;肝功能损害出现黄疸者,予以保肝和皮质激素治疗;震颤麻痹综合征者,可选用盐酸苯海索(安坦)、氢溴酸东莨菪碱等;若有肌肉痉挛及肌张力障碍,可用苯海拉明。纳洛酮能有效拮抗镇静催眠药产生的意识和呼吸抑制,0.4~0.8 mg/次静脉注射,根据病情间隔15 min重复1次,以后每隔1~2 h注射0.4 mg,直至意识清醒。

2. 护理要点

(1)严密观察病情 定时测量生命体征,观察意识状态、瞳孔大小、对光反应、角膜反射,若瞳孔散大、血压下降、呼吸变浅或不规则,常提示病情恶化,应及时向医生报告,采取紧急处理措施。

(2)保持呼吸道通畅 患者取仰卧位时头偏向一侧,防止呕吐物或痰液阻塞气道,有呕吐物和痰液时应及时吸出,并给予持续氧气吸入,防止脑组织缺氧促进脑水肿及加重意识障碍。必要时行气管插管、气管切开或使用机械通气。

(3)饮食护理 昏迷时间超过3~5 d,患者营养不易维持者,可由鼻饲补充营养及水分,应给予高热量、高蛋白、易消化的流质饮食。

(4)用药护理　遵医嘱应用解毒剂及中枢神经兴奋剂,用药时应注意观察药物的作用及患者的反应,监测脏器功能变化,尽早防治脏器衰竭。

(5)心理护理　不同原因引起的镇静催眠药中毒患者心理状况也有所差异,应针对中毒原因,有针对性地进行心理疏导和沟通。对服药自杀者,不宜让其单独留在病房内,防止再度自杀。

(6)健康教育　①向失眠者宣教导致睡眠紊乱的原因及避免失眠的常识,必须用药时要防止产生药物依赖性。长期服用大量催眠药的人,包括长期服用苯巴比妥的癫痫患者,不可突然停药,应在医生指导下逐渐减量后停药。②严格管理镇静催眠药处方的使用,加强药物保管,特别是家庭中有情绪不稳定或精神不正常的人时。

三、一氧化碳中毒

一氧化碳是一种毒性较强的窒息性毒物,无色、无臭、无刺激性,几乎不溶于水,易溶于氨水。在空气中燃烧呈蓝色火焰。与空气混合达12.50%时,有爆炸的危险。急性一氧化碳中毒又称为煤气中毒,是指人体短时间内吸入大量一氧化碳而造成脑及全身组织缺氧,最终可导致心、肺、脑缺氧衰竭,甚至死亡。

(一)中毒途径与中毒机制

1. 中毒途径

(1)工业中毒　炼钢、炼焦、烧窑等工业生产中,炉门关闭不严或管道泄漏及煤矿瓦斯爆炸时都有大量一氧化碳产生,容易发生一氧化碳中毒。

(2)生活中毒　煤炉产生的气体中一氧化碳含量高达6%~30%,若室内门窗紧闭,火炉无烟囱、烟囱堵塞、漏气、倒风,在通风不良的浴室内使用燃气热水器淋浴,在密闭空调车内滞留时间过长等,都可发生一氧化碳中毒。失火现场空气中一氧化碳浓度可高达10%,也容易发生一氧化碳中毒。

2. 中毒机制　一氧化碳中毒主要引起组织缺氧。一氧化碳吸入体内后,85%与血液中红细胞的血红蛋白结合,形成稳定的碳氧血红蛋白。一氧化碳与血红蛋白的亲和力比氧与血红蛋白的亲和力大240~360倍,解离度是氧合血红蛋白解的1/3 600,且碳氧血红蛋白无携氧功能,又由于血中一氧化碳使氧解离曲线左移,氧合血红蛋白中的氧与血红蛋白结合较前紧密,组织缺氧加重。中枢神经系统对缺氧最为敏感,故首先受累,可导致神经细胞水肿、变性、坏死,甚至继发脑软化。心肌缺氧可造成心肌损害和各种心律失常。

(二)病情评估

1. 资料收集

(1)一氧化碳吸入史　一般有一氧化碳吸入史,注意了解中毒时所处的环境、停留时间及突发昏迷情况。

(2)临床表现　一氧化碳中毒的临床表现与空气中一氧化碳、血液碳氧血红蛋白浓度有关,也与患者中毒前的健康情况及中毒时的体力活动有关。

轻度中毒:血液碳氧血红蛋白浓度为10%~30%。患者表现为头痛、头晕、乏力、恶心、呕吐、心悸、四肢无力,甚至短暂性晕厥等。原有冠心病患者可出现心绞痛。患者如能及时脱离中毒环境,吸入新鲜空气或氧疗,症状很快消失。

中度中毒:血液碳氧血红蛋白浓度为30%~50%。除上述症状加剧外,可出现口唇呈樱桃红色、呼吸困难、意识不清、烦躁、谵妄、昏迷,对疼痛刺激可有反应,瞳孔对光反射、角膜反射迟钝,腱反射减弱,脉速,多汗等。患者经积极治疗可以恢复正常,且无明显并发症。

重度中毒:血液碳氧血红蛋白浓度大于50%。患者处于深昏迷,各种反射消失,可呈去大脑皮质状态。患者可以睁眼,但无意识,不语、不动、不主动进食或大小便,呼之不应、推之不动,并有肌张力增强。还可发生脑水肿伴惊厥、呼吸抑制、休克、心律失常、上消化道出血等症状。部分患者出现压迫性肌肉坏死,引起急性肾小管坏死和肾衰竭。患者死亡率高,抢救能存活者多留有不同程度的后遗症。

中毒后迟发性脑病:急性一氧化碳中毒患者意识障碍恢复后,经过2~60 d的"假愈期",可出现去大脑皮质状态、震颤麻痹综合征、锥体系统神经损害等。此型占重度中毒者的50%左右,多在急性中毒后1~2周发生。大部分患者经较长时间可缓慢恢复,少数发展为痴呆。

(3)辅助检查　①血液碳氧血红蛋白测定:快速测定血液碳氧血红蛋白浓度是诊断一氧化碳中毒的特异性指标。常用方法为加碱法、煮沸法、分光镜检查法。②血气分析:急性一氧化碳中毒患者的动脉血中PaO_2和SpO_2降低。③脑电图检查:可见弥漫性不规则性慢波、双额低幅慢波及平坦波。④颅脑CT检查:可发现大脑皮质下白质,包括半卵圆形中心与脑室周围白质密度减低或苍白球对称性密度减低。

2.病情严重程度判断

(1)病情严重程度　一氧化碳中毒患者出现以下情况时提示病情危重:①持续昏迷、抽搐达8 h以上;②PaO_2低于36 mmHg,$PaCO_2$高于50 mmHg;③昏迷,伴严重的心律失常或心力衰竭;④并发肺水肿。

(2)预后　轻度中毒患者可完全恢复。重度中毒患者昏迷时间过长,多提示预后严重,但也有不少患者仍能恢复。迟发性脑病患者恢复较慢,有少数可留有持久性症状。

(三)救治与护理

1.紧急处理

(1)现场急救　迅速打开门窗进行通风换气,断绝煤气来源。迅速将患者移至空气清新通风良好处。解开患者衣扣,松开腰带,保持呼吸道通畅,注意保暖。如发生呼吸、心搏骤停,应立即进行心肺脑复苏。

(2)纠正缺氧　氧疗是一氧化碳中毒最有效的治疗方法,包括常规氧疗和高压氧疗。高压氧疗应早期应用,最好在中毒后4 h进行,轻度中毒治疗5~7次,中度中毒治疗10~20次,重度中毒治疗20~30次。中毒后36 h再用高压氧疗收效不大。对危重病例亦可考虑血浆置换疗法。

(3)防治脑水肿,促进脑细胞代谢　严重中毒后2~4 h即可出现脑水肿,24~48 h达高峰,并可持续多天,可快速静脉滴注20%甘露醇250 mL,1次/6~8 h。亦可用呋塞米、依他尼酸快速利尿。并适量补充能量合剂、细胞色素C、胞磷胆碱、脑活素等药物,以促进脑细胞功能恢复。

(4)对症治疗　昏迷者,应保持其呼吸道通畅,必要时行气管插管或气管切开;高热抽搐者,可采用头部降温、亚低温疗法等;呼吸障碍者,给予呼吸兴奋剂。纠正休克、代谢性酸中毒、水及电解质紊乱。防治迟发性脑病。

2. 护理要点

（1）病情观察　①应密切观察高热和抽搐者，防止其坠床和自伤；②中、重度中毒患者缺氧时间较长，常合并脑水肿，应注意观察瞳孔大小、呼吸、血压、脉搏及头痛、有无抽搐发作；③重度呼吸困难、呼吸肌麻痹者，准备好气管插管等抢救器材，同时做好心电监护；④高压氧疗者，注意观察疗效及有无氧中毒，及时记录病情变化；⑤观察尿量及颜色，严格记录24 h出入量，防止肾衰竭及电解质紊乱；⑥注意观察患者神经系统的表现及皮肤、肢体受压部位损害情况，如有无急性痴呆性木僵、癫痫、失语、惊厥、肢体瘫痪等。

（2）氧疗　患者脱离现场后应立即给氧，采用高浓度面罩给氧或鼻导管给氧（流量应保持在8～10 L/min）。给氧时间一般不超过24 h，以防发生氧中毒和二氧化碳潴留。重症患者应及早采用高压氧疗。

（3）一般护理　①重度中毒昏迷并高热和抽搐者，给予以头部降温为主的冬眠疗法。降温和解痉的同时应注意保暖，防止自伤和坠落伤。②昏迷患者经抢救苏醒后应绝对卧床休息，观察2周，避免精神刺激。③准确记录出入量，注意液体的选择与滴速。防止脑水肿、肺水肿及水、电解质紊乱等并发症发生。

（4）健康教育　①加强预防一氧化碳中毒的宣传，居室内火炉要安装烟囱。烟囱室内结构要严密，室外要通风良好。②厂矿使用煤气或产生煤气的车间、厂房要加强通风，并有一氧化碳监测报警设施。③进入高浓度一氧化碳环境内执行紧急任务时，要戴好特制的一氧化碳防毒面具，系好安全带。

四、亚硝酸盐中毒

亚硝酸盐主要指亚硝酸钠，为白色至淡黄色粉末或颗粒状，味微咸，易溶于水。其外观、味道都与食盐相似，并在工业、建筑业中广为使用，肉类制品中也允许作为发色剂限量使用。由亚硝酸盐引起食物中毒的概率较高。食入0.2～0.5 g亚硝酸盐即可引起中毒，食入3.0 g亚硝酸盐可导致死亡。

（一）中毒机制和中毒途径

1. 中毒机制　亚硝酸盐进入人体后作用于血红蛋白，使正常的二价铁被氧化成三价铁，形成高铁血红蛋白。高铁血红蛋白能抑制正常的血红蛋白携带氧和释放氧的功能，致使组织缺氧，导致器官功能障碍，特别是中枢神经系统缺氧更为敏感。同时亚硝酸盐还能扩张周围血管使血压下降。

2. 中毒途径　亚硝酸盐中毒以生活性中毒为主，常见原因有以下几个方面。①由于氮素肥料的使用不当，如农作物收获前施用氮肥致使过量硝酸盐积累，若遇有利于还原菌的生长环境，可促使硝酸盐还原为亚硝酸盐。②误将亚硝酸盐当作食盐或碱面使用而引起急性中毒。③摄入贮存过久的腐烂蔬菜及放置过久的剩菜，如青菜、菠菜、小白菜、韭菜等叶菜类含有较多硝酸盐，在硝酸盐还原菌的作用下转化为亚硝酸盐。④食用新腌制的蔬菜，蔬菜在腌制2～4 d后亚硝酸盐含量增高，7～8 d达到最高，9 d以后逐渐下降。若所用食盐中氯化钠的浓度在15%以下，初腌制的蔬菜中亚硝酸盐含量更高。⑤摄入加入过量硝酸盐或亚硝酸盐的肉制品。⑥摄入硝酸盐或亚硝酸盐含量较高的井水。

(二)病情评估

1. 病史　有进食不新鲜蔬菜或含亚硝酸盐类食物史,应了解食物种类、储存情况、加工过程(包括使用的原材料、配料、调料、烹制工具、盛装容器等)、摄入量、呕吐物、中毒时间、中毒地点、中毒经过等。若中毒表现为群发性,患者有在同时间、同地点食用同类食物史。

2. 临床表现　亚硝酸盐中毒的潜伏期长短、临床表现与摄入量、浓度、血液中高铁血红蛋白浓度有关。

(1) 轻度中毒　血液中高铁血红蛋白浓度为10%~30%。患者表现为头晕、头痛、乏力、恶心、呕吐、口唇、耳郭、指(趾)甲轻度发绀等。患者经休息,大量饮水,大剂量输入维生素C后可自行恢复。

(2) 中度中毒　血液中高铁血红蛋白浓度为30%~50%。患者皮肤、黏膜明显发绀,同时伴有心悸、胸闷、呼吸困难、视物模糊等症状。

(3) 重度中毒　血液中高铁血红蛋白浓度大于50%。患者皮肤、黏膜重度发绀,并可出现嗜睡、血压下降、心律失常,甚至昏迷、抽搐、大小便失禁、休克、呼吸衰竭等,死亡率高。血中高铁血红蛋白浓度的测定,可明确诊断并衡量亚硝酸盐中毒的程度。

3. 辅助检查　①血液高铁血红蛋白定性、定量检查;②食物或呕吐物中的亚硝酸盐定量实验;③血常规、C反应蛋白、动脉血气分析、心电图等。

(三)救治与护理

1. 紧急处理

(1) 迅速纠正缺氧　面色发青、口唇发绀、静脉蓝紫色等均为缺氧表现,应立即给予患者吸氧。

(2) 迅速清除毒物　对意识清且配合的患者,采取口服催吐、洗胃;对合作意识较差、昏迷患者,采取电动洗胃。洗胃液常以30~40 ℃(因温度过高会加快毒物吸收,温度过低会刺激患者胃肠道而引起恶心、寒战、血管反应等症状)的温开水为主,反复洗胃至洗胃液清亮。洗胃过程中严密观察患者有无面色苍白、四肢厥冷等不良反应,洗胃结束后,根据患者病情由胃管内注入导泻剂,如20%甘露醇溶液,加速毒物排出。

(3) 解毒剂的应用　①维生素C:维生素C可将高铁血红蛋白还原,轻度中毒者可用高渗葡萄糖注射液加维生素C注射液缓慢静脉滴注,一般以50%葡萄糖溶液60~100 mL加维生素C注射液0.5~1.0 g静脉注射,或以10%葡萄糖溶液500~1 000 mL加维生素C注射液2~4 g静脉滴注。②亚甲蓝:亚甲蓝是亚硝酸盐中毒的特效解毒剂,能还原高铁血红蛋白,恢复正常输氧功能。重症患者可用小剂量亚甲蓝1~2 mg/kg(成人5~10 mg/次),以25%~50%葡萄糖注射液40~60 mL稀释后,于5~10 min内缓慢静脉注射。必要时1~2 h后可用上述溶液同量或半量重复注射1次。

(4) 输血　经上述处理后,发绀无较大改善且症状仍明显者,可输入新鲜血液300~500 mL或采取换血疗法。

(5) 对症治疗　对于有心肺功能受损的患者,还应对症处理,如使用呼吸兴奋剂、抗心律失常药等。

2. 护理要点

（1）病情观察　在抢救过程中密切监测患者的生命体征，尤其注意血压变化，如有血压下降倾向，应及时采取仰卧位并抬高下肢，促进血液回流，增加回心血量。

（2）保持呼吸道通畅　协助患者仰卧位，头偏向一侧，有利于清除口腔、鼻腔分泌物，防止误吸呕吐物、呼吸道分泌物。

（3）吸氧　对亚硝酸盐轻、中、重度中毒患者，均给予 5～8 L/min 高流量吸氧，可提高动脉血氧饱和度，改善组织细胞的缺氧症状。

（4）一般护理　①洗胃过程中严密观察患者有无面色苍白、四肢厥冷等情况，并注意洗出液的性状。②迅速建立有效静脉通路，争取抢救时间。③鼓励患者多饮水，促进毒物排出。

（5）用药护理　亚甲蓝只能静脉注射，不能皮下、肌内、鞘内注射，并且静脉注射时要求速度缓慢，因其小量应用可作为催化的中介电子受体，使高铁血红蛋白还原成血红蛋白；较大剂量时，则起氧化作用，使更多正常的血红蛋白被氧化成高铁血红蛋白，从而加重病情。用药期间应严密观察患者皮肤、黏膜、口唇、指（趾）甲的颜色变化及其他全身症状。

（6）心理护理　患者及家属对突然发生的意外中毒情况往往不能正确应对，因此在抢救的同时，护理人员应主动热情地给予患者及家属心理支持和耐心疏导，并解释毒物的理化性质和解毒措施，消除其不良情绪，减轻其心理负担，从而使其积极配合抢救。

（7）健康教育　①种植蔬菜时，应适时适量施用氮肥，提倡开展生态农业，多施有机肥而少施化肥。②蔬菜应妥善保存，防止腐烂，不吃存放过久、腐烂变质的蔬菜。③最好不吃隔夜的蔬菜。④肉制品腌制时所用的硝酸盐、亚硝酸盐或含有其成分的添加剂，应严格按照国家卫生标准的规定，不可多加。⑤尽量少摄入腌制、熏制的肉类及罐头食品，腌制的蔬菜至少在 15 d 以上方可食用。⑥妥善保管亚硝酸盐，防止错把其当成食盐或碱面而误食中毒。

五、急性酒精中毒

急性酒精中毒是指患者一次饮大量乙醇后发生的机体功能异常状态，对神经系统和肝伤害最严重，严重者甚至出现意识障碍、昏迷、休克等。酒的有效成分是乙醇，别名酒精，是无色、易燃、易挥发、具有醇香气味、易溶于水的液体。血液中的乙醇绝大部分在肝和肾内被酶氧化成乙醛，最后生成二氧化碳和水排出体外。由于个体内酶的量、活性及肝肾功能的不同，对乙醇的耐受力也不同，当饮酒过量超过个体所能耐受的上限时，就会发生急性酒精中毒。血液中乙醇浓度可直接反映全身浓度，对大多数成人纯乙醇的致死量为 250～500 mL。

（一）中毒机制

1. 中枢神经系统的抑制作用　乙醇具有脂溶性，可迅速透过大脑神经细胞膜，并作用于大脑神经细胞膜上的某些酶而影响神经细胞功能。乙醇对中枢神经系统的抑制作用随剂量的增加影响范围增大，由大脑皮质向下，通过边缘系统、小脑、网状结构到达延髓。小剂量乙醇使患者表现出兴奋，血液中乙醇浓度增高，作用于小脑引起共济失调，作用于网状结构引起昏睡和昏迷，极高浓度乙醇抑制延髓中枢引起呼吸、循环功能衰竭。

2.代谢异常　血液中乙醇浓度过高时,在肝内代谢后可引起乳酸增高、酮体蓄积,导致代谢性酸中毒,同时糖异生受阻可出现低血糖。

3.长期酗酒的危害　酒是高热量而无营养成分的饮料,长期大量饮酒导致进食减少,可造成明显的营养缺乏。乙醇对黏膜和腺体分泌有刺激作用,可引起食管炎、胃炎、胰腺炎等。乙醇在体内代谢过程中产生自由基,可引起细胞膜脂质过氧化,造成肝细胞坏死和肝功能异常。

(二)病情评估

1.病史　患者有大量乙醇类饮料的摄入史,询问患者或家属饮用酒的种类、摄入量、时间及有无同时服用其他药物的情况。

2.临床表现　急性酒精中毒主要表现为中枢神经系统症状,中毒程度与饮酒量、血清乙醇浓度及个人耐受性有关,临床可分为3期。

(1)兴奋期　血清乙醇浓度大于 11 mmol/L,患者即感到头晕、头痛、兴奋;超过 16 mmol/L,患者表现为健谈、饶舌、情绪不稳定、自负、易激怒,可有粗鲁或攻击行动,也可能为沉默、孤僻;超过 22 mmol/L 时,驾车易发生车祸。

(2)共济失调期　血清乙醇浓度大于 33 mmol/L,患者出现肢体运动不协调、行动笨拙、言语含糊不清、眼球震颤、视物模糊、复视、步态不稳。当血清乙醇浓度达到 43 mmol/L 时,可伴随恶心、呕吐、困倦。

(3)昏迷期　血清乙醇浓度升至 54 mmol/L,患者进入昏迷期,临床表现为昏睡、瞳孔散大、体温下降。超过 87 mmol/L 时,患者陷入深昏迷,临床表现为心率加快、血压下降、呼吸减慢,甚至呼吸、循环衰竭而危及生命。此外,重症患者可发生并发症,如轻度电解质紊乱及酸碱失衡、低血糖、肺炎、急性酒精中毒性肌病等。

3.辅助检查　①血清乙醇浓度:急性酒精中毒时呼气中乙醇浓度与血清乙醇浓度相当。②动脉血气分析:急性酒精中毒时可见轻度代谢性酸中毒。③血清电解质浓度、血糖、肝功能、心电图等。

(三)救治与护理

1.紧急处理

(1)迅速清除毒物　为防止乙醇进一步吸收,对意识尚清醒的患者应尽早催吐,刺激咽后壁引起呕吐反射,将酒等胃内容物尽快吐出,急性酒精中毒一般不采取洗胃。

(2)血液透析　严重急性酒精中毒时可用血液透析以促使体内乙醇排出。透析指征:血清乙醇浓度不低于 108 mmol/L;伴酸中毒或同时服用甲醇;或服用其他可疑药物。可静脉注射50%葡萄糖注射液 100 mL,肌内注射维生素 B_1、维生素 B_6 各 100 mg,以加速乙醇在体内氧化。

(3)保持呼吸道通畅　昏迷患者平卧时头部偏向一侧以避免呕吐物误吸并及时清除口、鼻腔分泌物。必要时行机械通气、气管插管。

(4)保护神经系统功能　纳洛酮 0.4~0.8 mg 缓慢静脉注射,有利于缩短昏迷时间,必要时可重复给药。对烦躁不安或过度兴奋患者,可用小剂量地西泮,避免用吗啡、氯丙嗪、巴比妥类镇静催眠药。

2.护理要点

(1)一般护理　患者应卧床休息,注意保暖,防止受寒;催吐或洗胃者注意预防室息和吸入性肺炎;共济失调者,严格限制活动;昏迷躁动者,加床栏,以免发生外伤。

(2)病情观察 严密监测患者的意识、瞳孔、血压、脉搏、呼吸和体温,准确记录24 h出入量;若出现昏睡、昏迷、脉细、呼吸不规则、发绀或大小便失禁,应立即通知医生,配合抢救。

(3)用药护理 遵医嘱尽快使用纳洛酮,纳洛酮是一种安全性高、不良反应小的药物。一般治疗量无不良反应,大剂量时可能出现恶心、呕吐等不良反应,超大剂量(>4 mg/kg)对呼吸、循环有轻度影响,可能出现心动过速或过缓、血压轻度升高、肌肉阵挛等。

(4)心理护理 患者清醒后因饮酒入院、入院后造成的经济损失和家属的埋怨而后悔,护士应根据患者不同的心理情况及时与患者及其家属交流,同时做好健康教育,预防酒精中毒。

(5)健康教育 ①加强卫生宣传教育,强调长期及大量饮酒的危害性。②加强酒类管理,避免诱导饮酒。③工业用乙醇、医用乙醇要加强管理,避免误饮或滥用。对小儿要谨慎使用乙醇擦浴。

问题分析与能力提升

患者王某,女性,35岁,1 h前因与家人争吵,自服药水1瓶,5 min后出现腹痛、恶心,呕吐1次,呕吐物有大蒜味。急诊查体:体温36.5 ℃,心率60次/min,呼吸30次/min,血压110/80 mmHg,意识不清,压眶尚有反应,皮肤湿冷,肌肉颤动,巩膜不黄,瞳孔针尖样,对光反射弱,口角流涎,两肺较多哮鸣音和散在湿啰音,心律齐、无杂音,腹平软,肝脾未触及,下肢不肿。

思考:①根据病史,该患者可能的诊断是什么? 诊断依据有哪些? ②目前的主要紧急处理及护理要点有哪些?

习题

一、单项选择题

1.抢救经呼吸道吸入的急性中毒,首要采取的措施是(　　)
　　A.清除尚未吸收的毒物　　B.排出已吸收的毒物　　C.使用解毒剂
　　D.对症治疗　　E.立即脱离现场及急救

2.男性,26岁,与其父吵架后服敌敌畏60 mL,30 min后被家人送到医院,意识清楚,治疗过程中最重要的措施是(　　)
　　A.静脉注射地西泮　　B.应用阿托品　　C.应用解磷定
　　D.应用水合氯醛　　E.彻底洗胃

3.女性,35岁,误服有机磷杀虫剂50 mL,立即被其家人送往医院,该患者抢救成功的关键是(　　)
　　A.彻底洗胃　　B.早期应用解磷定　　C.早期应用阿托品
　　D.解磷定与阿托品合用　　E.静脉注射西地兰

4.女性,20岁,被他人发现昏睡不醒,流涎,大汗,呼吸有蒜臭味。心率110次/min,瞳孔针尖大小。最可能的诊断是(　　)
　　A.有机磷杀虫剂中毒　　B.安眠药中毒　　C.酮症酸中毒
　　D.肝性脑病　　E.一氧化碳中毒

5.女性,22岁,口服不详农药60 mL后呕吐、流涎、走路不稳、视物模糊、呼吸困难、口中有大蒜

样气味。最重要的实验室检查是(　　)

A.血液胆碱酯酶活力　　　B.血电解质　　　C.尿中磷分解产物检测

D.肝、肾功能检查　　　E.血气分析

6.有机磷杀虫剂中毒中,属于烟碱样症状的是(　　)

A.恶心、呕吐、腹痛　　　B.多汗、流涎、流泪、流涕　　　C.肌纤维颤动、肌肉强直性痉挛

D.心搏减慢和瞳孔缩小　　　E.咳嗽、气促、肺水肿

7.男性,46岁,以昏迷、尿失禁半小时被送入医院。多汗,流涎,血压150/90 mmHg,双侧瞳孔缩小,直径为1 mm,全身肌颤动,双肺可闻及湿啰音,心率78次/min,律齐、无杂音。患者最可能的诊断是(　　)

A.有机磷杀虫剂中毒　　　B.一氧化碳中毒　　　C.安眠药中毒

D.蛛网膜下腔出血　　　E.癫痫持续状态

8.女性,22岁,就诊前40 min口服美曲膦酯(敌百虫)400 mL,该患者洗胃不宜用(　　)

A.清水　　　B.1∶5 000高锰酸钾　　　C.0.9%氯化钠溶液

D.5%葡萄糖注射液　　　E.2%碳酸氢钠溶液

9.男性,60岁,煤气中毒1 d后来院,深昏迷、休克、尿少,血碳氧血红蛋白浓度为60%,此急性一氧化碳中毒的病情属于(　　)

A.轻度中毒　　　B.中度中毒　　　C.重度中毒

D.极度中毒　　　E.慢性中毒

10.男性,50岁,昏倒在浴室中,被人发现送来急诊。体格检查:面色潮红,口唇呈樱桃红色。该患者最可能是(　　)

A.脑出血　　　B.心肌梗死　　　C.一氧化碳中毒

D.低血糖昏迷　　　E.糖尿病酮症酸中毒

11.一般认为在服毒后,宜在多长时间内洗胃最有效(　　)

A.1 h　　　B.3 h　　　C.6 h

D.12 h　　　E.24 h

12.急性酒精中毒昏迷期主要表现是(　　)

A.瞳孔缩小　　　B.肌束颤动　　　C.呼吸受抑制

D.欣快感　　　E.动作不协调

13.静脉注射小剂量亚甲蓝用于哪种中毒的抢救(　　)

A.重金属中毒　　　B.亚硝酸盐中毒　　　C.氰化物中毒

D.有机磷杀虫剂中毒　　　E.急性一氧化碳中毒

14.为了及时治疗急性中毒,下列哪项可作为中毒诊断的主要依据(　　)

A.毒物接触史　　　B.临床表现　　　C.毒物分析

D.毒物接触史和毒物分析　　　E.毒物接触史和临床表现

15.对一氧化碳中毒有确诊价值的是(　　)

A.动脉血氧饱和度下降　　　B.皮肤黏膜呈樱桃红色　　　C.呼吸困难

D.血氧合血红蛋白浓度降低　　　E.血碳氧血红蛋白浓度升高

二、简答题

1.简述有机磷杀虫剂中毒、一氧化碳中毒的临床表现及紧急处理方法。

2.简述亚硝酸盐中毒的紧急处理及健康教育。

3.阿托品化和阿托品中毒的区别有哪些?

(信阳职业技术学院　李桂林)

第九章 常见环境及理化因素损伤的救护

> **学习目标**
> 1. 掌握中暑、淹溺、触电、毒蛇咬伤及犬咬伤患者的急救护理措施。
> 2. 熟悉中暑、淹溺、触电、毒蛇咬伤及犬咬伤患者的临床表现。
> 3. 了解中暑、淹溺、触电、毒蛇咬伤及犬咬伤患者的病因及病理变化。
> 4. 具有对中暑、淹溺、触电、毒蛇咬伤及犬咬伤患者进行现场救护的能力。

第一节 中 暑

中暑是指在高温和湿度较大的环境下,机体发生体温调节功能障碍,水、电解质紊乱及酸碱失衡,心血管和中枢神经系统功能紊乱等为主要表现的急性疾病。中暑多见于年老体弱者、产妇等。临床上按照症状轻重将中暑分为先兆中暑、轻度中暑和重度中暑,重度中暑又分为热痉挛、热衰竭和热射病。

【病因与发病机制】

1. 病因

(1) 机体产热过多　在高温环境下长时间从事体力劳动或运动,机体产热增加,若没有良好的降温措施,容易发生热蓄积而引起中暑。

(2) 机体散热减少　在通风不良和湿度较高的环境下从事重体力劳动或穿紧身不透气的衣裤,或先天性汗腺缺乏症患者,引起机体散热障碍,容易发生热蓄积而引起中暑。

(3) 机体热适应能力下降　年老、体弱、颅脑疾病患者热调节能力差,当外界环境温度增高,机体热负荷增加时,机体调节能力下降,对热的适应能力下降,容易发生代谢紊乱而引起中暑。

2. 发病机制　正常人的体温在下丘脑体温调节中枢控制下,产热和散热处于平衡状态,维持体温在37 ℃左右。体表的散热方式有辐射、传导、对流及蒸发。在周围环境温度超过体表温度时,通过辐射、传导及对流散热发生困难,人体只能借助汗液蒸发进行散热。若机体产热增加,大量出汗不足以散热,或空气中湿度大,通风不良及汗腺功能障碍,使出汗减少,散热受阻,以及对热的适应能力下降,均可造成体内热的积蓄而引起中暑,机体可发生一系列生理功能变化。

(1)水、电解质代谢 当外界环境温度增高时,机体大量出汗,引起失水、失盐。当机体以失盐为主或仅补充大量水而补盐不足造成低钠血症、低氯血症,导致肌肉痉挛,发生热痉挛。

(2)心血管系统 高热导致皮肤血管扩张,血压降低,血容量不足,从而导致周围循环衰竭,若此时不及时补充水与电解质,可发生热衰竭。此外,高热可引起心肌缺血,导致心律失常和心力衰竭。

(3)中枢神经系统 高热可降低中枢神经系统的兴奋性,导致体温调节功能下降。高热还可引起脑细胞水肿,导致颅内压升高甚至昏迷。

【护理评估】

1. 健康史 重点询问患者有无引起机体产热增加、散热减少或热适应不良的原因存在,如有无在高温、通风不良环境或烈日暴晒下长时间劳动或运动,而降温防暑措施不充分;还要注意有无过度劳累、睡眠不足、体弱多病等情况。

2. 身体状况 先兆中暑、轻度中暑和重度中暑之间呈渐进关系,严重的可发生高热、抽搐甚至昏迷,若不及时抢救可发生呼吸循环衰竭而死亡。

(1)先兆中暑 在高温环境下活动一段时间后出现大量出汗、口渴、头晕、头痛、眼花、耳鸣、胸闷、心悸、恶心、注意力不集中、全身疲乏,体温正常或略高,一般不超过38 ℃。如能将患者及时脱离高温环境,转移到阴凉通风处安静休息,适当补充水、盐,短时间可恢复。

(2)轻度中暑 先兆中暑症状加重,体温升高到38 ℃以上,患者出现面色潮红、皮肤灼热,也可伴有面色苍白、皮肤湿冷、血压下降、心率增快等周围循环衰竭的早期表现。如能及时有效治疗,可在数小时内恢复。

(3)重度中暑 先兆中暑和轻度中暑的症状加重,出现高热、痉挛、晕厥、休克、昏迷等症状。重度中暑又分为以下3种类型。

热痉挛:多见于健康青壮年。常见于大量出汗后大量饮水,而盐补充不足,使血中钠、氯浓度降低,患者常感到四肢无力,出现痉挛性、对称性、阵发性肌肉疼痛,多发生在四肢肌肉、咀嚼肌、腹直肌,以腓肠肌痉挛最为多见,也可波及肠道平滑肌,无明显体温升高。

热衰竭:为中暑最常见的类型,多见于老年人、儿童或慢性病患者。由于大量出汗导致失水失钠,血液浓缩及黏稠度增高,外周血管扩张引起血容量不足而导致周围循环衰竭。主要表现为皮肤苍白、出冷汗、疲乏无力、头晕、头痛、口渴、脉搏细速、血压下降、直立性晕厥或意识模糊。此时体温正常或轻度升高。

热射病:又称为中暑高热,是中暑最严重的类型,死亡率高,可发生于任何年龄的人,以心血管疾病患者及老年人多见。在高温环境下,产热过多而散热不足时,体温调节中枢功能障碍,汗腺功能衰竭导致汗闭,使体温迅速升高发生热射病。早期表现为头痛、头昏、全身乏力、多汗,不久体温可迅速达40 ℃以上,直肠温度可超过41 ℃,患者出现颜面潮红、皮肤干热、无汗、意识渐转模糊、谵妄、昏迷,以高热、无汗、意识障碍"三联征"为典型表现。

3. 辅助检查

(1)血液检查　白细胞总数和中性粒细胞增高,可有高钾、低钠、低氯血症,血肌酐、尿素氮增高。

(2)尿常规检查　尿常规检查可见蛋白尿、血尿及管型尿。

4. 心理社会状况　中暑患者常出现焦虑、紧张等心理问题。

【护理问题】

1. 体温过高　与中暑高热等有关。
2. 体液不足　脱水与中暑心力衰竭引起血容量不足有关。
3. 活动无耐力　与中暑导致疲乏和虚弱有关。
4. 急性意识障碍　昏迷与中暑引起头部温度过高有关。

【救治与护理】

救治原则:使患者尽快脱离高温环境,迅速降温,保护重要脏器功能。

(一)救治措施

1. 先兆中暑与轻度中暑

(1)脱离高温环境　立即将患者撤离高温环境,移至阴凉通风处或装有空调(20~25 ℃)的房间平卧休息,帮助患者松解或脱去外衣。

(2)迅速降温　轻症患者可反复用冷水擦拭全身,直至体温低于38 ℃;也可用风扇、空调等辅助降温。口服含盐清凉饮料或淡盐水,也可服用藿香正气水等。体温持续在38.5 ℃以上者可口服水杨酸类解热药。可用清凉油、风油精擦拭太阳穴、风池、合谷等穴位。必要时进行补液治疗,首选平衡盐溶液。降温以患者感到清爽舒适为宜。

2. 重度中暑　迅速降温是抢救重度中暑的关键,降温速度决定患者的预后,通常应在1 h内使直肠温度降至38 ℃左右。同时应积极纠正水、电解质紊乱和酸碱失衡,防止发生循环衰竭等并发症。

(1)热痉挛　热痉挛主要为低钠血症所致,给予含盐饮料,若痉挛性肌肉反复发作,可静脉滴注生理盐水或葡萄糖氯化钠注射液。在补足液体的情况下,如仍出现阵发性肌肉痉挛和疼痛,则用10%葡萄糖酸钙10~20 mL缓慢静脉注射。

(2)热衰竭　快速大量补液,纠正血容量不足,静脉补充葡萄糖氯化钠注射液1 000~3 000 mL,必要时补钾和钙。对年老体弱者,要严格控制输液速度,防止发生急性肺水肿和左心衰竭。

(3)热射病　降温速度决定患者预后,迅速采取各种降温措施,包括物理降温和药物降温。

物理降温:降温方法包括环境降温、体表降温和体内降温。环境降温是将患者安置在阴凉通风环境中,使用电风扇、空调等进行降温。体表降温可采用冷水或乙醇擦浴,并不断按摩四肢皮肤,使血管扩张,促进散热;头部戴冰帽,颈、腋下、腹股沟等处放置冰袋；也可将患者浸于15～16 ℃冷水中降温，不能耐受冷水浸浴者除外。体内降温使用4～10 ℃葡萄糖氯化钠注射液口服、胃管注入胃内、保留灌肠或静脉滴注，当直肠温度降至38 ℃时，降温措施应暂时停止。

药物降温：重度中暑患者物理降温的同时配合药物降温效果更好，可有效防止肌肉震颤、血管扩张。常用药物如下。①氯丙嗪：可给予25～50 mg氯丙嗪加生理盐水500 mL静脉滴注，1～2 h滴完。其有调节体温中枢、扩张血管、加速散热、降低器官代谢及耗氧。②地塞米松：可给予10～20 mg地塞米松静脉注射。其既可改善机体反应性，又有利于降温，对轻度脑水肿有脱水作用。③人工冬眠：异丙嗪8 mg加氯丙嗪8 mg加哌替啶25 mg缓慢静脉注射。④纳洛酮：0.4～0.8 mg纳洛酮肌内注射或静脉注射，可用于治疗高热、超高热、血压偏低及意识不清的重度中暑患者。

3. 对症治疗　重度中暑可能引起多器官功能衰竭，因此对重度中暑患者应严密监测，保持呼吸道通畅，吸氧，纠正水、电解质紊乱和酸碱失衡，积极防治休克、脑水肿、心力衰竭、急性肾衰竭、弥散性血管内凝血等。

（二）护理要点

1. 现场急救护理　迅速将患者脱离高温环境，快速评估生命体征。中暑心力衰竭者取半卧位，血压过低者取平卧位。昏迷者保持呼吸道通畅，及时清除口鼻分泌物，充分给氧。

2. 降温护理　①环境降温时室温最好维持在20～25 ℃，通风良好。②药物降温时避免突然大量出汗而发生虚脱或休克。4 ℃ 5%葡萄糖氯化钠注射液静脉滴注降温时，开始滴速应稍慢，30～40滴/min，待患者适应低温后再增快速度，且密切观察，防止发生急性肺水肿和左心衰竭。③物理降温时冰袋放置位置应准确，注意及时更换，避免冰袋在同一部位长时间直接接触皮肤，防止冻伤。冷水或乙醇擦浴时，擦拭顺序应沿着动脉走行方向进行，大动脉处适当延长擦拭时间，提高降温效果，忌擦拭胸部、腹部和阴囊处。降温过程中可按摩患者四肢及躯干，防止周围血管收缩，导致皮肤血流淤滞。老年人、新生儿及昏迷、休克、心力衰竭、体弱或有心血管基础疾病者，不能耐受4 ℃冰浴，应禁用。必要时可选用15 ℃冷水浴或凉水淋浴。

3. 病情观察

（1）观察降温效果　①在使用人工冬眠药物时，观察有无寒战发生。如有呼吸抑制、深昏迷、血压下降（收缩压低于80 mmHg），则停用药物降温。②降温过程中每15～30 min监测1次肛温，待肛温降至38 ℃左右即可终止降温。③观察末梢循环情况，以确定降温效果。如患者治疗后体温下降，四肢末梢转暖，发绀减轻或消失，提示治疗有效；反之，则提示病情加重。

（2）并发症的监测　①监测水、电解质和酸碱失衡情况，注意输液速度，对老年人和原有心脏病者，输液速度要适中，避免发生左心衰竭。②监测肾功能：监测尿量、尿色、尿比重，以判断肾功能状况，深茶色尿和肌肉触痛往往提示横纹肌溶解。③监测血压、心率：降温时，血压应维持收缩压在90 mmHg以上，注意有无心律失常出现。④监测动脉血气、意识、瞳孔、脉搏、呼吸的变化。⑤严密监测凝血酶原时间、凝血活酶时间、血小板计数和纤维蛋白原，以防发生弥散性血管内凝血。

4. 对症护理　①口腔护理：高热患者因唾液腺分泌唾液减少，口腔黏膜干燥易发生口腔感染，应加强口腔护理，以防发生感染与溃疡。②皮肤护理：高热大汗者应及时更换衣裤及被褥,保持皮肤清洁干燥,定时翻身,以防发生压疮。③惊厥护理:高热惊厥者应防止坠床,预防舌咬伤,床边备开口器和舌钳,遵医嘱应用地西泮静脉注射或肌内注射。④双下肢腓肠肌痉挛时,可协助患者按摩局部以减轻疼痛。⑤昏迷者头偏向一侧,保持呼吸道通畅。

5. 健康指导　①避免烈日下剧烈运动或劳动,必要时用遮阳伞或戴防晒帽,穿宽松透气的浅色衣服。②高温作业工人、夏季田间劳动的农民,要增加饮水量,补充含盐清凉饮料。③在高温季节,工农业生产场所应加强通风、降温和防暑措施,合理调整夏季作息时间。④对高温气候耐受性差的老年人、产妇、慢性疾病患者,更应做好中暑的预防。

第二节　淹　溺

淹溺又称为溺水,是指人淹没于水或其他液体中,由于液体、污泥、杂草等物堵塞呼吸道,或反射性引起喉痉挛,引起缺氧和窒息,使机体处于危急状态。淹溺后窒息合并心脏停搏称为溺死。心脏未停搏称为近乎淹溺。如得不到及时抢救,几分钟内即可死亡。

【病因与发病机制】

1. 病因　淹溺常见原因:①长时间游泳,气力不足,体力消耗殆尽;②肢体因冷水刺激发生抽搐或被水草缠绕;③无溺水自救能力的意外落水,常见于儿童、青少年和老年人;④不熟悉河流池塘的水流和地形而误入险区;⑤遭遇意外事故如洪水、沉船;⑥原有心脑血管疾病等,在游泳时因病情发作致意识障碍;⑦投水自杀或浅水区跳水头部被撞击发生颅脑意外;⑧潜水反射而导致心搏停止;⑨入水前过量饮酒或服用过量镇静药物等。

2. 发病机制　溺水后,人体会本能地出现反射性屏气和挣扎,以避免水进入呼吸道。但由于缺氧时间过长,被迫深呼吸,导致大量水进入呼吸道和肺泡,从而阻滞气体交换,加重缺氧和二氧化碳潴留,造成严重缺氧、高碳酸血症和代谢性酸中毒。根据发生机制不同,淹溺可分为两类:干性淹溺和湿性淹溺。

(1) 干性淹溺　干性淹溺是指人入水后,因惊慌、恐惧、骤然寒冷等强烈刺激,引起喉痉挛导致窒息,呼吸道和肺泡很少或无水吸入。干性淹溺常以低氧血症和代谢性酸中毒为主,一般不出现严重的呼吸性酸中毒。干性淹溺者占溺水者的10%。

(2) 湿性淹溺　湿性淹溺是指人淹没于水中,由于缺氧不能坚持屏气而被迫深呼吸,吸入大量水分,充塞呼吸道和肺泡,导致通气、换气功能障碍而窒息。水大量进入呼吸道数秒后即可丧失意识,发生呼吸和心搏停止。湿性淹溺者占溺水者90%。

根据发生的水域不同,淹溺又分为淡水淹溺和海水淹溺两种类型。淡水和海水成分及渗透压不同,引起的病理生理改变也不同(表9-1)。

(1) 淡水淹溺　江、河、湖、泊、池中的水渗透压一般较血浆渗透压低,属于低渗,统称为淡水。淡水吸入肺泡后,大量低渗液体进入血液循环,导致血容量剧增,可引起肺水肿和心力衰竭,并可稀释血液引起低钠、低氯、低蛋白血症。低渗液体使红细胞肿胀、破裂,发生溶血,出现高钾血症和血红蛋白尿。高钾血症可使心搏骤停,血红蛋白堵塞肾小管可引起急性肾衰竭。水进入呼吸道后影响通气和换气功能,造成全身严重缺氧,可导致脑水肿,缺氧及电解质紊乱可导致患者出现代谢性酸中毒。

(2)海水淹溺　海水约含3.5%氯化钠及大量钙盐和镁盐,为高渗性液体。当高渗性液体进入呼吸道和肺泡后,出现阻塞性气体交换障碍,高渗性海水使大量液体从血管腔渗出到肺泡,产生肺水肿,减少气体交换,引起缺氧,严重者导致脑水肿;同时血容量降低、血液浓缩,血钠、钙、镁和氯化物浓度增加。高钙血症可导致心动过缓和传导阻滞,甚至心搏骤停。高镁血症可抑制中枢和周围神经,导致横纹肌无力、扩张血管和降低血压。

表9-1　海水淹溺与淡水淹溺的病理改变特点比较

分类	血容量	血液性质	红细胞损害	血浆电解质变化	室颤	主要致死原因
海水淹溺	减少	血液浓缩	很少	高钠、高钙、高镁	极少发生	急性肺水肿、急性脑水肿、心力衰竭
淡水淹溺	增加	血液稀释	大量	低钠、低氯、高钾	常见	急性肺水肿、急性脑水肿、心力衰竭、室颤

【护理评估】

1.健康史　有溺水史,应向淹溺者的陪同人员详细了解淹溺发生的时间、地点、水源性质及有无碰撞受伤等;同时了解引起淹溺的原因,是属于意外事故还是自杀或他杀等,以利于指导治疗和护理。

2.身体状况　淹溺的主要临床表现是窒息和缺氧。窒息的严重程度取决于溺水的时间长短、吸入水量多少、吸入水的类型和是否得到有效救护。淹溺者常表现为意识丧失、呼吸停止、大动脉搏动消失,处于临床死亡状态。近乎淹溺者的临床表现个体差异较大,与吸入水量、水的性质及器官损害范围有关。

(1)症状　近乎淹溺者可有头痛、视觉障碍、剧烈咳嗽、咳粉红色泡沫样痰、胸痛、呼吸困难。海水淹溺者口渴感明显,最初数小时可有寒战、发热。淹溺者约有15%死于继发的并发症,应特别警惕迟发性肺水肿的发生。

(2)体征　皮肤黏膜苍白和发绀,颜面肿胀,球结膜充血,口鼻充满泡沫、泥污或杂草。腹部常隆起,伴胃扩张、四肢厥冷。有时可伴头、颈部损伤。呼吸表浅、急促或停止。肺部可闻及干、湿啰音,偶尔有哮鸣音。心律失常、血压不稳,危重者心搏骤停。

(3)辅助检查　①血常规:外周血白细胞总数和中性粒细胞增高,并发感染后增高更明显。②生化检查:淡水淹溺者出现低钠血症、低氯血症,有溶血时血钾往往增高,尿中出现游离血红蛋白。海水淹溺者血钠、血氯、血钙、血镁均增高,血钾变化不明显,血中尿素增高。③血气分析:动脉血气分析有明显的低氧血症和酸中毒。④心电图检查:淹溺者常有窦性心动过速、非特异性ST段和T波改变,短时间内可恢复正常。如出现完全性心脏传导阻滞、室性心律失常,提示病情严重。⑤影像学检查:X射线胸片有肺间质纹理增粗,肺野中有大小不等的絮状渗出或炎症改变,或有两肺弥漫性肺水肿的表现。

(4)心理社会状况　近乎淹溺者有焦虑或恐惧心理,自杀淹溺者有消极悲观的情绪。

【护理问题】

1. 气体交换受损　与淹溺引起喉痉挛或水进入呼吸道引起气道不畅、有效肺组织减少有关。
2. 有窒息的危险　与喉痉挛有关。
3. 昏迷　与淹溺后引起大脑缺氧和代谢性酸中毒有关。
4. 焦虑或恐惧　与淹溺者因急性肺水肿出现呼吸困难、咳粉红色血痰等有关。
5. 潜在并发症　肺水肿、脑水肿、感染、急性肾衰竭等。

【救治与护理】

救治原则:从落水时即开始急救,迅速将患者救离出水,保持呼吸道通畅,恢复有效通气,必要时现场实施心肺复苏,院内根据病情对症处理。

(一)现场救护

缺氧时间和程度是决定淹溺预后最重要的因素。如果现场缺少有效的倒水和复苏,由于组织缺氧,将导致心搏、呼吸骤停和多器官功能衰竭。因此,快速、有效的现场救护及尽快对淹溺者进行通气和供氧是最重要的紧急抢救措施。

1. 迅速将淹溺者救出水面　急救的首要步骤是脱离出水。救援者应镇静,尽可能脱去衣裤,尤其要脱去鞋靴。下水时不应正面接触淹溺者,防止被其紧紧抱住而无法施救,如被抱住,应放手自沉,使淹溺者手松开,以便再次进行救护。救援者应从淹溺者背后接近,一手托着淹溺者头颈部,将面部托出水面,或抓住腋窝使其呈仰泳状,另一只手划水游向岸边。若救援者不会游泳,切不可下水,应边呼救边寻找木棍、竹竿或绳子等,以便抛掷给淹溺者。

2. 保持呼吸道通畅　将淹溺者救出后,立即清除其口、鼻腔内淤泥、杂草及呕吐物,有义齿者取下义齿,并将舌拉出。对牙关紧闭者,可捏住两侧颊肌,然后用力将口开启,松解领口和紧裹的内衣和腰带等,保持呼吸道通畅。

3. 倒水处理　采用头低脚高的体位将淹溺者肺内和胃内积水排出,常用的倒水方法有3种。

(1)膝顶法　救援者取半蹲位,一腿跪地,另一腿屈膝,将淹溺者腹部横置于救护者屈膝的膝盖上,使其头部下垂,呈俯卧状,并用手按压背部,使呼吸道及胃内的积水倒出。

(2)肩顶法　救援者抱起淹溺者的双腿,将其腹部置于救援者的肩部,使淹溺者背部朝上,头胸部下垂,救援者快步抖动,使积水倒出。

(3)抱腹法　救援者从淹溺者背后双手抱住其腰腹部,使其背部在上,头胸部下垂,尽力抱起摇晃淹溺者,迅速排出积水。

注意事项:①动作敏捷,尽量避免因倒水时间过长而延误心肺复苏等措施的实施;

②倒水时注意使淹溺者头胸部保持下垂,以利于积水倒出。

4. 现场心肺复苏　对呼吸和心搏骤停的患者,快速倒水后应立即进行现场心肺复苏。吹气力量要大,吹气后双手按压淹溺者胸廓,以加大呼吸道通气量,克服肺泡阻力。

5. 迅速转运　搬运患者过程中注意有无头颈部损伤,怀疑有损伤者给予颈托保护,然后将患者迅速转运至医院,转运途中应继续抢救。

（二）院内救护

对心肺复苏成功但还存在缺氧、酸中毒或低温者,应继续观察和治疗;对呼吸、心搏没有恢复或已恢复但不稳定者,应送入 ICU 抢救。

1. 防治低温　迅速将患者置于抢救室内,换下湿衣裤,盖被保暖,冷水淹溺者及时复温对预后非常重要,可酌情采用体外或体内复温措施。

2. 维持呼吸功能　给予高浓度、高流量吸氧,保持呼吸道通畅是维持呼吸功能的前提。无自主呼吸者,可行气管插管,使用人工呼吸机来间断正压呼吸或呼气末正压通气,使塌陷的肺泡重新扩张,必要时行气管切开术。静脉注射呼吸兴奋剂,如洛贝林、尼可刹米等,促使患者恢复自主呼吸。

3. 治疗肺水肿　在加压给氧的同时,湿化瓶内加入40%~50%的乙醇,降低肺泡泡沫的表面张力,使肺泡复张改善换气功能。可选用强心、利尿药物控制肺水肿和左心衰竭。迟发型肺水肿是淹溺者主要的死亡原因,应积极预防。

4. 维持循环功能　快速建立静脉通道,使用多功能心电监护仪监测生命体征,发生室颤时立即行非同步直流电除颤。患者心搏恢复后常有血压不稳或低血压状态,注意监测有无低血容量的表现,有条件的做中心静脉压监测,结合中心静脉压、血压和尿量调节输液的量和速度。

5. 脑复苏　病情严重者可出现脑水肿,使用脱水剂和激素给予治疗。肾上腺皮质激素如地塞米松,对心搏骤停后出现的脑水肿有较好的防治作用,还可减少血管内溶血。20%的甘露醇有防止脑水肿和降低颅内压的作用。

6. 对症处理　①维持水、电解质和酸碱平衡:根据淹溺者水源的性质,选用不同的补液方法。如为海水淹溺,大量液体渗入肺组织,导致血容量偏低,应及时补充液体,可选用5%葡萄糖注射液、血浆或低分子右旋糖酐,纠正血液浓缩,切忌输入生理盐水,及时纠正高钾血症和酸中毒。如为淡水淹溺,适当限制入水量,应用20%甘露醇250 mL 及肾上腺皮质激素静脉滴注,防治脑水肿;静脉滴注3%氯化钠溶液500 mL 或输入全血、浓缩血浆白蛋白,减轻肺水肿,纠正血液稀释和阻止红细胞溶解。代谢性酸中毒者给予5%的碳酸氢钠,其除治疗酸中毒外兼有纠正淹溺后血液低渗、减少溶血的作用。②抗感染治疗:淹溺时气管内吸入大量污物,加之机体抵抗力下降,容易引起肺部感染,应给予抗生素预防和治疗。③其他:防止急性肾衰竭的发生,保护肝肾功能,应用对肝肾无损害的药物。如有合并伤和并发症,应进行相应处理。

（三）护理措施

1. 保持呼吸道通畅　及时、安全地清除患者口鼻异物,以保持呼吸道通畅,高流量吸氧,配合气管插管并做好机械通气准备,做好湿化气道和吸痰的护理。

2. 输液护理　淹溺者极易发生肺水肿,故应加强输液护理。淡水淹溺者,应严格控制输液速度,从小剂量、低速度开始,防止短时间内进入大量液体,从而加重肺水肿和血液稀释。海水淹溺者,切忌输入生理盐水。

3. 复温护理 冷水淹溺者及时复温,使患者体温恢复到30~32 ℃。复温方式分为两种。①被动复温:为患者覆盖保暖棉被、棉毯或将室温调高。②主动复温:可应用热水袋、热辐射等方法进行体外复温,或采用加温加湿给氧、加温静脉输液(43 ℃)等方法进行体内复温。复温速度要求稳定、安全,重度低温患者复温速度应加快。

4. 观察病情 ①密切观察体温、脉搏、呼吸、血压的变化。②观察意识、瞳孔对光反射是否存在。③观察有无咳痰,痰液的颜色和性质,听诊肺部啰音。④观察尿的颜色、性质,注意是否出现血红蛋白尿,准确记录尿量。

5. 心理护理 淹溺患者特别是出现急性肺水肿的患者常因严重呼吸困难而烦躁不安,护理人员应消除患者焦虑与恐惧心理,解释治疗措施及目的,使其能积极配合治疗。对自杀淹溺的患者,护理人员要引导他们正确对待人生,提高心理承受力,同时做好家属的思想工作,协同帮助患者消除自杀念头。

6. 健康教育 ①小儿游泳时必须有成人看护。②游泳场所要有救护员,水深要有明显的警示标志。③学会游泳是预防淹溺的有效措施,教育落水者学会自救和他救。④对自杀淹溺者,嘱家属多陪伴开导,以消除患者自杀的念头。⑤建议心脑血管疾病、癫痫患者饮酒后或服用镇静药物后避免游泳。

第三节 触 电

触电又称为电击伤,是指一定量的电流通过人体引起全身或局部的组织损伤和功能障碍,甚至发生心搏、呼吸骤停。触电分为超高压电伤或雷击、高压触电、低压触电3种类型。

【病因与发病机制】

1. 病因 触电常由不规范用电、缺乏安全用电知识及意外灾害事故所致。触电常见原因:①人体直接接触电源,如变压器或家用电器漏电等;②电流或静电荷经空气或其他导电介质电击人体,如风暴、地震、火灾等使电线断裂,高压线落地后10 m内都有触电危险。雷击常见于农村旷野。触电对人体的损害程度与电压高低、电流强度、电流类型、接触部位、通电时间及电流在人体中的通路密切相关。

2. 发病机制 人体是导体,在接触电流时即成为电路中的一部分。电击通过产热和电化学作用引起人体器官生理功能障碍和组织损害,导致人体灼伤甚至"炭化"。电流击伤人体的致命作用如下。①电流作用于心脏引起室颤,导致心脏停搏,这是最多见的低压触电致死原因。对人体安全的电压不超过36 V,电压在220 V可造成室颤。交流电能使肌肉持续抽搐,能"吸引住"接触者,使其脱离不开电流,危害性较直流电大,50~60 Hz低压交流电最容易产生致命性的室颤。②电流作用于中枢神经可对延髓及呼吸中枢造成损害,电流通过大脑、延髓可致意识改变,还可引起呼吸中枢麻痹、呼吸暂停、窒息、心搏骤停或室颤,高压触电死亡的原因主要为此。

【护理评估】

1. 健康史　具有直接或间接接触带电物体的病史,向触电者或陪同者详细了解触电经过,包括触电的时间、地点及电源情况。一般雷击常见于旷野、山区或大树下避雨。

2. 身体状况　触电时,轻者仅有瞬间感觉异常,重者出现电休克的表现,更严重的即刻出现心搏、呼吸骤停。

(1) 局部症状　主要表现为电流通过组织产热引起组织烧伤,烧伤程度因电压高低不同而有所不同。①高压电烧伤特点:烧伤面积不大,但可深达肌肉、血管、神经和骨骼,有"口小底大,外浅内深"的特征;有一处进口和多处出口;肌肉组织常呈夹心性坏死;电流可造成血管壁变性、坏死或血管栓塞,从而引起继发性出血或组织的继发性坏死。②低压电烧伤特点:常见于电流进入点和流出点;程度较轻,伤口小,呈椭圆形或圆形;创面呈焦黄或灰白色,干燥,边缘整齐,与正常皮肤分界清楚;一般不损伤内脏。

(2) 全身表现

轻症:常见于短时间接触低电压、低电流的电源。患者表现为痛性肌肉收缩、惊恐、头晕、头痛、心悸、面色苍白、四肢软弱、表情呆滞、呼吸及脉搏加速,也可发生晕厥、短暂意识丧失。体格检查一般无明显阳性体征。

重症:常见于接触高压电或电阻小、电流强度大的电源,或触电后未能及时脱离电源。高压电击时常发生意识丧失及心搏、呼吸骤停。有些患者可转入"假死"状态,即心搏、呼吸极其微弱或暂停,心电图可呈室颤状态,经积极治疗,一般可恢复。组织损伤区域或体表烧伤处丢失大量液体时,可出现低血容量性休克。低血压、体液及电解质紊乱和严重的肌红蛋白尿可引起急性肾衰竭。

(3) 并发症　电击伤可引起短期精神异常、心律失常、肢体瘫痪、继发性出血或血供障碍、局部组织坏死继发感染、高钾血症、酸中毒、急性肾衰竭、周围神经病、永久性失明或耳聋、内脏破裂或穿孔等。

(4) 辅助检查　①血常规及生化检查:触电后 2～6 h 可出现肌酸磷酸激酶及其同工酶、乳酸脱氢酶、谷草转氨酶的活性增高,24～48 h 后逐渐恢复正常。血清肌酸磷酸激酶升高提示肌肉损伤。②尿常规:如发生急性肾衰竭,尿液检查可见血红蛋白尿或肌红蛋白尿。③心电图检查:电击损伤心肌,心电图可出现频发性或多源性室性期前收缩、心肌梗死、室颤等表现。

(5) 心理社会状况　触电者伴有惊恐、焦虑等不安心理。

【护理问题】

1. 焦虑/恐惧　与电击伤后出现短暂的电休克或担心植皮、截肢(指、趾)等有关。
2. 皮肤完整性受损　与皮肤烧伤,失去皮肤屏障功能有关。
3. 疼痛　与电流烧伤组织有关。
4. 昏迷　与电击伤引起中枢神经系统病变有关。
5. 潜在的并发症　急性肾衰竭、感染、继发性出血、高钾血症。

【救治与护理】

救护原则:首要任务是切断电源,脱离危险区;然后快速判断患者有无心搏、呼吸停止,对心搏骤停者迅速实施心肺复苏;正确处理各种并发症,妥善处理电烧伤创面。

(一)现场救护

1. 迅速切断电源　根据触电现场情况,迅速采取最安全、有效的方法切断电源或使触电者脱离电场。

(1)关闭电闸　若为低压交流电,立即关闭电闸是最简单、安全有效的方法。若为高压电,应通知供电部门。

(2)挑开电线　电闸离触电现场较远时,用不导电物体,如绝缘物或干燥的木棒、竹棍等将电线挑开,并注意妥善处理挑开的电源线。

(3)切断电线　当在野外或远离电源闸及存在电磁场效应的触电现场,施救者不能接触触电者,不便将电线挑开时,可用干燥绝缘的木柄刀、斧子或锄头等物将电线斩断,中断电流,并妥善处理残端。

(4)特殊方法拉开触电者　救援者可穿胶鞋,站在木凳上,用干燥的绳子、围巾、衣服或布条等拧成条状,套在触电者身上将其拉开。若触电者俯卧在电线或漏电的电器上,可用木棒将触电者移出触电现场。

注意事项:①脱离电源过程中避免给触电者造成其他伤害。如人在高处触电时,应采取有效的安全措施,防止脱离电源后触电者从高处坠下骨折。②抢救者必须注意自身安全,确保自己与触电者绝缘,未断离电源前绝不能用手直接牵拉触电者。脚下可垫干燥的木块、橡胶、塑料块等绝缘物品,使自己与地面绝缘。③野外高压电线触电,最好选择20 m以外切断电源。④雨天抢救触电者时,要注意绝缘器材可能因潮湿而失去绝缘性能。

2. 轻型触电　在短时间内接触低电压或低电流者,如意识清醒,呼吸、心搏自主,可就地平卧,观察并休息1~2 h,暂时不要站立或走动,以减轻心脏负担。

3. 重型触电　接触高电压、强电流后未能及时脱离电源,对发生呼吸、心搏骤停者,立即现场实施心肺复苏,不能轻易终止复苏。设法呼救,迅速向医院转运,途中不能中断抢救。有条件者可给氧、输液,头部放置冰袋降温,必要时行气管插管或气管切开。室颤者,应尽早对其进行电除颤。

(二)院内救护

1. 维持有效呼吸　呼吸停止者立即行气管插管,给予呼吸机辅助通气,同时注意清除气道异物,保持呼吸道通畅。

2. 维持有效循环　低血容量性休克或组织严重电烧伤的患者,应迅速予以静脉补液。进行心电监护,以便及时发现心律失常,最严重的心律失常是室颤,应尽早给予除颤。同时可考虑用药。①利多卡因是治疗室性异位心律的首选药。触电后发生室颤,同时电除颤和静脉给予利多卡因常有较好疗效。室颤时利多卡因首次用量为1 mg/kg,总量不超过3 mg/kg。②盐酸肾上腺素是触电致心搏骤停后心肺复苏的首选药,1~5 mg静脉注射,必要时重复,可增强心肌收缩力,改善冠状动脉和脑血管的血供,并使心室细颤转为粗颤,利于电除颤。

3. 补液治疗 根据患者病情,建立有效静脉通路,合理补充液体。高压电击伤时,深部组织损伤大,渗出多,一般输液量要比体表烧伤公式预计量高4倍以上。酸中毒者可选用5%碳酸氢钠溶液静脉滴注。心肺复苏者尽快进行脑复苏,在头部及全身大血管处放置冰袋降温,静脉滴注20%甘露醇以降低颅内压,减轻脑水肿。

4. 急性肾衰竭的预防 触电伴电灼伤时,深部受损组织,特别是坏死肌肉可释放大量毒性物质和异性蛋白(肌红蛋白、血红蛋白),在酸血症条件下更容易沉积和堵塞肾小管,应警惕急性肾衰竭的发生,尽早应用利尿剂。一旦出现血红蛋白尿,及时应用甘露醇,同时碱化尿液。

5. 创面处理 现场保护好创面,院内用无菌溶液冲洗后再用无菌敷料包扎。如局部组织坏死,应在3~6 d除去焦痂。常规注射破伤风抗毒素,必要时使用抗生素。由于深部组织的损伤坏死,容易发生厌氧菌感染,换药时可用过氧化氢溶液冲洗,必要时扩创,但不缝合。

6. 筋膜松解术和截肢 大块软组织电灼伤引起局部水肿和小血管内血栓形成者,需进行筋膜松解术,以减轻灼伤部位周围压力,改善肢体远端血液循环,严重者可能需要截肢处理。

(三)护理要点

1. 现场急救 心搏、呼吸骤停者,医护人员应及时正确地对其进行心肺复苏,尽早建立人工气道和机械通气,保持呼吸道通畅,充分供氧,配合医生做好抢救工作。

2. 用药护理 尽早建立静脉通路,严格遵医嘱输液,恢复循环血容量,监测患者对输液的反应。如心电图异常,输液量应适当控制,以防加重心脏负荷。肌红蛋白释出的患者可出现葡萄酒色尿或酱油色尿,为预防肾衰竭,开始时输液速度宜快,并使用甘露醇利尿,5%的碳酸氢钠碱化尿液。

3. 严密观察病情变化 ①定时监测体温、脉搏、血压、呼吸,注意呼吸频率。②观察每小时尿量、颜色、比重,维持尿量在50~100 mL/h,观察有无肌红蛋白尿、血红蛋白尿。③持续心电监护,观察并记录心律、心率、心电图的变化。每次心脏听诊应在5 min以上,及时发现心律失常。④观察患肢远端血运情况,如颜色、温度、动脉搏动及有无麻木、胀痛等血运障碍表现。⑤注意意识变化,如有无出现烦躁不安、意识蒙眬、精神兴奋、瞳孔改变等,要防止意识不清者坠床。

4. 加强创面护理,促进愈合 ①清创后创面暴露,有利于随时观察创面。②创面局部涂磺胺嘧啶银混悬糊剂,保持创面干燥,防止糜烂。③观察创面颜色、气味,有无发绀、干性坏死,警惕糜烂坏死组织腐蚀血管致大出血。④床旁备止血带及无菌纱垫,以备血管破裂出血紧急结扎和加压。⑤保守治疗效果不佳的应手术治疗,采取游离皮瓣或游离肌皮瓣、游离大网膜覆盖或截肢术。

5. 做好体位护理 ①头面部电烧伤患者采取半卧位,以促进静脉回流,减轻肿胀。②肢体电烧伤患者应抬高患肢,观察远端血液循环。③皮瓣手术后患者要制动,防止皮瓣蒂扭转而造成血运障碍。

6. 合并伤护理 触电自高空跌落者,常伴有颅脑损伤、内脏破裂、血胸气胸、四肢骨折等,应配合医生做好抢救。

7. 心理护理 ①护理人员要安慰患者,告知其治疗方法、治疗过程及效果。②鼓励患者表达自身感受。③教会患者自我放松的方法。④针对个体情况进行针对性心理护理。⑤鼓励患者家属和朋友给予患者关心和支持。

8. 加强基础护理　病情严重者,注意其口腔护理,预防口腔炎;做好皮肤护理,预防压疮;保持呼吸道通畅,做好吸氧护理;保持伤口敷料清洁干燥。

9. 健康教育　①对患者进行安全用电教育,尤其是儿童,使其掌握用电安全知识。②严格按要求安装并使用电器,且经常检修,不使用违章电器。③雷雨天不在空旷地方使用手机,不在大树下避雨,遇火警或台风袭击时及时切断电源。④指导患者加强局部功能锻炼,如手指皮瓣移植后训练抓握功能。⑤指导皮瓣移植、截肢患者定期复诊。

第四节　咬　伤

一、毒蛇咬伤

蛇咬伤主要发生在南方,一般以夏、秋季多见,咬伤部位以四肢多见。蛇分为有毒蛇和无毒蛇两大类,一般毒蛇头部多呈三角形,色彩斑纹鲜明,被咬处皮肤留下一对大而深的牙痕,全身有中毒症状。无毒蛇蛇头呈椭圆形,色彩斑纹不鲜明,只留下成排细小牙痕且呈锯齿状,无全身中毒症状。在我国毒蛇以蝮蛇、银环蛇、金环蛇、竹叶青蛇、蝰蛇、五步蛇、眼镜王蛇等较为常见,东南沿海尚有海蛇。无毒蛇咬伤只在局部皮肤留下两排对称的细小齿痕,轻度刺痛,无生命危险。毒蛇咬人时,毒液从其唇腭上的一对唇上腺排出,经过毒牙上的导管注入人体,通过淋巴和静脉回流到达全身,引起严重的全身中毒而危及伤者生命。

【病因与发病机制】

蛇咬伤多见于野外工作者、农民、渔民、毒蛇饲养及研究人员。蛇毒是含有多种毒性蛋白质、溶组织酶及多肽的复合物,按毒性和对机体的作用可分为3类。①神经毒素:能阻断中枢神经与神经肌接头的递质传递,引起横纹肌弛缓性麻痹。代表毒蛇有金环蛇、银环蛇、海蛇等。②血液毒素:对血细胞、血管内皮细胞及组织有破坏作用,可引起出血、溶血、休克或心力衰竭等。代表毒蛇有五步蛇、竹叶青蛇、蝰蛇等。③混合毒素:兼有神经毒和血液毒的病理作用。代表毒蛇有眼镜蛇、蝮蛇等,其中眼镜蛇以神经毒素为主,蝮蛇以血液毒素为主。

【护理评估】

1. 健康史　询问患者被蛇咬伤的时间、地点、环境及蛇的特征,评估咬伤的部位、受伤当时及伤后的情况,受伤后是否接受过急救处理。了解患者既往健康状况,有无药物过敏史等。

2. 身体状况

(1) 局部表现　被咬处出现鲜红色瘀斑,逐渐变为暗紫色,伤处疼痛,肿胀蔓延迅速,淋巴结肿大,皮肤出现血疱、瘀斑,甚至局部组织坏死。

(2) 全身表现　全身虚弱、口周感觉异常、肌肉震颤，或发热恶寒、烦躁不安、头晕目眩、吞咽困难、肢体软瘫、腱反射消失、言语不清、恶心呕吐、呼吸抑制，最后导致呼吸循环衰竭。部分患者伤后可因广泛的毛细血管渗漏引起肺水肿、低血压、心律失常；皮肤黏膜及伤口出血，血尿、尿少，出现肾衰竭及 MODS。

3. 辅助检查　凝血功能检查可见血小板减少、纤维蛋白原减少、凝血酶原时间延长；肾功能检查可见血肌酐、尿素氮增高，肌酐磷酸激酶增加，肌红蛋白尿等。

4. 心理社会状况　因担心毒蛇咬伤给生命带来威胁，患者常产生焦虑、恐惧甚至绝望等不良心理。

【护理问题】

1. 焦虑或恐惧　与被毒蛇咬伤、知识缺乏、生命受到威胁及担心预后有关。
2. 皮肤完整性受损　与毒蛇咬伤、组织结构破坏有关。
3. 疼痛　与被蛇咬伤有关。
4. 活动受限　与蛇咬伤肢体肿胀或瘫痪有关。
5. 知识缺乏　与缺乏防蛇咬伤及伤后急救知识有关。
6. 潜在并发症　感染、MODS 等。

【救治与护理】

救护原则：移离毒蛇，防止再次被咬伤；立即在伤口近心端环形缚扎伤肢，延缓毒素吸收扩散；尽快清理伤口，排除毒液，防止毒液扩散；识别蛇的种类，为进一步救治创造条件；加强对症及支持治疗，防止并发症。

(一) 救治措施

1. 减慢毒素吸收

(1) 制动　被毒蛇咬伤后切勿惊慌奔跑，以免加速毒素的吸收和扩散，应限制肢体活动。

(2) 缚扎　立即在伤口的近心端 5～10 cm 处用止血带或布带等环形结扎，松紧以阻止静脉和淋巴回流且不妨碍动脉血流为宜。为避免组织坏死，应每隔 20 min 放松止血带 1～2 min。

2. 局部排毒

(1) 冲洗伤口　用大量清水、肥皂水、生理盐水、1∶5 000 高锰酸钾溶液或 3% 过氧化氢溶液冲洗伤口及周围皮肤，以排出毒液，将部分毒素氧化，减轻中毒症状。

(2) 伤口排毒　①用手自近心端向远心端向伤口挤压，排出伤口内蛇毒。②用拔火罐、吸乳器或注射器在伤口处反复抽吸，促使部分毒液排出。③用锐器在咬痕处挑开，扩大创口排出蛇毒。将肢体放低，以利于伤口渗液引流。血液毒素毒蛇咬伤者禁忌切开伤口，防止出血不止。④若救援者吮吸伤口（吸者口腔应无伤口），随吸随漱口，则排毒效果更佳。

3. 尽快转运至医院　转运途中密切观察患者病情变化，患者取半坐位或卧位，保持呼吸道通畅，伤口部位下垂，定时放松止血带，防止远端肢体缺血坏死。

4. 解毒用药

(1) 抗血清疗法　抗蛇毒血清为首选特效药,伤后 20～30 min 内应用效果最好。常用的有抗五步蛇毒血清、抗眼镜蛇毒血清等。抗蛇毒血清用前需要做过敏试验,阳性者采用脱敏注射法。

(2) 解蛇毒中成药　常用蛇药有南通蛇药、上海蛇药、广州蛇药等,可口服或局部敷贴。新鲜草药外敷对毒蛇咬伤亦有效,如半边莲、白花蛇舌草、七叶一枝花等。

(3) 其他用药　应用呋塞米、甘露醇等脱水利尿药,可加速血内蛇毒排泄;使用破伤风抗毒素和抗菌药,可预防感染;使用肾上腺皮质激素,可消炎、消肿、止痛并抑制蛇毒扩散。

(二) 护理要点

1. 局部降温　将伤肢浸于 4～7 ℃ 冷水中,3～4 h 后改用冰袋冷敷,一般维持 24～36 h,可减轻疼痛,减慢毒素吸收,降低毒素中酶的活性,但应防止降温导致局部组织坏死。

2. 排毒抗毒　①根据伤口局部反应大小,用胰蛋白酶 2 000～5 000 U 加入 0.05% 普鲁卡因或注射用水 20 mL 做局部环形封闭,能够降解蛇毒。②迅速建立静脉通道,遵医嘱尽早使用抗蛇毒血清、利尿剂及快速大量输液等以中和毒素,促进毒素排出。若患者出现血红蛋白尿,遵医嘱输入 5% 碳酸氢钠溶液以碱化尿液。

3. 病情观察　密切监测生命体征、意识、尿量、呼吸与循环功能等,观察全身中毒症状的进展,注意肢体肿胀、伤口引流情况。补液时注意心肺功能,以防快速、大量输液导致心肺功能衰竭。

4. 伤口护理　加强伤口护理,预防局部感染。用 3% 过氧化氢溶液或 1∶5 000 高锰酸钾溶液冲洗伤口,然后用高渗盐水或 1∶5 000 高锰酸钾溶液湿敷,利于消肿。勤换药,保持伤口创面清洁、干燥,及时清除变性、坏死组织。伤肢处于下垂位,保持伤口引流通畅。

5. 对症及支持疗法护理　①给予患者高蛋白、高热量、高维生素、易消化饮食,鼓励其多饮水,促进蛇毒从尿液排出,减轻肾损害。②受伤期间不饮酒或咖啡等刺激性饮料,避免促进血液循环而加快毒素吸收和扩散。患者如口渴,可饮足量清水。③应用抗生素防止感染,注射破伤风抗毒素。④积极预防休克及 MODS。

6. 心理护理　安慰患者及家属,解释治疗方法及治疗效果,帮助患者树立战胜疾病的信心,减轻恐惧,使其情绪稳定,积极配合治疗和护理。

7. 健康指导　宣传毒蛇咬伤的有关知识,强化自我防范意识。①野外工作时,不要赤足行走,尽可能穿长筒靴及长裤,戴手套。②用木杆打草惊蛇的方法驱赶毒蛇,随身携带蛇药以备急用。③废弃的房子、洞穴等常有蛇穴,勿随便进入或用手摸索,勿轻易尝试抓蛇或玩蛇。④露营时选择空旷干燥地面,避免扎营于杂物或石堆附近,晚上在营帐周围点燃火焰。⑤宣教毒蛇咬伤的自救和互救方法。

二、犬咬伤

随着家养宠物犬数量增多,犬咬伤的发生率也随之增加。若犬携带狂犬病毒,则被犬咬伤后可发生狂犬病。狂犬病又称为恐水症,是由狂犬病毒引起的一种人畜共患的中枢神经系统急性传染病。狂犬病是所有传染病中最凶险的病毒性疾病,一旦发作,几乎百分之百死亡。

【病因与发病机制】

全世界每年有近3万人死于狂犬病,犬咬伤是主要原因。病犬的涎腺和涎液中含有大量狂犬病毒,被病犬咬、抓后,带病毒的涎液可经唾液-伤口途径侵入人体引起感染。该病毒对神经组织具有强大的亲和力,在伤口处及其附近可停留1~2周并生长繁殖,病毒可沿周围传入神经上行到达中枢神经系统,引发狂犬病。

【护理评估】

1. 健康史　患者有被犬或猫咬伤、抓伤、舔伤史,询问患者犬的习性、咬伤的时间及是否对伤口进行过处理。

2. 身体状况　患者被犬咬伤后有利齿造成的深而窄的伤口,周围组织、血管有不同程度的挫裂伤,伤口周围组织水肿、皮下出血,甚至大出血。感染病毒后是否发病与潜伏期的长短、入侵病毒的数量、咬伤部位、伤口处理、病毒毒力、机体抵抗力及是否接种狂犬疫苗有关。自咬伤至发病可有10 d到数月的潜伏期,一般为30~60 d。咬伤越深,部位越接近头面部,其潜伏期越短,发病率越高。

发病初期患者伤口周围麻木、疼痛,逐渐扩散至整个肢体;继而出现发热、烦躁、乏力、吞咽困难、恐水、咽喉痉挛,伴有流涎、多汗、心率增快;最后因肌瘫痪、昏迷、循环衰竭而死亡。

躁狂型狂犬病患者突出表现为极度恐怖,有大难临头的预兆感,并对水声、光、风等刺激非常敏感,引起发作性咽肌痉挛、呼吸困难等。恐水是本病的特殊性症状,但不一定每例患者均有,更不一定在早期出现,典型者饮水、见水、闻流水声或仅提及饮水时,均可引起严重咽喉痉挛;怕风亦是本病特有的症状,微风、吹风、穿堂风等都可导致咽喉痉挛。

3. 辅助检查

(1)血、尿常规及脑脊液检查　血常规检查可见白细胞计数在$(12~30)\times10^9$/L,中性粒细胞百分比大多在80%以上;尿常规检查常可发现轻度蛋白尿,偶尔有透明管型;脑脊液的压力在正常范围或稍有增高,蛋白质轻度增高,细胞数稍增多,主要为淋巴细胞。

(2)狂犬病毒抗原检测　应用荧光抗体检查脑脊液涂片、角膜印片、冷冻皮肤切片中的病毒抗原,发病前即可获得阳性结果,方法简便。

(3)其他检查　常规做X射线胸片、B型超声、心电图、脑CT检查。

4. 心理社会状况　患者被犬咬伤后因担心感染狂犬病毒常出现焦虑或恐惧心理。

【病情判断】

根据患者过去有被狂犬或可疑狂犬、猫、狼、狐等动物咬伤史,诊断即可初步成立。如能了解被咬伤情况及该动物的健康状况,则对诊断狂犬病更有价值。患者出现典型的临床症状如兴奋、狂躁、恐水、怕风、咽喉肌痉挛、大量流涎、瘫痪等,排除破伤风、脑炎等疾病,即可诊断狂犬病。

【护理问题】

1. 有窒息的危险　与咽喉肌痉挛发作有关。
2. 营养失调　低于机体需要量,与咽喉肌痉挛致不能饮食饮水有关。
3. 有感染的危险　与伤口污染严重有关。
4. 潜在并发症　颅内压增高、高血压、低血压、心律失常、心力衰竭、急性肾衰竭等。

【救治与护理】

救治原则:及早、彻底冲洗伤口,实施清创术,预防接种,应用免疫血清,按需要给予破伤风抗毒素和抗生素等,狂犬咬伤后的及时处理是防治狂犬病发作的最关键环节。

(一) 救治措施

1. 及早处理伤口　浅小的伤口可常规消毒处理,深大的伤口需立即行清创术。清除异物和坏死组织,用生理盐水或稀释的碘伏冲洗伤口,再用3%过氧化氢溶液淋洗,必要时扩大伤口,并用力挤压周围软组织,将沾污在伤口上的犬的涎液和伤口血液冲洗干净。伤口应敞开引流,不宜做一期缝合。

2. 免疫疗法　伤后及早注射狂犬病疫苗进行主动免疫。疫苗的应用应注意观察不良反应的出现和处理。抗狂犬病血清或狂犬病免疫球蛋白能中和体液中游离的狂犬病毒,不能排除狂犬病者应尽早使用。若曾经接受过主动免疫,则咬伤后不需要被动免疫治疗,仅在伤后当天与第3天强化主动免疫各1次。注射狂犬疫苗和血清时要及时、全程、足量。

3. 防治感染　常规使用破伤风抗毒素注射液,预防破伤风的发生;应用抗菌药物,预防伤口感染的发生。

(二) 护理要点

1. 预防痉挛,保持气道通畅　①病室环境要求:将患者严格隔离于光线较暗的单人病房,保持病室安静,避免光、声、风的刺激,适当遮蔽输液装置,尤其注意避免水的刺激,防止患者痉挛发作。对狂躁、痉挛患者,可用镇静剂。②专人护理:各项检查、治疗和护理操作集中进行,也可在应用镇静药后进行。一旦发生痉挛,立即遵医嘱使用镇静药。③保持呼吸道通畅:及时清除口腔和呼吸道分泌物,及时应用吸引器,必要时进行气管切开或插管。

2. 输液与营养支持护理　①静脉输液:患者因不能饮水和多汗、流涎,常呈缺水状态,需要静脉输液以补充能量,维持体液平衡。②营养支持:可采用鼻饲饮食,在患者痉挛发作的间歇期或应用镇静剂后缓慢注入。

3. 预防感染　①抗感染:遵医嘱按时应用抗菌药物并观察疗效。②伤口护理:早期患肢应下垂,注意观察伤口及敷料有无浸湿,及时更换敷料,保持伤口清洁和引流通畅。③加强隔离防护:护理人员穿隔离衣,戴口罩和手套,防止沾染患者伤口分泌物。严格消毒患者的排泄物等,防止唾液等污染。被患者唾液沾染的用品均应消毒。必须防范患者在痉挛发作中抓伤咬伤。

4. 健康指导 ①应定期给犬注射犬用疫苗,进行免疫。保持宠物皮毛清洁,定期在家中消毒。②和宠物嬉戏后要及时洗手,不要随意抚摸和挑逗犬,防止意外发生。③被犬抓伤但无明显伤痕,或被犬舔,或疑与病犬有密切接触者,均应尽早注射疫苗。④被犬咬伤后,应尽早到医院处理伤口和注射疫苗。

问题分析与能力提升

患者张某,男性,20岁,夏季中午在篮球场剧烈运动,大量出汗后因口渴而大量饮水,突然出现头晕、意识恍惚,伴四肢肌肉痉挛性疼痛,急诊入院。体格检查:意识不清,双侧瞳孔缩小,对光反射消失,体温38.5 ℃,心率128次/min,呼吸26次/min,血压90/60 mmHg。四肢肌张力高,双下肢阵发性痉挛。电解质检查示低钠、低氯。

思考:①该患者可能的诊断是什么?②诊断依据有哪些?③目前主要的救护措施有哪些?

习题

一、单项选择题

1. 大学生在炎热的夏天进行军训时容易发生的重度中暑类型为(　　)
   A. 日射病　　　　　　B. 热痉挛　　　　　　C. 热衰竭
   D. 热射病　　　　　　E. 先兆中暑

2. 周围环境温度高于皮肤温度时,人体散热的主要途径是(　　)
   A. 辐射　　　　　　　B. 传导　　　　　　　C. 蒸发
   D. 对流　　　　　　　E. 排泄

3. 热射病的典型特征是(　　)
   A. 肌肉痉挛　　　　　B. 周围循环衰竭　　　C. 高热、无汗、昏迷
   D. 乏力、眩晕、多汗　E. 头痛、恶心、呕吐

4. 高热环境下进行重体力劳动,大量出汗后因口渴而大量饮水,缺乏钠的补充而发病,被称为(　　)
   A. 热射病　　　　　　B. 热痉挛　　　　　　C. 热衰竭
   D. 先兆中暑　　　　　E. 轻度中暑

5. 重度中暑患者降温时肛温降至(　　)
   A. 39 ℃　　　　　　　B. 38 ℃　　　　　　　C. 37 ℃
   D. 36 ℃　　　　　　　E. 35 ℃

6. 预后最差的中暑类型是(　　)
   A. 热痉挛　　　　　　B. 热射病　　　　　　C. 热衰竭
   D. 先兆中暑　　　　　E. 轻症中暑

7. 救治海水淹溺者不能输入的药物是(　　)
   A. 5%葡萄糖注射液　　B. 血浆液体　　　　　C. 地塞米松
   D. 生理盐水　　　　　E. 以上均是

8. 抢救触电患者应采取的第一步措施是(　　)
   A. 立即切断电源　　　B. 处理电灼伤　　　　C. 心肺复苏
   D. 人工呼吸　　　　　E. 吸氧

9. 给重度中暑患者进行降温时,一般每隔多长时间测量一次体温(　　)
   A. 5～15 min　　　　　B. 15～30 min　　　　C. 30～45 min

D. 45~60 min　　　　E. 1~2 h

10. 多见于青壮年人的重度中暑类型是(　　)
    A. 热射病　　　　　B. 日射病　　　　　C. 黄热病
    D. 热痉挛　　　　　E. 热衰竭

11. 中暑患者安置在空调房间内的温度应设置为(　　)
    A. 18~20 ℃　　　　B. 20~22 ℃　　　　C. 20~25 ℃
    D. 22~25 ℃　　　　E. 18~24 ℃

12. 高压触电死亡的最常见原因是(　　)
    A. 呼吸中枢抑制　　B. 急性肺水肿　　　C. 室颤
    D. 心律失常　　　　E. 烧伤

13. 张某,男性,6岁,在公园玩耍时不慎溺水窒息,急救的首要步骤是(　　)
    A. 加压给氧　　　　B. 挤压简易呼吸器　C. 清除呼吸道异物
    D. 口对口人工呼吸　E. 以上都不对

14. 李某,男性,22岁,在海中游泳时不慎溺水,被送到急诊室。体格检查:意识不清,口流海水,呼吸微弱,心率45次/min,血压90/60 mmHg,医生不在场,护士处理正确的是(　　)
    A. 先测生命体征　　B. 立即心电监护　　C. 立即心外按压
    D. 立即呼叫医生等待医嘱　E. 立即将淹溺者头偏一侧,吸出口腔异物,吸氧

15. 王某,男性,45岁,从事高温作业4 h后感觉剧烈头痛,并迅速进入浅昏迷状态,体温39.5 ℃,无汗,最可能的中暑类型是(　　)
    A. 热衰竭　　　　　B. 热射病　　　　　C. 热痉挛
    D. 机体蓄热　　　　E. 中度中暑

16. 张某,女性,20岁,登山时不慎被毒蛇咬伤,现场急救首先要(　　)
    A. 尖刀挑开咬痕处排毒　B. 伤口近端用止血带　C. 过氧化氢溶液冲洗
    D. 局部封闭　　　　E. 服用蛇药

17. 狂犬病毒主要侵犯(　　)
    A. 呼吸系统　　　　B. 消化系统　　　　C. 循环系统
    D. 神经系统　　　　E. 泌尿系统

二、思答题

1. 简述重度中暑3种类型的鉴别方法。
2. 简述重度中暑的降温护理要点。
3. 如何对淹溺者进行倒水处理?
4. 如何对触电者进行现场救护?

(平顶山学院　余小柱)

第十章 创伤急救技术

学习目标

1. 掌握止血方法；绷带和三角巾包扎、固定、搬运的方法。
2. 熟悉常见外伤的固定方法及伤员的搬运方法。
3. 了解创伤的分类、临床表现和急救特点。

第一节 创伤概述

创伤是指机械性致伤因素作用于机体造成组织结构的破坏和（或）功能障碍。创伤严重威胁着人类的生存和健康，成为人类致残和死亡的主要原因之一，积极开展创伤救护与预防是急救医学和急救护理学的重要任务。创伤护理的内容包括在各种创伤急救中对伤员进行护理评估、实施护理计划和干预措施，以及评估创伤预后。

一、创伤的分类

1. **根据致伤原因分类** ①挫伤：为钝性暴力作用于机体造成的损伤。②扭伤：暴力作用于关节，使其超过正常活动范围所造成的损伤。③挤压伤：局部受重物挤压所造成的损伤，常发生于肌肉丰富部位。④冲击伤：由爆炸产生的高压高速冲击波造成的损伤。⑤擦伤：粗糙物体摩擦体表所造成的损伤。⑥刺伤：尖锐物体刺入组织所造成的损伤，伤口小而深。⑦切割伤：刃器切割组织所造成的损伤，创缘整齐，容易合并深部组织损伤。⑧撕裂伤：急剧的牵拉或扭转外力，将皮肤筋骨撕裂脱落的损伤。⑨火器伤：以火药为动力的高速投射物所造成的损伤，伤口大小、形状和深浅不一，常有异物存留。

2. **根据损伤类型分类** 根据伤后皮肤黏膜的完整性可分为开放性创伤和闭合性创伤。①开放性创伤：皮肤和黏膜完整性遭到破坏，表面有伤口，且与外界相通。常见的开放性创伤包括擦伤、刺伤、切割伤、撕裂伤、火器伤、砍伤等。②闭合性创伤：皮肤和黏膜表面完整，无伤口。常见的闭合性创伤包括扭伤、挫伤、挤压伤、冲击伤等。

3. 根据伤后伤情的严重程度分类 ①轻伤:伤员意识清楚,无生命危险,生命体征平稳,甚至可以继续坚持工作,在现场务必特殊紧急处理。如扭伤、擦伤、轻微撕裂伤、局部软组织损伤等。②重伤:伤员暂时无生命危险,基本生命体征尚平稳,但需要密切注意病情变化。如无呼吸衰竭的胸部外伤,无大出血的腹部损伤,未发生休克的深部或广泛软组织损伤,开放性四肢骨折,肢体挤压伤等。③危重伤:伤员有生命危险,基本生命体征出现异常,需要立即进行急救手术或采取紧急措施。如刺伤大动脉导致大出血,收缩压<90 mmHg、心率>120 次/min;患者出现意识不清;连枷胸等。

二、临床表现

1. 局部表现

(1)疼痛和压痛 与受伤部位的神经分布、创伤轻重、炎症反应强弱等因素有关。活动时疼痛加剧,制动后减轻,一般 2~3 d 后疼痛缓解。

(2)肿胀 局部组织出血、创伤性炎症渗出导致肿胀。

(3)功能障碍 由局部组织结构破坏、疼痛、肿胀等因素引起。神经系统或运动系统创伤所致功能障碍对诊断有定位价值。

(4)伤口或创面 多见于开放性创伤,大小、深度表现可不一致。

2. 全身表现

(1)体温变化 创伤后释放的大量炎症介质直接作用于体温中枢导致发热。创伤后 3~5 d,出血或组织坏死分解产物被吸收导致吸收热。一般温度在 38 ℃,体温过高要警惕合并感染。

(2)呼吸、脉搏、血压的异常 创伤后由于应激反应导致脉搏加快,舒张压增高,创伤严重者可出现呼吸紊乱。

(3)全身代谢改变 创伤应激反应可引起肾上腺皮质激素、儿茶酚胺、胰高血糖素和生长激素等分泌增加,创伤早期机体呈现高分解代谢、高能量消耗状态,表现为血糖升高、口渴、少尿、疲惫无力等。

(4)并发症 由于免疫功能抑制、神经内分泌的改变,机体容易继发感染、休克、多器官功能不全等严重后果。

三、创伤急救特点

创伤急救具有突发性强,工作强度大,环境复杂恶劣,急救技术要求高,需要多专业、多学科、多部门协调等特点。创伤和疾病是威胁人类健康的两大杀手,不少疾病随着医学科学的发展已经得到有效控制,但创伤随着经济的发展反而日益增多,成为人类致残和死亡的主要原因之一。

创伤造成的死亡具有 3 个高峰时间。第一死亡高峰为伤后数分钟内,约占死亡人数的 50%,造成死亡的原因主要是严重的颅脑损伤、大出血等。第二死亡高峰为伤后 6~8 h 内,约占死亡人数的 30%,造成死亡的原因主要是腹腔脏器破裂、颅内血肿、血气胸、骨盆骨折大出血等。第三死亡高峰出现在伤后数天或数周,约占死亡人数的 20%,主要死亡原因是严重感染、多器官功能不全等。在 3 个死亡高峰期内,第二死亡高峰期受院前急救和院内急诊救治的影响较大,如在这个时间段内进行及时有效的救

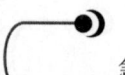

治,可在较大程度上降低伤员的死亡率。有学者提出了挽救生命、减少致残的"黄金时间",即创伤后 1 h。因此,把握创伤急救时机、提高院前急救水平和规范院内救治流程是降低创伤死亡率的关键。

创伤救治链是将影响创伤救治的各个部分联系在一起,做到各环节的无缝对接,主要包括早期基础生命支持、早期高级创伤生命支持、早期诊断治疗和早期康复 4 个环节,最终实现院外、院内和重症监护室治疗的一体化救治模式,以提高救治水平。

四、创伤评分

当人们遭受意外或灾难发生时,启动紧急医疗救护体系,急救人员接到呼救命令,以最短时间到达急救现场,迅速对伤员的情况进行评估,实施急救措施,以挽救伤员生命。特别是救护现场有大批伤员时,救护人员更应该做到快速判断,评估伤情严重程度,进行检伤分类,及早实施准确有效的救护措施,不贻误伤员救援的"黄金时间"。

创伤严重程度评分简称创伤评分,是以计分的形式来估量创伤的严重程度,应用量化或权重处理患者生理指标或诊断名称等参数,经数学计算显示创伤严重程度及预后的方法。常用的简易创伤评分法是修正的创伤记分(revised trauma score,RTS),用以权重处理的收缩压、呼吸频率和意识形态 3 项指标作为评分参数,每项计 0~4 分。3 项计分相加为 RTS,RTS 越低代表伤情越严重。

第二节 止血技术

人体血量大约占体重的 8%,如体重为 50 kg,则约有 4 000 mL 血液。急性出血时血液流失超过全身血量的 1/4~1/3 就有生命危险。因此,紧急止血对挽救伤员的生命具有非常重要的意义。

出血可分为外出血和内出血。血管破裂后,血液流出体外称为外出血,血液流入组织、脏器或体腔内称为内出血。急性创伤性大量出血是伤后早期死亡的主要原因之一。因此,必须迅速采取有效的止血措施。根据出血的血管种类,出血可分为动脉出血、静脉出血、毛细血管出血 3 种。①动脉出血:血色鲜红,出血呈喷射状。②静脉出血:血色暗红,血流较缓慢,呈连续性。③毛细血管出血:血色鲜红,血从伤口渗出,常可自动凝固而止血。

为及时有效地抢救创伤出血的伤员,现介绍几种简单可行、快速有效的止血方法。

一、压迫止血法

压迫止血法是最常用的止血方法,包括直接压迫法、指压止血法、加压包扎止血法和屈肢加垫压迫止血法。

1.直接压迫法 此法适用于小伤口出血,可直接压迫出血部位,达到应急止血的目的,然后再视情况和条件做进一步处理。

2.指压止血法 此法主要适用于中等或较大的动脉出血。根据出血部位的不同,可采用不同的指压止血方法。这是一种快速、有效的首选止血方法。抢救者用手指把出血部位近端的动脉血管压在骨骼上,使血管闭塞,血流中断而达到止血的目的。这种止血方法是一种临时的用于动脉出血的止血方法,不宜持久采用。下面是根据不同的出血部位采用的指压止血法。

(1) 头顶部出血　用拇指或示指按压伤侧耳屏前方与颧弓根部交界处的颞浅动脉搏动点(图10-1)。

(2) 颜面部出血　一侧颜面部出血,可按压伤侧下颌骨下缘与咬肌前缘交界处的面动脉搏动点(图10-2)。

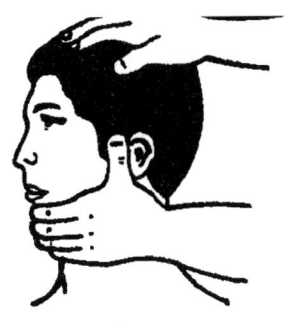
图10-1　压迫颞浅动脉

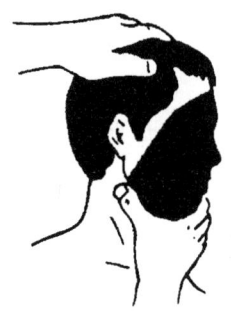
图10-2　压迫面动脉

(3) 头后部出血　可用拇指或示指按压伤侧耳后乳突下稍后方的枕动脉搏动处(图10-3)。

(4) 头颈部出血　单用拇指或另外四指并拢按压伤侧胸锁乳突肌前缘与气管外侧之间的颈动脉搏动点,用力压向第6颈椎棘突(图10-4)。禁止同时压迫双侧颈总动脉,以免造成脑部缺血缺氧。

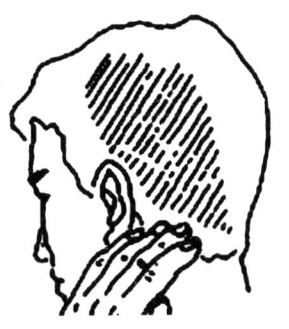
图10-3　压迫枕动脉

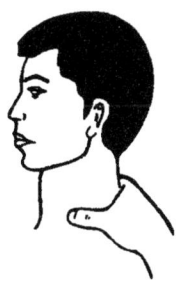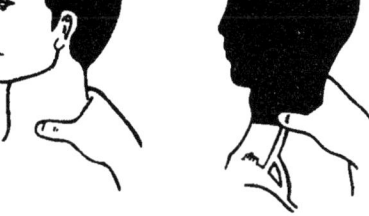
图10-4　压迫颈动脉

(5) 肩部、腋窝、上臂出血　按压同侧锁骨上窝中部的锁骨下动脉搏动点,向下压向第1肋骨进行止血(图10-5)。

(6) 上臂出血　抬高患肢,将伤侧上臂内侧的肱动脉压向肱骨干(图10-6)。

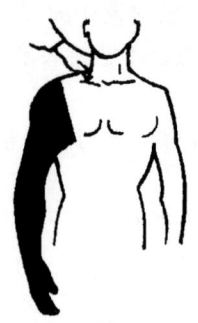
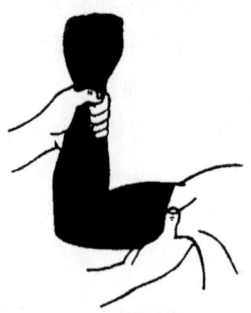

图 10-5　压迫锁骨下动脉　　　　图 10-6　压迫肱动脉

(7) 前臂出血　抬高患肢,将伤侧肘窝肱二头肌肌腱内侧的肱动脉末端压向肱骨头(图 10-7)。

(8) 手部出血　于伤侧腕横纹上方用双手拇指分别压迫尺、桡动脉止血(图 10-8)。

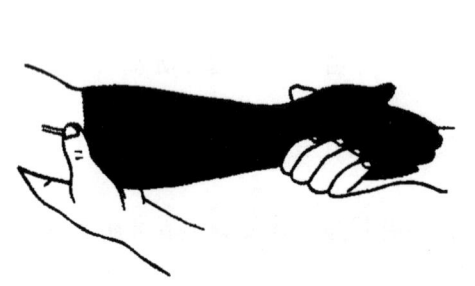
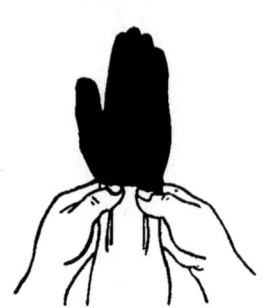

图 10-7　压迫肱动脉末端　　　　图 10-8　压迫尺、桡动脉

(9) 大腿及以下的动脉出血　在腹股沟韧带中点下方的卵圆窝处用力压迫股动脉止血(图 10-9)。

(10) 足部出血　根据出血范围可以分别或同时压迫伤侧足背中部的胫前动脉和内踝与跟腱之间的胫后动脉进行止血(图 10-10)。

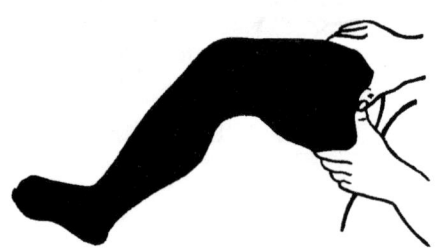
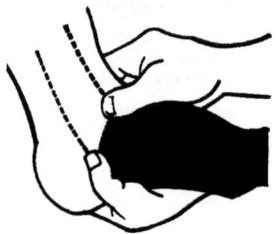

图 10-9　压迫股动脉　　　　图 10-10　压迫胫动脉

3. 加压包扎止血法　在出血处放置敷料或伤口内填塞敷料后用绷带包扎,以增大压力达到临时止血的目的。此法多适用于出血量小的毛细血管或中小静脉出血,但可疑骨折时不宜使用。

4. 屈肢加垫压迫止血法　用厚敷料折叠或绷带卷作为衬垫置于关节处,屈曲关节,用绷带将肢体紧紧缚于屈曲位置,达到止血目的。此法适用于四肢非骨折性创伤的动脉出血的临时止血措施,可疑骨折则不宜使用本法(图10-11)。

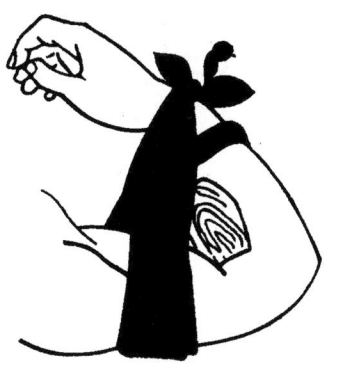

图10-11　屈肢加垫压迫止血法

二、止血带止血法

止血带止血法仅适用于不能加压止血的四肢大动脉出血。紧急情况下可用绷带或布条代替止血带进行快速有效止血。

1. 止血带使用方法

(1)橡皮止血带止血法　先用敷料放置于上止血带的部位,左手手背向下,拇指、示指和中指持止血带头端,右手持止血带中段绕伤肢一圈后压住头端,再绕一圈,然后将止血带尾端塞入左手示指和中指之间并夹紧向下牵拉(图10-12)。

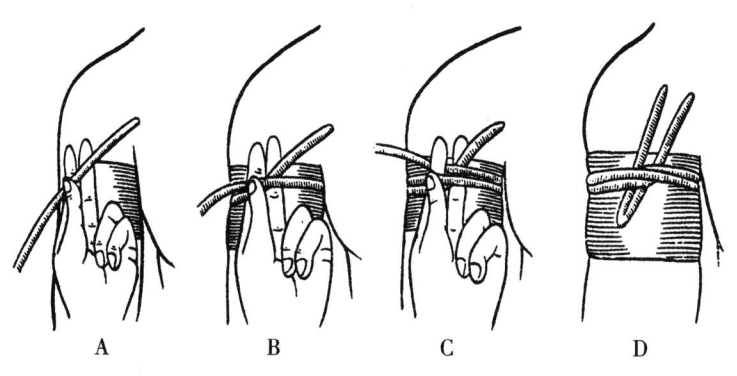

图10-12　止血带止血法

(2)充气压力止血带止血法　根据血压计原理设计,有压力指示表指示,便于控制压力,其压迫面积大,使用时用气囊充气即可。

(3)布带绞紧止血法　此法属于简易止血带止血法。当无制式止血带时,就地取材,达到紧急止血的目的。可用宽度大于3 cm、长度大于要止血部位肢体周径10 cm的布带2条,直径大于1 cm、长度10 cm左右的木棍(也可用笔杆)1根。止血时先用1根布带在止血部位绕肢体一周后打一死结,然后插入木棍,提起木棍旋转施压,直到出血停止,再用另一根布带将木棍打死结固定于肢体(图10-13)。

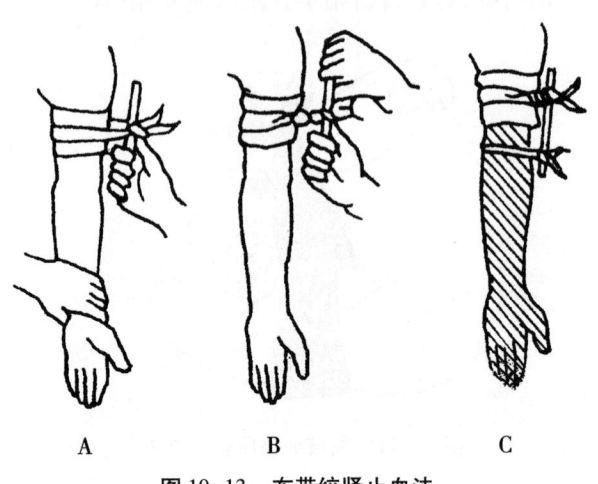

图10-13　布带绞紧止血法

2. 止血带止血注意事项　①止血带应扎在伤口近心端,并尽量靠近伤口。②上止血带前,皮肤与止血带之间应加敷料衬垫,或将止血带上在衣裤外面,切忌用绳索或铁丝直接扎在皮肤上,以免损伤皮肤。③扎止血带要松紧度适宜,以能止住出血为度,过松不能止血,过紧则损伤皮肤与周围神经。使用有压力表的止血带时,标准压力为上肢250~300 mmHg,下肢300~500 mmHg。④上止血带过久,容易引起肢体坏死,因此每隔40~50 min应放松1次,每次放松2~3 min。必须注意放松止血带时要在伤口处加压,以防止血带放松后引起猛烈出血。⑤应在伤员手腕处明显标记止血带的起始时间,便于转运途中观察处理。

第三节　包扎技术

包扎是对开放性伤口的临时处置措施,可防止伤口出血、再污染,还可以固定敷料。包扎技术是现场外伤急救的手段之一,也是医院内常用的治疗措施之一。

常用的包扎材料有绷带、三角巾、多头带等。包扎的目的是保护伤口,免受再次污染,固定敷料和夹板的位置,压迫伤口防止出血,减轻疼痛等。现场包扎力求做到牢靠、快速、舒适、美观、整齐。包扎前伤口要清创并覆盖无菌敷料。包扎时肢体维持在功能位,由远心端向近心端包扎,松紧度要适当,过紧影响血液循环,过松敷料容易松脱或移动。打结固定的位置应在肢体的外侧或前面,避免在伤口处或坐卧受压的地方。包扎后要经常检查肢体末梢循环情况。

一、绷带包扎法

绷带包扎是最常用的急救技术,适用于头颈和四肢的包扎,有保护伤口、压迫止血、固定敷料和骨折部位的作用。根据包扎部位不同,可选用不同规格或材料的绷带。绷带一般长度为500 cm,宽度有5 cm、7 cm、10 cm等规格。

1. 环形包扎法　此法适用于绷带包扎起始和结束时固定带端,或包扎颈、胸、腹等粗细相等部位的小伤口,在伤处加盖无菌敷料后,直接围绕敷料包扎3~4周即可(图10-14)。

2. 蛇形包扎法　此法主要适用于固定内衬材料,也用于包扎需由一处迅速延伸于另一处时的中间过渡(图10-15)。

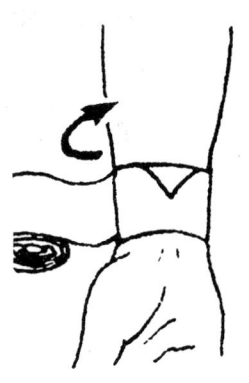
图10-14　环形包扎法

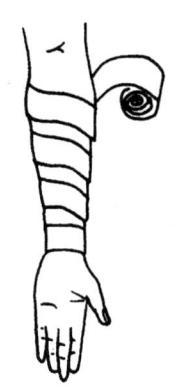
图10-15　蛇形包扎法

3. 螺旋包扎法　此法主要适用于肢体周径相对一致的上臂的包扎,先环形包扎后再使绷带倾斜向上移行,每次重叠1/3~1/2,最后再以环形包扎结束(图10-16)。

4. 螺旋反折包扎法　此法主要适用于肢体周径不一致部位的包扎,如前臂、小腿。包扎时一手持绷带围绕肢体包扎,另一手固定反折部位的绷带,每次反折前拉紧背面绷带;如此反复向上移行,每次重叠1/3~1/2,最后再以环形包扎结束(图10-17)。

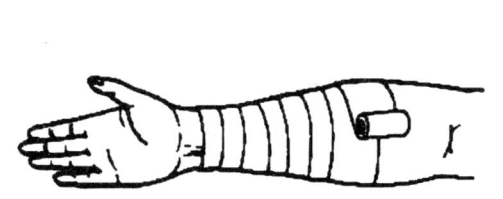
图10-16　螺旋包扎法

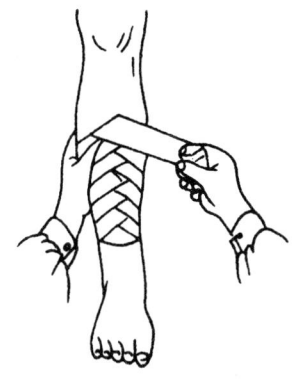
图10-17　螺旋反折包扎法

5. "8"字形包扎法　此法主要适用于踝、肘、肩等关节部位的包扎。先在局部以环形包扎固定敷料3~4周,然后围绕环形包扎的绷带做斜"8"字状交替上下移行包扎,每次重叠1/3~1/2,直至将敷料覆盖,最后在肢体一端以环形包扎结束(图10-18)。

6. 帽式(回返)包扎法　此法主要适用于头部或断肢(截肢)残端的包扎。头部包扎时,先围绕头部做1.5周环形包扎,位置尽量靠下(前面在眉上,后面在枕骨下),然后自中间开始,交替向左右移行,每次重叠应大于1/2,以防止滑脱,最后以环形包扎固定(图10-19)。

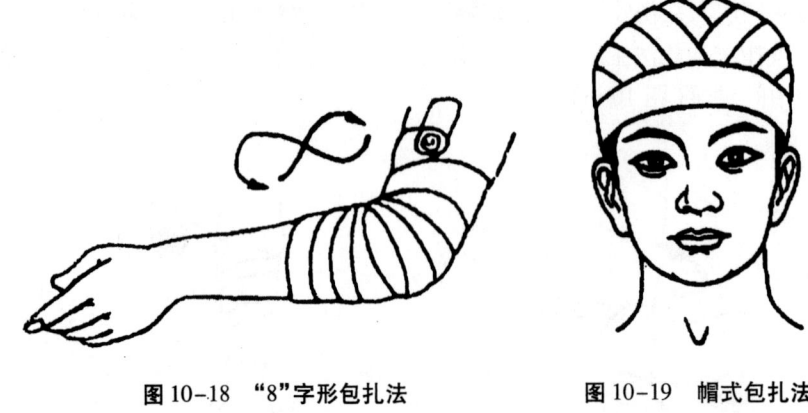

图 10-18 "8"字形包扎法　　图 10-19 帽式包扎法

二、三角巾包扎法

三角巾为底边长 130 cm、斜边长 85 cm 的等腰三角形棉布制作的包扎材料。三角巾包扎的特点：包扎快捷，适用部位广，通过改变三角巾的形状，如顶角和底边中点对折成燕尾状、两顶角打结成双燕尾巾（图 10-20），几乎可以包扎身体各部位。三角巾包扎主要作为紧急情况下救护大批量伤员时应用。

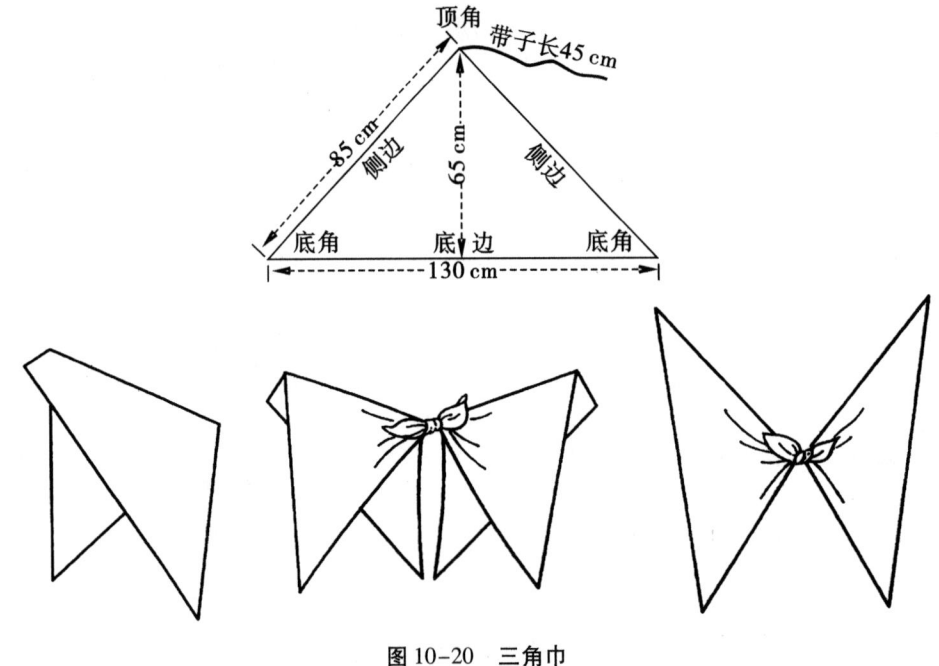

图 10-20 三角巾

1. 头面部伤包扎法

（1）帽式包扎法　三角巾底边反折，正中放于前额，顶角经头顶垂向枕后，将底边经耳上方向后拉紧并压住顶角，再交叉至额前拉紧打结，最后将顶角向上反折入底边内（图 10-21）。

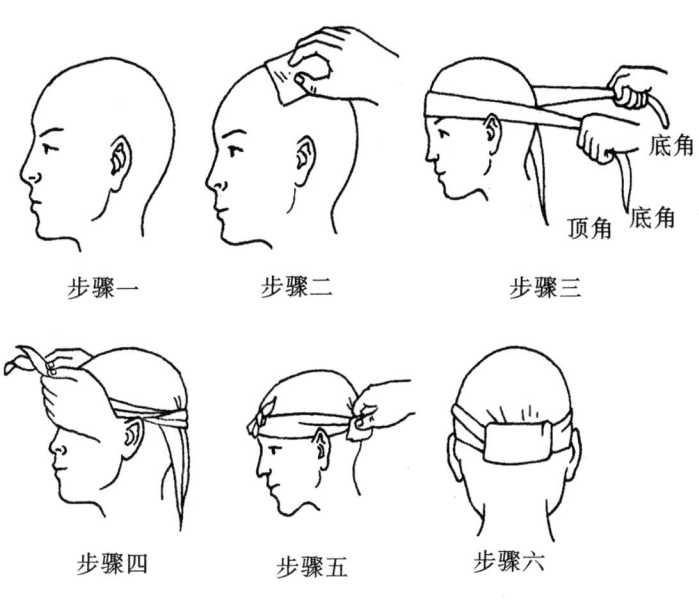

图 10-21 帽式包扎法

(2)风帽式包扎法 三角巾顶角和底边中央各打一结成风帽状,顶角置于前额,底边结置于枕后,包住头部,两角向面部拉紧后向后反折包绕下颌打结(图10-22)。

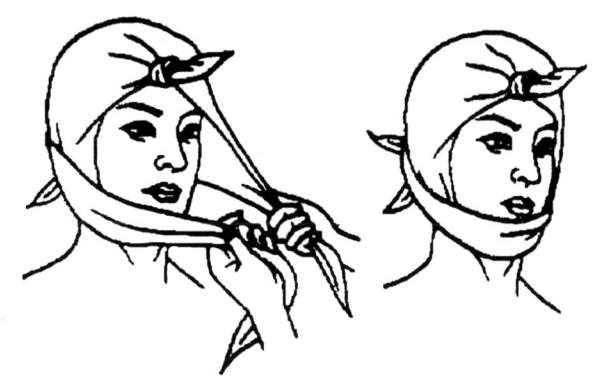

图 10-22 风帽式包扎法

(3)面具式包扎法 三角巾顶角打结套于下颌,罩住头面部拉紧至枕后交叉,再绕到前额打结,最后在眼、鼻、口处剪开小孔(图10-23)。

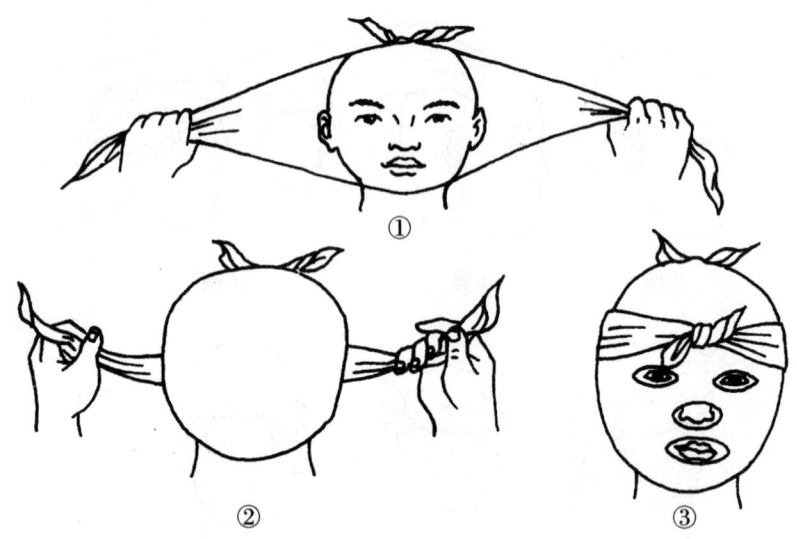

图 10-23　面具式包扎法

（4）眼部包扎法　三角巾折成约三指宽的带状。包扎单眼时，上 1/3 段盖住伤眼，下 2/3 段经伤侧耳下绕至健侧耳上于前额处压住上端，再绕头一周在健侧耳下与上端反折部打结。包扎双眼时，从枕部拉向双眼在鼻梁处交叉，绕至枕部打结（图 10-24）。

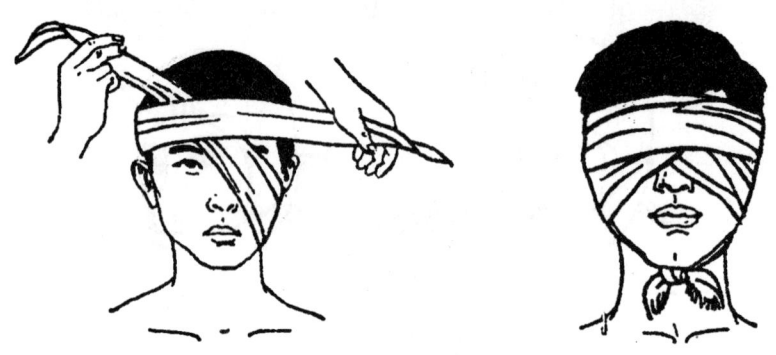

图 10-24　眼部包扎法

（5）下颌包扎法　三角巾折成约三指宽的带状，于一端 1/3 处托下颌往上提，另一端拉紧经头顶至对侧耳前与偏短的一端交叉，然后两端均饶头至对侧耳前打结（图 10-25）。

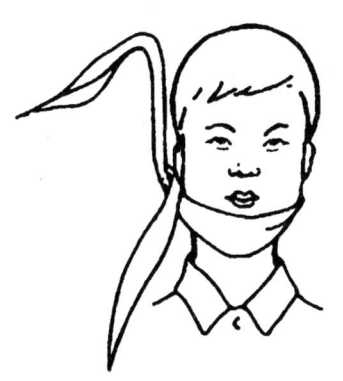
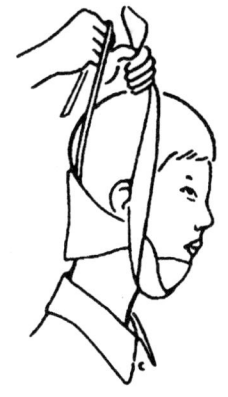

图 10-25 下颌包扎法

2. 肩部伤包扎法

（1）单肩包扎法　三角巾折叠成燕尾状,燕尾夹角为90°,大片在后小片在前,大片压小片置于伤肩,夹角朝向颈部,燕尾底边两角绕上臂上部并打结,两燕尾角在对侧腋下打结(图10-26)。

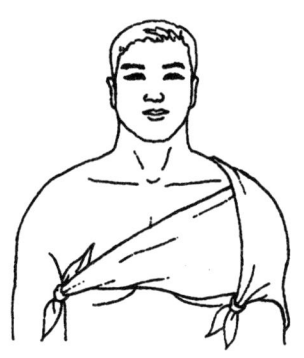
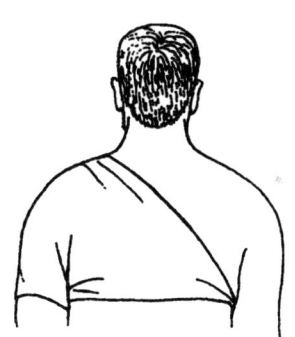

图 10-26　单肩包扎法

（2）双肩包扎法　三角巾折叠成燕尾状,燕尾夹角为120°,燕尾夹角朝颈后正中部置于双肩,两燕尾角由前向后包双肩于腋下与燕尾底边打结(图10-27)。

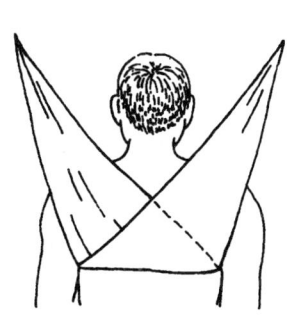
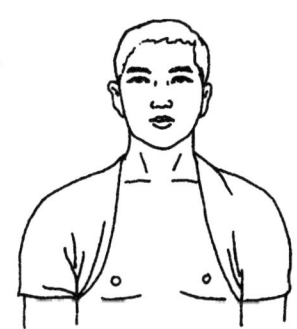

图 10-27　双肩包扎法

3. 胸(背)部包扎法

(1) 单侧胸部包扎法 将三角巾顶角放在伤侧肩上,把左右底角经两腋下拉至背部打结,再把顶角拉至与双底角结系在一起(图10-28)。

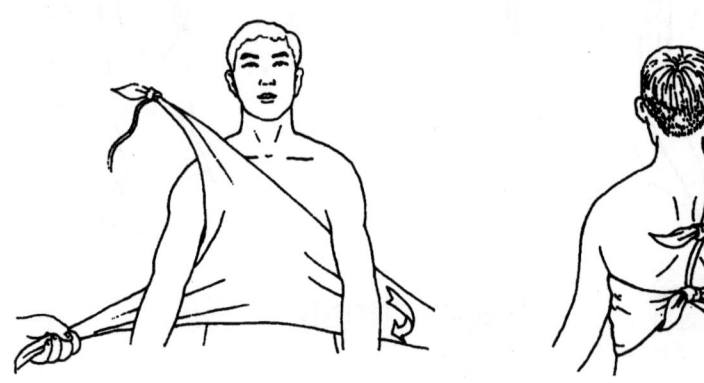

图10-28 单侧胸部包扎法

(2) 双侧胸部包扎法 三角巾折叠成燕尾状,燕尾夹角为120°,在前胸壁向后面包扎,在伤员背后顶角和底边中点打结,两底角打结即可。

4. 腹部及臀部包扎法

(1) 腹部包扎法 三角巾底边向上,顶角向下横放于腹部,两底角绕至腰后打结,顶角经双腿间拉向后与底角连接处打结。

(2) 臀部包扎法 将两块三角巾系成蝴蝶样,将结置于腰骶部,底边上端绕至腹部打结,下端经大腿绕到前方与各自底边打结。

5. 四肢伤包扎法

(1) 上肢悬吊包扎法 三角巾底边一端置于健侧肩部,伤肢屈肘放于三角巾上,然后将底边另一端向上绕过伤肩经颈后,于对侧肩部打结,顶角固定于伤肢。

(2) 肘(膝)包扎法 将三角巾折叠成带状,将中段斜放于伤部,两端向后包绕肢体一周分别压住中段上下两边,于外侧部打结,打结时应避开伤口和关节屈曲处。

(3) 手部包扎法 将手掌面向下放在三角巾上,手指对准顶角,顶角折回,盖于手背,两底角分别绕腕部打结(图10-29)。

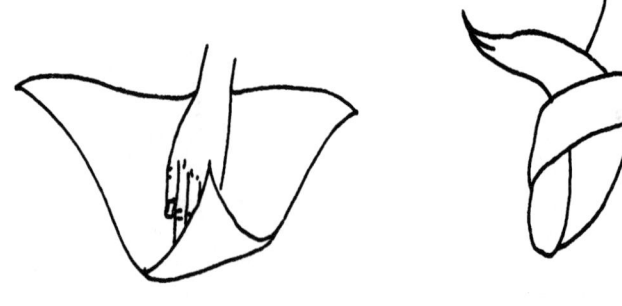

图10-29 手部包扎法

三、特殊情况包扎法

1. 离断肢体包扎法　使用无菌或清洁的布料、毛巾等物品压在肢体残端,用回返式包扎法包扎。如现场距离医院较远,可用干燥冷藏法保存,即先用无菌或清洁的布包裹断指(肢),放入塑料袋中,再放入保温桶等加盖的容器内,其外围放置冰块保存。注意:一是断指(肢)不能与冰块直接接触,以防冻伤;二是不要把断指(肢)泡入乙醇或盐水中;三是没条件低温保存时,仅用清洁物包裹速送即可。

2. 腹部脏器脱出包扎法　在急救现场发生腹部脏器脱出时,不要立即回纳入腹腔,可用无菌或清洁敷料覆盖后,扣上清洁碗,以保护脱出的内脏,然后包扎固定转送。

第四节　固定技术

固定是对骨折和怀疑骨折的伤员所采取的制动措施。固定的目的是固定骨折,防止骨折断端移位造成周围神经血管的损伤,减轻疼痛,从而安全转运伤员。

固定的材料有制式夹板(竹木制品、金属制品、聚酯材料制品等)、就地取材(树枝、木板、秸秆、枪支等)和缚扎夹板的材料(普通布带、绷带、三角巾等)。脊柱骨折的固定较为复杂,对材料和技术要求比较高,应由专业人员实施。

一、常见的固定方法

1. 上臂骨折的固定　用两块夹板固定伤处,一块放在上臂前内侧,另一块放在后外侧,然后用绷带固定,患者手臂屈曲90°悬吊于胸前(图10-30)。若只有一块夹板,则将夹板置于上臂外侧加以固定,用绷带或三角巾悬吊伤肢。若无夹板时,可屈肘90°用三角巾将上臂固定于胸前。

2. 前臂骨折的固定　用两块夹板固定伤处,分别放在前臂内外侧,绷带缠绕固定,固定好后,用绷带或三角巾悬吊伤肢(图10-31)。若只有一块夹板,置于前臂外侧,绷带固定后,屈肘前臂悬吊于胸前。如果没有夹板,可在三角巾上放书本,前臂置于书本上进行固定。

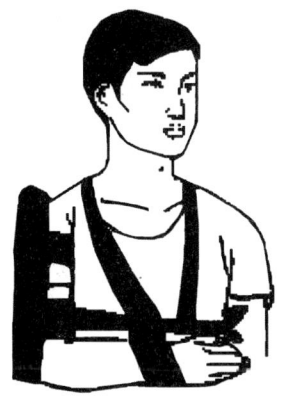

图10-30　上臂骨折夹板固定法

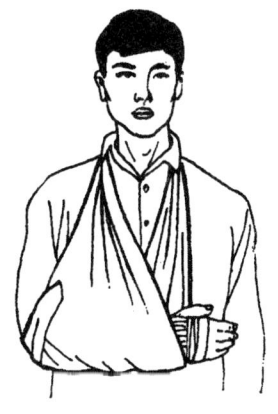

图10-31　前臂骨折夹板固定法

3. 大腿骨折的固定　取长、短两块夹板分别放在大腿内外侧,长夹板长度上至腋窝,下至足跟,短夹板从大腿根部到足跟,再用绷带或三角巾固定,足部固定时应处于功能位(图10-32)。如无夹板,可使健肢与伤肢并紧进行分段固定。

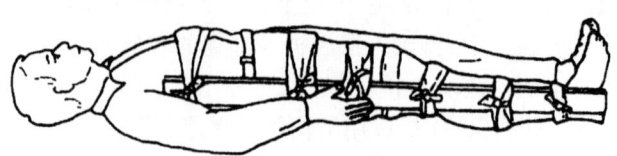

图10-32　大腿骨折的固定

4. 小腿骨折的固定　将伤腿伸直,夹板长度上过膝关节,下过足跟,两块夹板分别放在小腿内外侧,再用绷带或三角巾固定(图10-33)。如无夹板,可利用健侧下肢进行固定。

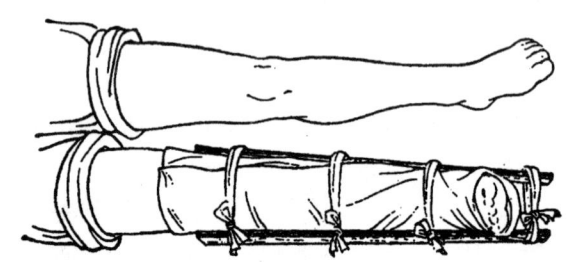

图10-33　小腿骨折的固定

5. 颈椎骨折的固定　伤员仰卧,使头部呈正中位,头部不要前屈或后仰,再在头的两侧分别垫上枕头或布卷,最后用绷带或棉布条系圈固定伤员头部,以限制头部位置移动(图10-34)。

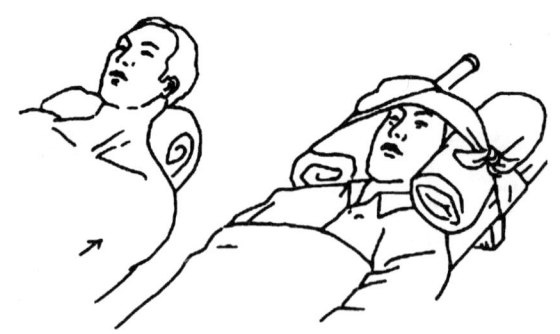

图10-34　颈椎骨折的固定

二、外伤固定的注意事项

（1）有开放性的伤口,应先止血、包扎,然后固定。如有危及生命的严重情况,应先抢救,待病情稳定后再进行固定。

(2)怀疑脊柱骨折时,应就地固定,切忌随便移动伤员。

(3)固定材料的长度应超过骨折两端的上下两个关节。如小腿固定,固定材料长度超过踝关节和膝关节;大腿固定,固定材料长度应超过膝关节和髋关节。

(4)夹板固定时不要直接接触皮肤,应先用软物垫在夹板与皮肤之间,尤其在肢体弯曲处等间隙较大的地方,要适当加厚衬垫。

(5)固定的松紧度适宜,指(趾)端要暴露,便于观察末梢血液循环情况。

第五节　搬运技术

搬运是转移患者或使患者迅速脱离灾害事故现场所采用的技术,适用于转移活动受限的患者。搬运患者要掌握的原则是防止因搬运不当而造成损伤加重或二次损伤。搬运过程中,常使用担架作为转移工具。情况紧急时,可徒手搬运或就地取材制作简易担架。

一、常用的搬运方法

1.徒手搬运法

(1)单人徒手搬运　①挽扶法:搬运者立于伤员一侧,使伤员靠近并用手臂揽住自己颈部,靠近伤员侧的手扶持伤员腰背部行走。此法主要适用于意识清醒并且能行走的伤员。②抱持法:搬运者将伤员抱起,一手托其背部,另一手托其大腿。此法适用于体重轻的患者。③背负法:搬运者站在伤员前面,将伤员背起。此法不适用于胸部损伤的伤员(图10-35)。

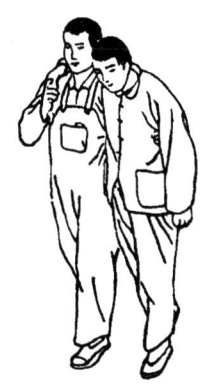
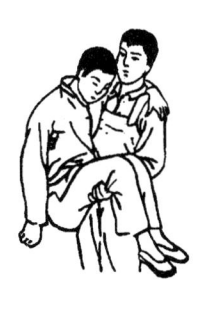
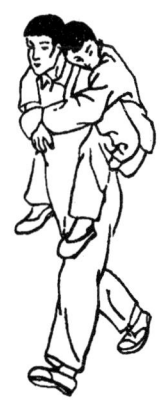

图10-35　单人徒手搬运

(2)双人徒手搬运　①拉车式:一人站在伤员头侧,双手插于伤员腋下,将伤员抱在怀中,另一人立于伤员两腿间,将两腿抬起,两人同向前行。②平托式:两人分别立于伤员左右侧,将伤员平抬起。③椅托式:两人各自用外侧手伸至伤员大腿下并相互紧握,另一手彼此交叉支撑伤员背部,将伤员缓慢抬起。

(3)多人徒手搬运　3人搬运时可并排将伤员抱起,步调一致前行。若4人或多于4人搬运时,可面对面平抱搬运(图10-36)。

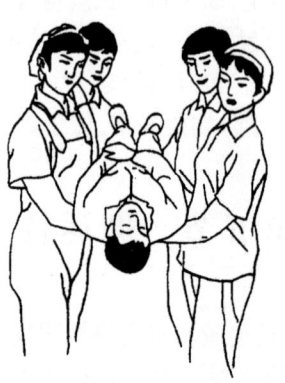

图10-36　多人徒手搬运

2.担架搬运法　担架搬运时,一般3~4人组成1组,将伤员移至担架,使其头部居后,足部位于前方,搬运者应保持步调一致,平稳向前(图10-37)。此法主要适用于病情较重、转运路途较长的患者。

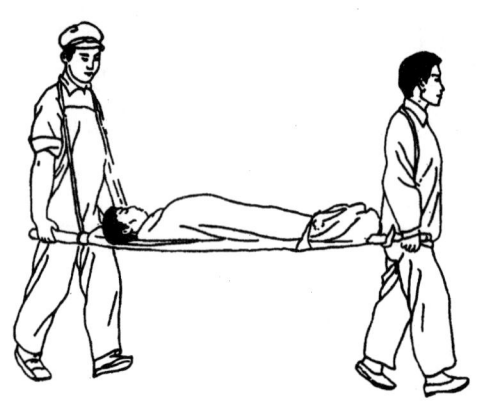

图10-37　担架搬运法

二、特殊伤员的搬运方法

1.脊柱损伤伤员的搬运　搬运此类伤员时,应保持脊柱伸直,严防颈部与躯干前屈。如颈椎损伤者,需要4人搬运,一人固定头部,保持颈部正中,不发生侧偏,其余搬运人员分别托住伤员胸背部、臀部和双下肢,4人一起用力将伤员置于硬质担架或硬板上,并用枕头或棉布卷固定伤员头部两侧,胸部、腰部及双下肢分段固定(图10-38)。

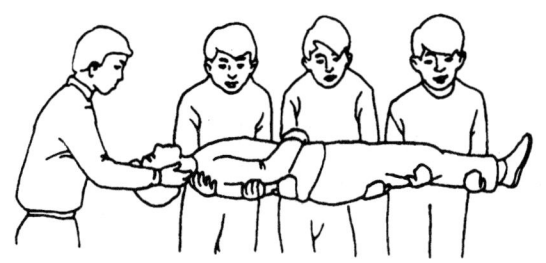

图10-38 脊柱损伤伤员的搬运

2. 骨盆骨折伤员的搬运 将骨盆做环形包扎后,让伤员仰卧于硬质担架上,微屈膝,在膝盖下加上衬垫再进行搬运。

 问题分析与能力提升

张先生,35岁。左小腿被汽车撞伤40 min,伤后患肢疼痛、不能活动。检查见小腿中段有一5 cm长的出血裂口,出血量较多,骨折端外露,左手感觉运动正常。你在现场为患者进行现场急救,体格检查:体温36.5 ℃,心率110次/min,呼吸24次/min,血压70/50 mmHg。

思考:①该患者可能的诊断是什么?②目前如何急救?

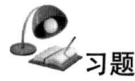 习题

简答题

1. 止血带止血的注意事项有哪些?
2. 绷带包扎的注意事项有哪些?
3. 搬运脊柱骨折患者时应注意哪些问题?

(郑州铁路职业技术学院 田 杰)

第十一章 常用救护技术

> **学习目标**
>
> 1. 熟练掌握气管插管术、气管切开置管术、胸腔闭式引流的护理要点和呼吸机、抗休克裤的应用;掌握气管插管术、气管切开置管术、环甲膜穿刺术、动静脉穿刺术的适应证。
> 2. 熟悉气管插管术、气管切开置管术、环甲膜穿刺术、动静脉穿刺术的操作过程。
> 3. 了解气管插管术、环甲膜切开置管术的禁忌证和血液净化治疗的方法。

第一节 气管插管术及切开置管术

一、气管插管术

气管插管是将一种特制的气管导管经声门置入气管,快速建立人工气道的技术,是进行有效通气的最佳方法之一,不仅便于清除呼吸道分泌物,维持气道通畅,还为给氧、人工通气、气管内给药等提供条件,故在危重症患者的治疗和抢救中具有极其重要的作用。

(一)适应证和禁忌证

1. 适应证 ①呼吸功能不全或呼吸困难综合征,需行人工加压给氧和辅助呼吸者。②呼吸、心搏骤停行心肺脑复苏者。③呼吸道分泌物不能自行咳出,需行气管内吸引者。④各种全麻或静脉复合麻醉手术者。⑤颌面部、颈部等部位大手术,呼吸道难以保持通畅者。⑥婴幼儿气管切开前需行气管插管定位者。⑦新生儿窒息的复苏。

2. 禁忌证 ①喉头水肿、急性喉炎、喉头黏膜下血肿。②咽喉部烧灼伤、肿瘤或异物存留者。③主动脉瘤压迫气管者。④下呼吸道分泌物潴留所致呼吸困难,难以从插管内消除者。⑤口腔外伤后或颈椎骨折脱位者。⑥存在出血性血液病。⑦鼻道不通畅、鼻咽部纤维血管瘤、鼻息肉或有反复鼻出血史者,禁忌经鼻气管插管。

(二)术前准备

1. 用物准备 准备气管插管盘或气管插管包,应含以下物品。

(1)喉镜 供显露声门和提供光源明视插管用,通常由镜柄和镜片两部分组成。它有成人、儿童和幼儿3种规格。镜片有直、弯两种类型。

(2)气管导管 多采用带气囊的硅胶管,其长度、粗细要根据具体情况选择。成年男性经口插管可选用 F36～F40 号,女性则选用 F32～F36 号。

(3)导管管芯 系铜质或铝质的细金属条,可以使导管保持一定的弯度以适应患者情况,便于插管操作。长度适当,以插入导管后其远端距离导管开口 0.5～1.0 cm 为宜。插管时导管进入声门即应拔出管芯,再使导管深入,以保证气道通畅,并避免气道损伤。

(4)其他物品 牙垫、喷雾器、套囊、10 mL 注射器、血管钳、胶布、消毒凡士林、听诊器、吸痰管、吸引器、呼吸机等。

2. 患者准备 对意识清醒者,给予必要的解释、安慰和鼓励,争取患者合作。对家属说明插管的必要性并使其签字。

(三)操作方法

根据插管途径,气管插管可分为经口腔插管和经鼻腔插管;根据插管时是否用喉镜暴露声门,可分为明视插管和盲探插管。其中,经口明视插管术是目前临床应用最广泛的一种气管插管方法。患者仰卧,颈肩部垫一小枕,使头向后仰,口、咽、气管基本位于一条轴线上。

1. 经口明视插管术 具体操作过程见图 11-1。

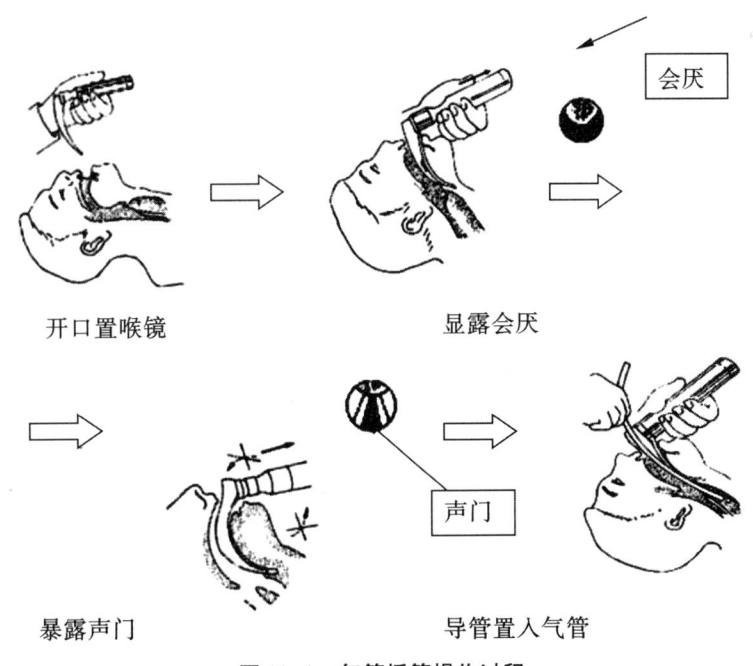

图 11-1 气管插管操作过程

(1)打开口腔 操作者站在患者头顶侧,用右手拇指推开患者下唇及下颌,同时用示指、中指抵住上门齿,打开口腔。意识清醒者需进行咽喉部表面麻醉。

(2)暴露会厌 操作者左手紧握喉镜柄,镜片经患者右口角置入,并同时将舌体推向左侧,并缓慢向下推进,见到会咽壁(以悬雍垂为标志)后,镜叶移向正中线,继续前进至会厌窝处,可见到会厌边缘(为暴露声门的标志)。

(3)显露声门 见到会厌边缘后,继续向前至会厌的腹面,向上用力即可显露声门(声门呈白色,透过声门可以看到暗黑的气管,声门下方是食管的黏膜,呈鲜红色,并关闭)。在显露声门时切忌不要以患者的门齿作为支点。

(4)插入气管导管 显露声门后,右手持润滑过的气管导管尾端,紧贴镜叶顺其弧度在声门开放时轻轻插入,当导管插过声门 1 cm 左右,迅速拔出导管芯,将导管继续旋转深入气管,成人 4~5 cm,小儿 2~3 cm。

(5)确认气管插管部位 气管导管插入后,立即于气管导管旁塞入牙垫,然后退出喉镜。检查并确认导管在气管内,操作者将耳凑近导管外端,感觉有无气体进出。若患者呼吸已停止,可用嘴对着导管吹入空气或用呼吸囊挤压,观察胸部有无起伏运动,并用听诊器听两肺呼吸音,注意是否对称。如两侧呼吸音不对称,可能为导管插入过深,进入一侧支气管所致,此时可将导管稍稍后退,直至两侧呼吸音对称。

(6)妥善固定 证实导管已准确插入气管后,用"工"字形胶布妥善固定导管和牙垫。其中一横条将气管导管和牙垫固定在一起,另一条贴在上唇和两侧颊部。

(7)气囊充气 用注射器向气管导管前端的套囊注入适量空气(一般注 3~5 mL),注气量不宜过多,防止气道产生压迫性损伤,充气以气囊恰好封闭气道而不漏气为准。以免机械呼吸器在向肺内送气时漏气,也可防止呕吐物、分泌物等倒流至气管内。

(8)吸痰 用吸痰管向气管导管内试吸分泌物,了解呼吸道通畅情况。

2. 经鼻明视术 用于患者仍有自主呼吸且无窒息、下颌活动受限、张口困难或口腔内插管妨碍手术进行及不能将头部后仰等情况。尤其适用于需长时间插管呼吸支持的患者。具体操作步骤如下。①插管前先检查并选择一通畅的鼻孔,最好是右侧。②挑选合适的导管(不带气囊),充分润滑。③将导管与面部呈垂直方向插入鼻孔,沿下鼻道经鼻底部,出鼻后孔,至咽喉腔。插入导管深度相当于鼻翼至耳垂长度时,使用咽喉镜暴露声门,右手继续将导管深入,使其进入声门。如有困难,可用插管钳夹持导管前端并挑起,然后由助手将导管送入声门。④确认导管位于气管内后用胶布固定导管,连接呼吸器进行呼吸支持。

3. 经鼻盲探插管 适用于插管条件差(如放疗后张口度小)的患者。

(1)用具准备 气管导管、固定胶布、滴鼻用 1% 麻黄碱溶液、表面麻醉喷雾器、4% 利多卡因溶液。

(2)操作步骤 麻醉诱导前检查患者鼻孔通畅程度,用 1% 麻黄碱溶液滴鼻以收缩鼻黏膜血管,用局部麻醉药充分表面麻醉舌根、咽、喉,可以用氟芬合剂镇静,也可以用芬太尼、异丙酚镇静,静脉注射芬太尼时要分次缓慢给药,以防芬太尼抑制呼吸。插管前用 4% 利多卡因溶液 2 mL,行环甲膜穿刺注入气管内进行表面麻醉,防止患者在导管插入后剧烈呛咳。轻轻经一侧鼻孔插入导管,手法是先顺鼻孔进入 1 cm 后将导管与面部垂直缓慢送入,过鼻后孔时会有一个突破感(阻力消失),向前送导管的同时,耳听导管口的气流音(患者呼吸气流),气流音清楚时缓慢向前送导管,气流音不清时调整头位直至清楚后再将导管送入气管内,此时导管在鼻孔处的刻度成人约28 cm,确定导管在气管内后应立即静脉注射肌松剂及全身麻醉药,以降低患者应激反应。确认深度合适后套囊充气、固定。

(四)并发症

1. 插管损伤　导管插管损伤是气管插管常见的并发症,是由于插管时操作不规范或动作粗暴造成,可致牙齿损伤或脱落、呼吸道黏膜损伤引起出血、声带损伤、喉头水肿等。

2. 气道黏膜损伤　气道黏膜损伤系长期气管插管,插管套囊压迫气管黏膜使其缺血引起溃疡或坏死性损伤。应定时为导管套囊放气,一般 4 h 放气 1 次,休息 5～10 min 后再充气。充气时可触摸导管体外气囊,保持适宜的张力。正常情况下放气量与充气量一致,放气期间要防止导管脱出。同时,留置导管时间不超过 1 周,否则应考虑气管切开。

3. 误吸　由于上呼吸道的插管和手法操作,引起呕吐和胃内容物误吸,可用 Sellick 手法,即后压环状软骨,从而压塞食管,避免胃内容物反流和误吸。

4. 缺氧　通常每次插管操作不应超过 30 s,45 s 是极限时间长度,超过此时间则导致机体缺氧。因此要尽量缩短插管时间,同时注意给氧。

5. 插管位置不当　由于操作不当,导管误插入食管内,又不能及时发现,是气管插管最严重的并发症。无自主呼吸者可在数分钟内发生心搏骤停;有自主呼吸的患者,也会因位于食管内的导管影响通气和胃过度膨胀而使病情加重。

6. 导管插入过深或过浅　插入过深可误入一侧支气管内,引起通气不足、缺氧或术后肺不张。插入过浅时,又可因患者体位变动而意外脱出,导致严重情况发生。因此,插管后及改变体位时应仔细检查导管插入深度,并常规听诊两肺的呼吸音。

7. 继发感染　多因机体抵抗力下降、肺不张、呼吸道分泌物滞留、吸痰时不注意无菌操作等原因所致。要积极预防,严密观察患者的全身表现和呼吸道表现,出现症状及时报告医生,配合处理。

8. 插管术后喉炎　表现为拔管后声音嘶哑和刺激性咳嗽,严重时出现吸气性呼吸困难。其发生与插管时间呈正相关,可用 1% 肾上腺素 1 mL 和地塞米松 5 mg 加入生理盐水 10 mL 内做超声雾化吸入,3～4 次/d。呼吸困难者可再做气管插管或气管切开。

(五)护理

1. 术后护理

(1) 妥善固定　用胶布妥善固定牙垫和气管导管,随时更换失效的胶布,防止患者在躁动、翻身时牵拉脱出。

(2) 密切观察生命体征　包括意识、体温、脉搏、呼吸、血压的变化,并特别注意呼吸频率、深度的变化。

(3) 保持呼吸道通畅　及时吸净呼吸道分泌物。吸痰时要严格执行无菌操作,使用一次性吸痰管,每次吸痰时间不超过 15 s。必要时,先给予吸氧片刻后再吸痰,以免加重缺氧。

(4) 保持呼吸道湿化　保证充足的液体摄入量(2 500～3 000 mL/d),吸入气体要注意湿化。若患者分泌物黏稠，可先向导管内注入生理盐水 2~4 mL，继续通气待分泌物充分稀释后，迅速进行负压吸引。

(5) 定时翻身、叩背　在患者生命体征稳定时，可以定时变换患者体位、叩背，有利于彻底排痰。

(6) 加强口腔护理　随时清除口、鼻的分泌物；用生理盐水、3%过氧化氢和20%碳酸氢钠溶液清理口腔，以预防口腔溃烂，减少口腔异味；经常用温水棉签擦洗鼻腔，湿润黏膜；用液状石蜡涂于口唇和鼻前庭，防止干燥。

(7) 检查气囊是否有故障　一听有无漏气声，二看口鼻有无气体排出，三查套管位置有无改变，四试气囊放气量与充气量是否相等。

2. 拔管前后的护理

(1) 拔管前应对患者进行咳嗽、深呼吸训练，防止拔管后不能自行清理呼吸道出现呼吸障碍。

(2) 充分清理鼻腔、口咽部及气管内分泌物，松开气囊，以纯氧过度通气 10 min。

(3) 嘱患者深呼吸，在患者呼气末拔除导管。立即进行鼻导管给氧、口腔护理，必要时吸痰。

(4) 观察患者有无声音嘶哑、呼吸困难、哮鸣，能否咳嗽。必要时立即再插管。

(5) 拔管后禁食 24 h，防止呛咳。

二、气管切开置管术

气管切开置管术是指切开颈段气管，放入金属气管套管，以解除喉源性呼吸困难、呼吸功能失常或下呼吸道分泌物潴留所致呼吸困难的一种常见手术。

(一) 适应证及禁忌证

1. 适应证

(1) 各种原因造成的上呼吸道阻塞致呼吸困难　①喉阻塞：如喉部炎症、肿瘤、外伤、异物等原因引起的喉阻塞，呼吸困难不能消除者。②双侧声带外展麻痹、喉及声门下瘢痕狭窄。③气管外伤伴软组织肿胀或骨折。

(2) 各种原因造成的下呼吸道阻塞致呼吸困难　①脑卒中、脑肿瘤、脑脓肿、头颅外伤所致的昏迷。②神经系统疾病（如脊髓灰质炎、多发性神经根炎、重症肌无力等）导致的呼吸肌麻痹。③各类中毒引起的痉挛、麻痹及昏迷。④胸腹部外伤或手术后，患者因疼痛不能咳痰致下呼吸道分泌物潴留及感染。

(3) 预防性气管切开　作为口腔、咽、喉或颈部大手术的辅助手术。

(4) 人工通气　需长期进行人工通气者。

(5) 其他　某些行气管内麻醉手术而不能经口鼻插管者，呼吸道异物不能经喉取出者等。

2. 禁忌证　严重出血性疾病或气管切开部位以下占位性病变引起的呼吸道梗阻者。

(二) 术前准备

1. 用物准备

(1) 气管切开包　包内含气管套管 1 套（小儿 0~3 号，成人 4~6 号）、剪刀 2 把

(尖头、弯头各1把)、有齿镊1把、无齿镊1把、直头止血钳4把、弯盘1个、药杯1个、5 mL注射器1支、7号针头2根、3号刀柄2个、刀片2片、气管钩2个、拉钩4个、三角缝针2根、巾钳4把、导尿管2根、气管垫2块、治疗巾4块、纱布8块、缝线2卷。

(2)其他物品　无菌手套、皮肤消毒用品、生理盐水、1%普鲁卡因、吸引器、吸痰管。

2.患者准备　气管切开是创伤性手术,对患者打击较大,如果患者意识清醒,一定要注意鼓励和安慰患者,给予心理和行为支持;及时了解患者的心理状态,说明手术的必要性,介绍配合的经验和体会,以消除患者不良的心理反应,取得他们的主动合作。

(三)操作方法

1.体位　患者一般取仰卧位,肩下垫高,头后仰,使气管前突,保持正中位。如呼吸困难严重而不能平卧时,可采用半卧位。头颈部保持中位线。

2.消毒、铺巾　手术区常规消毒,戴无菌手套,铺孔巾。

3.麻醉　用1%普鲁卡因或2%利多卡因做局部浸润麻醉,成人上始甲状软骨,下止胸骨上切迹。小儿沿甲状软骨下缘和双侧胸锁乳突肌前缘做三角形麻醉。如情况紧急或患者深昏迷,可不必麻醉。

4.切开　用左手固定甲状软骨,右手持刀在环甲软骨与胸骨上凹上方1.0~1.5 cm处沿颈前正中线做一3~5 cm长的切口,逐层暴露气管。确认并切开第3~4气管软骨环或4~5气管软骨环,吸出气管内血液和分泌物。

5.放置气管套管　气管切开后,插入合适的气管套管,拔出管芯,插入内管,检查套管是否通畅。将套管的带子缚于颈后打成死结以牢固固定(图11-2)。切口一般不予缝合,以免引起皮下气肿。若切口过长可在切口上方缝1~2针,套管周围填塞引流纱布条,用中间剪开的纱布在套管下两侧覆盖切口。

(四)护理

1.固定牢固,防止脱出　术后要随时调节固定带的松紧,以在固定带与皮肤之间刚好容纳一指为适宜。过松套管容易脱出,过紧影响血液循环。

2.保持气道湿润、通畅　保持病室内湿度在60%,及时吸痰。清理气道时所用吸痰管管径不可太大,一般不超过金属内套管管径的1/2,以免阻塞气道。若不进行机械通气,气管套管口可用1~2层湿润的无菌盐水纱布覆盖,一方面可以湿润吸入气体,另一方面可以防止异物进入。定期向气管套管内滴入0.45%的无菌盐水或2%碳酸氢钠,以湿润气道、稀释痰液。气管切开的患者如果突然出现呼吸困难、发绀、烦躁不安,应注意有无气道堵塞。

3.定时更换金属内套管　通常每4~8 h更换1次内套管,并用清水清洗干净,煮沸消毒。内套管取出的时间不可超过30 min,以免外套管管腔因分泌物干稠结痂而堵塞。

4.注意给氧方式　气管切开患者的给氧,不可将氧导管直接插入内套管,而需用"丁"字形管或吸氧面罩。

5.伤口护理　保持气管切开伤口周围皮肤的清洁、干燥,及时更换伤口敷料。更换敷料时应注意观察切口有无红、肿、热、痛、分泌物增多等感染征象,必要时局部应用抗生素。

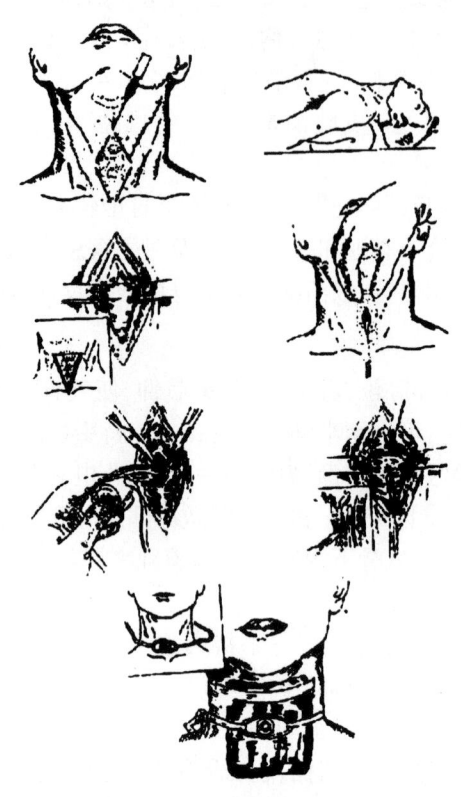

图 11-2 气管切开置管术

6. 拔管 待患者病情好转后,应先试行堵管,再正式拔管。堵管应逐步由 1/3 到 1/2 直至全堵。堵管栓要牢固,防止吸入气管。堵管时要严密观察患者的呼吸,若出现呼吸困难,应及时除去堵管栓。若全堵 24～48 h 后患者呼吸平稳、发音正常,即可拔管。拔管后,消毒伤口周围皮肤,用蝶形胶布拉拢黏合,不必缝合,其上盖以无菌纱布,2～3 d 后创口即可愈合。

气管异物的紧急处理

气管内误吸入异物多发生于 3～5 岁的儿童。因右侧主支气管管腔粗、短、直,故异物容易落入右侧,可出现不完全性甚至完全性阻塞,威胁患儿的生命。异物进入呼吸道后,患者立即发生剧烈呛咳,面红耳赤,并有憋气、呼吸不畅等症状,严重时可致窒息,应立即进行急救。

1. 现场不借助医疗设备清除异物的方法

(1) 拍背法 此法适用于 1 岁以下的婴儿。将婴儿脸朝下躺在救护者的前臂上,并把前臂放在大腿上以支撑婴儿,婴儿的头部应低于躯干,在婴儿两肩胛角连线的中点处,用手掌根部用力叩击5次(图11-3);这样可以通过异物的自身重力和叩击时胸腔内气体的冲力,迫使异物向外咳出。

(2)催吐法　用手指伸入患儿口腔以刺激舌根催吐,适用于较近喉部的气管异物。

(3)胃部迫挤法(海氏冲击法)　此法适用于1岁以上的儿童。操作者站在患儿背后,手臂直接从患儿的腋下环抱患儿的躯干,一只手握拳,并用该手拳头的大拇指侧的平坦处对准患儿腹部的中线处,正好在剑突的尖端下和脐部稍上方(剑突与脐部之间的中点处),用另一只手握在拳头外,尽力有节奏地使劲向上向内催压,以促使横隔抬起,压迫肺底让其肺内产生一股强大的气流从气管内向外冲出,迫使气管内异物随气流直达口腔将其排出(图11-4)。

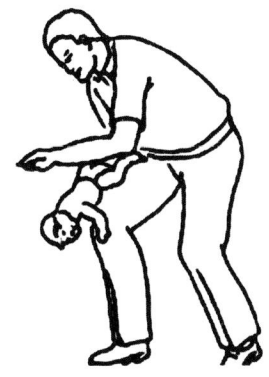 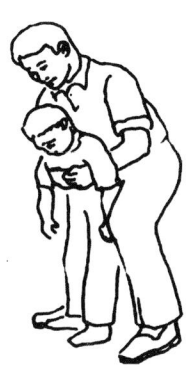

图11-3　拍背法　　　图11-4　胃部迫挤法(海氏冲击法)

2. 医院内借助医疗设备清除异物的方法　①经直接喉镜异物取出术。②经支气管镜异物取出术。③纤维支气管镜或电子支气管镜异物取出术。④开胸异物取出术。

3. 注意事项及护理要点

(1)在未取出异物之前要设法让患者安睡,避免身体震动,避免各种原因导致患者刺激性咳嗽,防止咳嗽震动后在支气管的异物松动,又回到总气管来而发生呼吸困难和窒息的危险。

(2)术后护理　在手术取出异物后,减轻呼吸道黏膜反应,抗感染。

(3)保持病室适宜的温度和湿度。

(4)饮食宜清淡,忌过咸、过辣等刺激性饮食,术后1~2 d可进食流质饮食,逐步过渡为普通饮食。

(5)喂食要小心,不宜过快过急,以免食物进入气管,诱发呼吸道感染。

第二节 环甲膜穿刺术及切开置管术

一、环甲膜穿刺术

环甲膜穿刺术主要用于气道异物、吸入性损伤、喉头水肿等各种原因导致的急性气道梗阻。因院前急救条件的限制,凡需做气管切开者,均以环甲膜穿刺或切开替代,可解除窒息,使患者转危为安;环甲膜穿刺亦可作为心肺复苏时的给药途径。

1. 适应证 ①各种原因引起的上呼吸道完全或不完全阻塞者。②牙关紧闭经鼻插管失败者。③喉头水肿及颈部或面颌部外伤所致气道阻塞需立即通气救援者。④不宜做环甲膜切开的3岁以下的小儿。

2. 用物 环甲膜穿刺针或16号注射针头1~4支、T形连接管、供氧装置、呼吸机、气管切开包。

3. 操作方法

(1) 体位 患者平卧或斜坡卧位,头部保持正中,尽可能使颈部后仰。

(2) 操作 操作者用左手示指摸清甲状软骨与环状软骨间的环甲膜,右手将16号粗针头在环甲膜上垂直下刺(图11-5),通过皮肤、筋膜及环甲膜,有落空感时即挤压双侧胸部,发现有气体自针头逸出或用空针抽吸时很容易抽出气体时,即以T形管的上臂一端与针头连接,并通过T形管的下臂接氧气瓶而输氧。可以左手固定穿刺针头,以右手示指间隙地堵塞T形管上臂的另一端开口处而行人工呼吸。根据患者的需要而调节人工呼吸的频率。

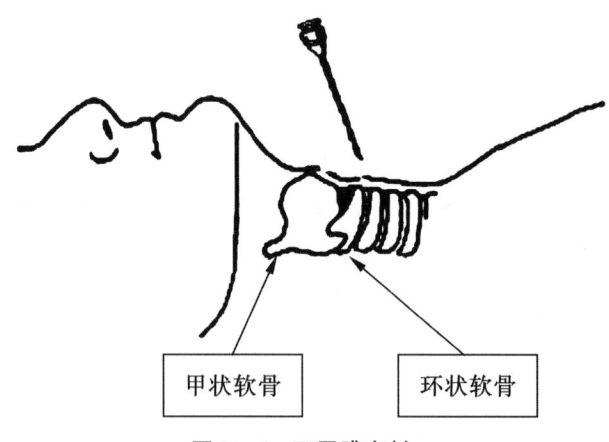

图11-5 环甲膜穿刺

4. 注意事项及护理要点 ①穿刺时进针不要过深,避免损伤喉后壁黏膜。②必须回抽有空气,确定针尖在喉腔内才能注射药物。③注射药物时嘱患者勿吞咽及咳嗽,注射速度要快,注射完毕后迅速拔出注射器及针头。④以消毒干棉球压迫穿刺点片刻。针头拔出以前应防止喉部上下运动,否则容易损伤喉部的黏膜。⑤注入药物应以等渗盐水配制,pH 值要适宜,以减少对气管黏膜的刺激。⑥环甲膜穿刺仅仅是呼吸复苏的一种急救措施,不能作为确定性处理。因此,在初期复苏成功后应改做正规气管切开或立即做消除病因(如异物的摘除等)的处理。⑦环甲膜穿刺通气用的针头及T型管应作为急救常规装备而消毒备用。接口必须紧密不漏气。⑧个别情况下穿刺部位有较明显的出血时应注意止血,以免血液反流入气管内。

二、环甲膜切开置管术

1. 适应证　①因异物、颌面和喉外伤、会厌软骨炎、喉痉挛或肿瘤等引起完全或不完全梗阻者。②昏迷或脑外伤后咳嗽反射消失而导致呼吸道分泌物堵塞者。③牙关紧闭经鼻插管反复失败者。④疑有颈椎骨折脱位或老年性颈椎退行性变需做气管切开者。⑤心脏直视手术需做胸骨正中切开,为避免因正规气管切开而引起交叉感染者。

2. 禁忌证　3 岁以下婴幼儿,在病情允许的情况下尽量选用正规气管切开。

3. 用物　无菌小刀、止血钳、橡胶管,有条件者可备气管切开全套用品。

4. 操作方法

(1)患者仰卧,头后仰,保持正中位,充分显露颈部,病情允许时可两肩垫高 20～30 cm。

(2)颈部皮肤消毒后,戴无菌手套,铺无菌巾。紧急时,操作均可从简。

(3)操作者于喉结下方 2～3 cm 处扪及环甲凹陷。一只手固定该处皮肤,另一只手持刀在膜部上方做一横切口,长 2～3 cm,分离其下组织,露出环甲膜,用小刀横形切开该膜 1 cm,并迅速将刀背旋转 90°,或用血管钳撑开切口,插入橡胶管或气管套管,建立通气道(图 11-6)。

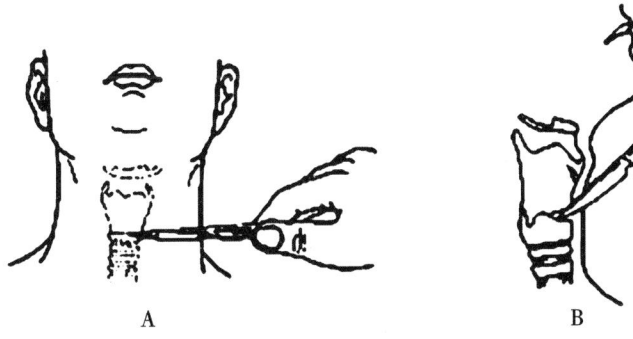

图 11-6　环甲膜切开

5. 注意事项及护理要点　①进刀时,用力不可过猛,以免损伤气管后壁结构。②切忌损伤环状软骨,以免造成喉狭窄、发音困难等严重的喉功能障碍。③切口的部位应接近环状软骨的上缘,以免损伤环甲动脉吻合支。④环甲膜切开术只是应急的手术,可能会引起喉水肿、声带损伤及在远期造成声门狭窄的严重后遗症,而且橡胶管容易引起肉芽肿,因此最好在 48 h 内排除梗阻原因或改行气管切开术。

第三节 动、静脉穿刺置管术

一、静脉穿刺置管术

1. 适应证　外周静脉穿刺困难,需要建立静脉通路;急救时需快速静脉输血、输液、注药和监测中心静脉压;穿刺法行心导管检查术;全胃肠外营养;需要输入浓度较高、有刺激性液体时等。

2. 禁忌证　出血倾向或局部感染。

3. 术前准备

(1) 用物准备　带鞘的穿刺针或者长6~10 cm的薄壁穿刺针;金属引导丝;三通、连接管及其他用物;无菌包(缝线1卷、缝合针1根、无菌纱布2~3块、手术刀片1个);皮肤消毒用物及无菌手套1副。必要时扩张管1根,生理盐水250 mL,5 mL无菌注射器及针头1副,1%普鲁卡因1 mL。

(2) 患者准备　①心理准备:护理人员要认真分析和了解患者不同的心理状态,向患者说明手术的重要性和必要性,教会患者配合的方法,以减轻其思想负担,增强安全感和信心。②皮肤准备:皮肤准备是预防导管感染的重要环节,用肥皂和温水清洗手术区域的皮肤,然后剃去毛发。

4. 操作方法

(1) 股静脉穿刺置管术　①患者仰卧,将大腿外展与身体长轴呈45°。②局部常规消毒,待干。③冲洗及检查中心静脉导管及套管针是否完好。④术者立于穿刺侧,戴无菌手套,以左示指在腹股沟韧带下方中部扪及动脉搏动最明显部位(图11-7)。⑤右手持穿刺针,在腹股沟韧带下2~3 cm,股动脉内侧,与皮肤呈30°~45°角刺入,抽得静脉回血后,用左手固定穿刺针,右手插入导引钢丝,退出穿刺针,用尖刀切一小口,在导引钢丝引导下插入中心静脉导管,取出导引钢丝,缝合固定。

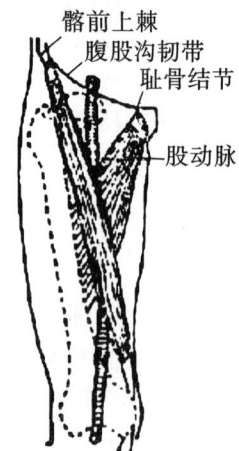
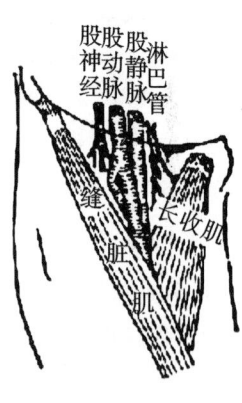

图11-7　股动脉与股静脉

(2)锁骨下静脉穿刺置管术

经锁骨上穿刺法:①采用头低肩高位,头转向对侧(一般选用右侧颈部进针),显露胸锁乳突肌外形,用1%甲紫划出胸锁乳突肌锁骨端外侧缘与锁骨上缘所形成之夹角,该角平分线之顶端或其后0.5 cm左右处为穿刺点。②常规消毒皮肤,铺消毒洞巾。③检查中心静脉导管是否完好,用生理盐水冲洗,排出空气后备用。④用2 mL注射器抽吸1%普鲁卡因行穿刺点及进针方向浸润麻醉。⑤术者右手持穿刺针进行穿刺,针点指向胸锁关节,进针角度30°~40°,边进针边回抽血,一般进针2.5~4.0 cm即达锁骨下静脉。⑥见静脉回血后,左手固定穿刺针,右手取导引钢丝,自穿刺针后插入导引钢丝,拔出穿刺针,用尖刀切一小口,必要时扩张管扩张,取准备好的静脉导管在导引钢丝引导下插入静脉,取出导引钢丝,缝合2针固定导管,以无菌纱布覆盖并固定。

经锁骨下穿刺法:①体位及准备同经锁骨上穿刺法。②取锁骨中点内侧1~2 cm处(或锁骨中点与内1/3之间)的锁骨下缘为穿刺点,一般多选用右。③局部用1%普鲁卡因浸润麻醉,在选定穿刺点处进针,针尖指向头部方向,与锁骨纵轴约呈45°,贴近胸壁与胸壁平面呈15°,以恰能穿过锁骨与第1肋骨的间隙为准(图11-8)。④插入导引钢丝和静脉导管,同经锁骨上穿刺法。

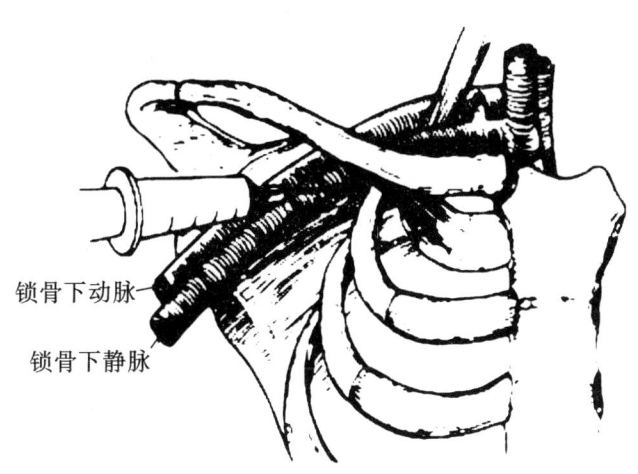

图11-8 锁骨下静脉穿刺

(3)颈内静脉穿刺置管术 ①体位:患者取平卧位,头低20°~30°或肩项下垫一枕以暴露颈部。头转向穿刺对侧(一般多在右侧穿刺)。②确定穿刺点:可找出胸锁乳突肌的锁骨头、胸骨头和锁骨三者所形成的三角区,该区的顶部即为穿刺点,也可选择胸锁乳突肌前缘中点或稍上方或胸锁乳突肌后缘中、下1/3交界点。③穿刺:方向与矢状面平行,与冠状面呈30°,向下向后及稍向外进针,指向胸锁关节的下后方,边进针边抽吸,见有明显的静脉回血,表明进入颈内静脉(图11-9)。④静脉抽出回血后,操作同经锁骨上穿刺法。

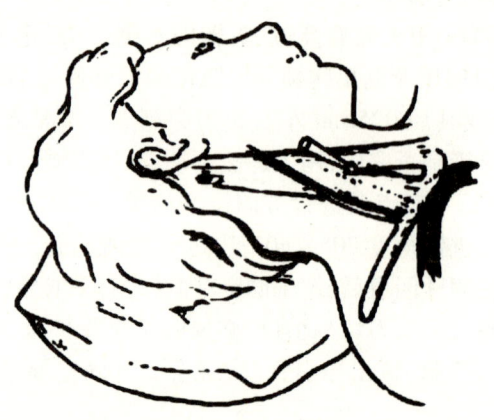

图11-9 颈内静脉穿刺

5.注意事项及护理 局部必须严格消毒,禁忌在有感染的部位进行穿刺;避免反复多次穿刺,以免形成血肿;如抽出鲜红血液,表示穿入动脉,应拔出,按压穿刺处数分钟至无出血为止;防止血液在导管内凝聚,经常用稀释的肝素液冲管;疑有导管源性感染,必须做导管头培养。进行颈内静脉或锁骨下静脉穿刺置管时还应注意以下几点。

(1)如技术操作不当,可发生气胸、血肿、血胸、气栓、感染等并发症,故不应将其视为普通静脉穿刺,应从严掌握适应证。

(2)躁动不安而无法约束者、不能取肩高头低位的呼吸急促患者、胸膜顶上升的肺气肿患者,均不宜施行此术。

(3)由于置管入上腔静脉,故常为负压,输液时注意输液瓶绝对不应输空;更换接头时应先弯折或夹住导管,以防空气进入,发生气栓。

二、动脉穿刺置管术

1.适应证 ①重度休克需经动脉注射高渗葡萄糖溶液及输血等,以提高冠状动脉灌注量及增加血容量。②危重及大手术后患者有创血压监测。③施行某些特殊检查,如选择性动脉造影及左心室造影等。④施行某些治疗,如经动脉注射抗癌药物行区域性化疗。⑤需动脉采血检验,如血气分析。

2.禁忌证 出血倾向、局部感染、侧支循环差(Allen试验阳性)。

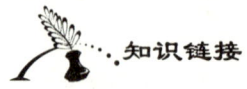

Allen 试验

检查者用双手同时按压患者桡动脉和尺动脉,嘱其反复用力握拳和张开手指5~7次至手掌变白,松开对尺动脉的压迫,继续保持压迫桡动脉,观察手掌颜色变化。若手掌颜色10 s内迅速变红或恢复正常,表明尺动脉和桡动脉间存在良好的侧支循环,即Allen试验阴性,可以经桡动脉进行介入治疗,一旦桡动脉发生闭塞也不会出现缺血;相反,若 10 s 手掌颜色仍为苍白,Allen 试验阳性,这表明手掌侧支循环不良,不应选择桡动脉行介入治疗。

3. 术前准备

(1)用物准备　16~18号带套管的动脉穿刺针 2 根;皮肤消毒用物、无菌手套 1 副;无菌包(无菌枕头 1 个、缝线 1 卷、缝合针 1 根、无菌纱布 2~3 块)、三通、连接管及其他用物。

(2)患者准备　①选择插管动脉:最常用的插管部位有桡动脉、尺动脉、足背动脉和股动脉,新生儿则常用脐动脉。其中桡动脉解剖部位表浅,便于穿刺和固定,并有良好的侧支循环,是首选插管动脉。股动脉是全身最大的表浅动脉,在周围动脉搏动消失时,是唯一能触及、可行的插管动脉。②桡动脉插管前应先做 Allen 试验,在证实其侧支循环良好时才能插管。若患者出现休克,常使这项试验变得难以观察,此时可用超声多普勒探查。③向患者说明插管的目的、必要性,介绍插管的简单步骤、持续的时间、术中术后如何配合等知识,使患者了解插管的全部经过,以减轻其担心和恐惧。

4. 操作方法

(1)动脉穿刺部位选择　腹股沟处股动脉、肘部肱动脉、腕部桡动脉等,以左手桡动脉为首选。

(2)操作步骤　①充分暴露穿刺部位,局部皮肤常规消毒。②术者戴无菌手套,铺洞巾。若仅穿刺,则不必戴手套而用碘酒、酒精消毒术者左手示、中指指端即可。③于动脉搏动最明显处,用消毒后的两手指上下固定欲穿刺的动脉,两指间相隔 0.5~1.0 cm 供进针。④右手持注射器或动脉插管套针(事先用肝素冲注)。凡用插管套针者,应先用 1% 普鲁卡因 1~2 mL 于进针处皮肤做局部麻醉。将穿刺针与皮肤呈 15°~30°角朝近心方向斜刺,将针稳稳地刺向动脉搏动点,如针尖部传来搏动感,则表示已触及动脉,再快速推入少许,即可刺入动脉(图 11-10),若为动脉穿刺采血,此时可见鲜红动脉血回流,待注射器内动脉血回流至所需量即可拔针;若行动脉插管,则应取出针心,如见动脉血喷出,应立即将外套管继续推进少许,使之深入动脉腔内以免脱出,而后根据需要,接上动脉压监测仪或动脉加压输血装置等。如拔出针心后无回血,可将外套管缓慢后退,直至有动脉血喷出,若无,则将套管退至皮下插入针心,重新穿刺。⑤操作完毕,迅速拔针,用无菌纱布压迫穿刺处至少 5 min,以防出血。

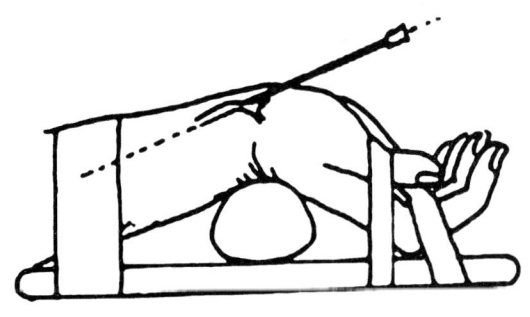

图 11-10　桡动脉穿刺

5. 注意事项及护理 ①局部严格消毒,操作应保持无菌,以防感染。②动脉穿刺及注射术仅于必要时使用(如采血送细菌培养及动脉冲击性注射疗法等)。③穿刺点应选择动脉搏动最明显处。如行注射,则头面部疾病选择颈总动脉注入,上肢疾病选择锁骨下动脉或肱动脉注入,下肢疾病选择股动脉注入。④置管时间原则上不超过4 d,以预防导管源性感染。⑤留置的导管用肝素液持续冲洗(滴速为3 mL/h,肝素浓度为2 U/mL),保证管道通畅,避免局部血栓形成和远端栓塞。⑥拔针后局部用纱布或棉球压迫止血,压迫后仍出血不止者,则需加压包扎至完全止血,以防形成血肿。

第四节 呼吸机的应用

呼吸机作为一种人工替代性通气手段,是治疗呼吸功能不全的一项应急措施,目前已广泛应用于重症监护、手术麻醉、急救复苏等领域。合理正确地应用呼吸机技术,可以有效地提高急危重症患者的抢救成功率。

呼吸机的作用:一是可以保持呼吸道通畅,改善通气功能。呼吸机在使用时必须建立人工气道,它能有效维持气道通畅。同时,机械通气时送入气体的量较大,足以达到生理潮气量,保证机体的供氧。二是可以提高肺通气量,改善肺换气功能。呼吸机有特殊的通气方式,如呼气末正压通气、持续气道正压通气等,它们可以改变通气血流比,有利于换气。三是可以减小呼吸肌做功,有利于消除呼吸肌疲劳,减轻体力消耗。

一、呼吸机的工作原理

1. 呼吸机的基本构造和工作原理 呼吸机由气源、吸气控制开关、加温加湿装置、呼气控制开关和控制系统组成。吸气时,吸气控制开关打开,通过对气道口(口腔、鼻腔或气道插管及气管切开插管导管)施加正压将气体压入肺内,停止送气后移去外加压力,气道口恢复大气压,胸廓被动回缩,产生呼气。

2. 呼吸机的触发机制 触发机制是指启动呼吸机进入吸气状态的方式,以压力触发和流速触发最常用,另外还有时间触发和容积触发。

(1) 压力触发 压力触发是将呼吸机的压力灵敏度设为低于预设呼吸末正压(一般比呼吸末正压低 1~3 cmH$_2$O),当患者呼气末气道压力降至该值时,触发呼吸机启动并开始送气。

(2) 流速触发 流速触发是一种由患者触发并启动呼吸机的触发机制,当患者开始吸气时,呼吸机监测吸入流速达到预设流速灵敏度时即被启动并开始送气。

(3) 时间触发 时间触发是一种后备的触发机制,当患者无自主呼吸时,利用预设的呼吸频率开启呼吸机进入吸气状态。

(4) 容量触发 容量触发基本同流速触发,只是容量触发是感知和检测患者开始吸气时从呼吸机中吸入的容量达到预设值。

二、呼吸机通气模式

1. 控制通气 控制通气是指完全由呼吸机来控制患者的呼吸频率、通气容量或气道压力的方法,适应自主呼吸完全停止或较微弱的患者。该通气方式在患者自主呼吸恢复或加强时容易发生"人机对抗",即呼吸机的送气和排气与患者的自主呼吸不同步。控制通气的具体模式如下。

(1)容量控制通气　容量控制通气是以容量切换为基础的控制通气方法,呼吸机在容量切换的前提下控制患者的通气频率和通气量,以维持患者的呼吸,保证有效的通气量。

(2)压力控制通气　压力控制通气是在压力切换的条件下,呼吸机控制患者的呼吸,具有气道压力恒定的优点。

(3)间歇指令通气　间歇指令通气是一种在每分钟内既有自主呼吸,又加以强制性通气,两者交替进行,共同构成通气量的机械通气方法。

(4)间歇正压通气　间歇正压通气是指呼吸机在吸气时相用正压将气体送入患者肺内,呼气相时压力降至大气压,可借胸廓和肺的弹性回缩将气体排出。

2.辅助通气　辅助通气是指由患者控制呼吸频率,呼吸机控制吸气深度,当患者呼吸深度不够时呼吸机开始工作,呼吸机与患者的呼吸具有同步性的通气方式。其作用是为自主呼吸保驾护航,帮助患者恢复呼吸功能。辅助通气常适用于有自主呼吸,但达不到足够通气量的患者。

(1)容量辅助通气　其特点是通气容量恒定,但需要患者的自主呼吸触发呼吸机工作,目的是为了补充自主呼吸的不足。

(2)压力辅助通气　压力辅助通气是在患者自主呼吸容量不足时呼吸机给予患者一定的压力辅助,使更多的气体进入患者肺内的通气方法。

(3)同步间歇指令呼吸　同步间歇指令呼吸是一种在间隔的时间内由患者自主呼吸触发呼吸机自动产生气流,补充患者呼吸的通气方法。其优点是在呼吸机工作以外的时间里,完全由患者自由呼吸,有利于呼吸肌的锻炼,因此,撤离呼吸机之前常常使用该通气方式。同时,同步间歇指令呼吸是在有自主呼吸的前提下进行的,只负担部分通气,从而减轻心血管负担,减少气道压力损伤。

(4)持续气道正压通气　持续气道正压通气是建立在患者自主呼吸基础之上的一种通气方式,其特点是患者无论在吸气相还是呼气相,均给予一定的压力,为患者的自主呼吸提供一个较高压力的呼吸平台,让肺泡充分扩张。

(5)指令性每分钟通气　其特点是需要规定预定的每分通气量,呼吸机在工作中可根据患者实际情况自动调整以达到规定的每分通气量。如果患者自主呼吸微弱而低于规定的预定气量,呼吸机则提供不足部分。若自主呼吸大于或等于预定量时,呼吸机自动停止供气。这种通气方式的优点是医护人员不必顾虑患者自主呼吸恢复以后可能出现的人机对抗,能应对患者突然出现的病情恶化,同时不必担心因使用镇静剂、止痛药而发生的呼吸抑制和呼吸停止。

3.辅助-控制通气　这是在辅助通气和控制通气两种通气方式的基础上建立起来的特殊通气模式。最常用的通气模式是呼吸末正压通气,其工作原理是在呼气末或整个呼气期对患者气道施加一个高于大气压的压力,阻止肺泡内气体的排出,从而增加了功能残气量,使肺泡不易塌陷,同时也提高了 PaO_2。

三、呼吸机的连接

1. 面罩　面罩连接主要用于意识清楚的患者,缺点是容易漏气,不利于吸痰,气体容易进入胃内,引起腹胀。

2. 气管插管与气管切开　①气管插管是最常用的连接方法,具有牢靠、效果好、维持时间长的持点。梭形乳胶高压气囊插管维持时间为72 h,低压预成形气囊插管维持时间可达1周。②气管切开:长期需要进行呼吸机支持的患者应做气管切开。由于气管切开带来的并发症较多,需要精心护理患者。

四、呼吸机参数设定

1. 潮气量　潮气量是指一次吸入或呼出的气体量。正常人生理潮气量为6~8 mL/kg,使用呼吸机时预设潮气量要大于生理潮气量的1.5~2.0倍,通常成人设为10~15 mL/kg,小儿设为5~7 mL/kg。

2. 呼吸频率　呼吸机送气频率的设定应依患者的病情而定,例如,在肺顺应性降低时或需要过度通气时,可设定成较快的呼吸频率(16~20次/min);在气道阻力增加时或同步间歇强制通气时,则应将呼吸频率设定为低值(10~15次/min)。

3. 每分通气量　每分通气量=潮气量×呼吸频率。一般情况下,每分通气量成人设为90~100 mL/(kg·min),儿童设为120 mL/(kg·min)。

4. 吸/呼比值　正常情况下吸气时间要短于呼气时间,临床上,在支气管哮喘、慢性支气管炎、呼吸道分泌物多、肺水肿等阻塞性通气障碍时,吸/呼比值应设为1∶2或1∶2.5;在胸廓严重外伤、急性呼吸窘迫综合征、呼吸肌麻痹、重症肌无力等常出现限制性通气障碍时,吸/呼比值应设为1∶1.5。

5. 氧浓度　使用呼吸机时氧浓度应根据患者的病情而定,原则上长时间给氧时,氧浓度不超过40%;60%以上的浓度氧吸入不超过24 h;100%纯氧吸入不超过6 h,以免发生氧中毒。在进行吸痰操作的前后,可给予1~2 min的100%纯氧,以防止低氧血症。

6. 通气压力　定压型呼吸机在使用时要预设通气压力,一般情况下无呼吸道疾病的患者,通气压力设为1.0~2.0 kPa(10~20 cmH$_2$O),肺内轻度病变设为2.0~2.5 kPa(20~25 cmH$_2$O),中度病变设为2.5~2.9 kPa(25~30 cmH$_2$O),重度病变设为2.9~3.5 kPa(30~35 cmH$_2$O),最高压力不超过3.9 kPa(40 cmH$_2$O),压力过大会造成气压伤。

7. 呼吸末正压通气　通常情况下呼吸末正压通气设为0.3~0.5 kPa(3~5 cmH$_2$O),不超过0.98 kPa(10 cmH$_2$O)。

8. 叹息　叹息是呼吸机的一种特殊功能,它能定时、自动地将预设潮气量增加一倍,达到扩张肺泡、改善低氧血症的目的。一般情况下每100次呼吸周期中预设1~2次叹息。

五、呼吸机治疗的适应证和禁忌证

1. 适应证　①阻塞性通气功能障碍:如慢性阻塞性肺疾病急性加重、哮喘急性发作等。②限制性通气功能障碍:如神经肌肉病变、间质性肺疾病、胸廓畸形等。③肺实质病变:如急性呼吸窘迫综合征、重症肺炎、严重的心源性肺水肿。④心肺复苏:任何原因引起的心搏、呼吸骤停进行心肺复苏时。⑤需强化气道管理者:如需保持呼吸道通畅、防止窒息和使用某些呼吸抑制剂时。⑥预防性使用:心、胸外科手术短期保留机械通气以帮助患者减轻因手术创伤而加重的呼吸负担,减轻心肺和体力上的负担,促进术后恢复。

2. 禁忌证　除未经引流的气胸和纵隔气肿为禁忌证外,机械通气治疗相对禁忌证如下。①伴有肺大疱的呼吸衰竭。②呼吸道中度以上活动性出血。③急性心肌梗死和严重的冠状动脉供血不足。④低血容量性休克未补足血容量者。

六、机械通气患者的监测与护理

对机械通气患者的护理包括监测和评价患者对呼吸机的反应、安全管理机械通气系统、预防并发症、满足患者的基本需要。

(一)患者的监护

机械通气患者应密切监护以下指标。

1. 呼吸系统

(1)监测动脉血氧饱和度　了解机械通气效果。

(2)呼吸状况　有无自主呼吸,自主呼吸与呼吸机是否同步,呼吸的频率、节律、幅度、类型及两侧呼吸运动的对称性,听诊肺部有无啰音。

(3)呼吸道分泌物　为肺部感染的治疗和气道护理提供依据。

(4)胸部X射线检查　了解有无并发症及气管插管的位置。

(5)血气分析　判断血液氧合状态、酸碱平衡情况,指导呼吸机参数的调节,判断肺内气体交换的情况。

(6)呼气末二氧化碳浓度　用于评价通气效果。

2. 循环系统　应注意监测机械通气患者心率、心律和血压的变化。

3. 体温　了解有无感染。根据体温升高的程度酌情调节通气参数,并适当降低湿化器的温度,以增加呼吸道的散热作用。

4. 意识状态　意识障碍减轻说明通气状况改善;若有烦躁不安、自主呼吸与呼吸机不同步,多为通气不足;如果病情好转后突然出现兴奋、多语甚至抽搐,应警惕呼吸性碱中毒。

5. 皮肤、黏膜　观察气管插管或气管切开周围的皮肤和黏膜的颜色、皮肤刺激征象、局部引流情况及患者有无疼痛,及时发现并处理口腔溃疡,继发性真菌感染或伤口感染。注意皮肤的色泽、弹性及温度,了解缺氧和二氧化碳潴留改善情况。观察有无皮下气肿。

6. 腹部情况　观察有无腹部胀气和肠鸣音减弱。

7. 液体出入量　重点是尿量的监测。若尿量增多,水肿消退,说明低氧血症和高碳酸血症缓解,肾功能改善;若尿少或无尿,要考虑体液不足、低血压或肾功能不全的可能。

(二)呼吸机参数及功能的监测

1. 通气参数　检查呼吸机各项参数与医嘱是否一致,至少每班检查1次。

2. 报警参数 每班检查各项报警参数的设置是否恰当,报警器是否处于开启状态。报警时,及时分析报警的原因并进行及时处理。

3. 气道管理

(1) 吸入气体的加温和湿化 常用蒸汽加温湿化的方法,即将水加热后产生蒸汽混入吸入气中,使吸入气体的温度在32~35 ℃,相对湿度在100%。注意湿化罐内只能加无菌蒸馏水,禁用生理盐水或加入药物,因为溶质不蒸发,将在罐内形成沉淀。湿化罐内水量要恰当,尤其要注意防止水蒸干。

(2) 吸痰 机械通气患者自己不能清理呼吸道内的分泌物,因此需要通过机械吸引排出分泌物。

(3) 呼吸治疗 雾化吸入及气管内滴入生理盐水或蒸馏水,以稀释和化解痰液。每次注入量不超过3~5 mL,1次/30~60 min。还应注意定期翻身叩背,促进痰液引流。

(4) 气囊充气、放气 如果气管插管不使用低压气囊,需定时放气,防止气囊压迫气管黏膜过久而影响血运,造成黏膜损伤坏死。一般每6~8 h放气1次,放气时患者床头放平,先抽吸道内分泌物,再缓慢抽吸囊内气体,尽量减轻套囊压力,每次放气5~10 min后再充气。气囊充气要恰当,应用最小压力充气,既不让导管四周漏气,又使气管黏膜表面所承受的压力最小。气囊压力应低于气管黏膜表面毛细血管静脉端压力(18 mmHg),一般不宜超过25 mmHg。在进行充放气操作时,应注意防止插管脱出,充气完成后需测量末端到牙齿的距离,并与原来的数据比较,确保固定良好。

(5) 气管切开的护理 每天更换气管切开处敷料和清洁气管内套管1~2次,防止感染。

(6) 防止意外 注意妥善固定,防止移位、脱出。气管插管或气管切开套管要固定牢固,每天测量和记录气管插管外露的长度。及时倾倒呼吸机管道中的积水,防止误吸引起呛咳和感染。

4. 生活护理 机械通气患者完全丧失自理能力,需要随时评估并帮助患者满足各项需求。

5. 心理支持 机械通气患者常会产生无助感,可加重焦虑,降低对机械通气的耐受性和人机协调性,容易发生人机对抗,因此无论患者意识是否清醒,均应做到尊重与关心。若同时将床头放平,可提高对机械通气的耐受性和人机协调性。对意识清醒的患者,应主动与其沟通,帮助患者学会用手势、写字等非语言方式沟通,缓解焦虑和无助感,增加人机协调。

七、呼吸机撤离

1. 撤机的指征 ①呼吸衰竭的诱因和机械通气的原因已经解决或显著改善。②血流动力学稳定。③电解质紊乱已经纠正。④意识恢复正常。⑤吸氧浓度≤40%,呼气末正压≤0.5 kPa(5 cmH$_2$O)的情况下,PaO$_2$>70 mmHg,PaCO$_2$<45 mmHg,SpO$_2$>90%。⑥患者自主呼吸平稳,咳嗽、吞咽反射良好。

2. 撤机方法 在撤机之前应向患者做好解释工作,取得患者的合作,尤其对于长期应用呼吸机的患者,常出现对呼吸机的依赖心理,应加强心理护理,解除患者的心理负担。对病情较轻,使用呼吸机时间较短的患者,可以试验性停机,给予低流量吸氧,结合血气分析结果,观察患者有无缺氧症状,如无明显异常,可直接撤离呼吸机。对于长时间使用呼吸机的患者,在完全撤机前应进行一定的过渡。

(1)快速撤机法　适用于短时间机械通气的患者,在病情稳定,符合撤机条件后可直接撤离呼吸机。

(2)同步间歇指令呼吸过渡撤离法　呼吸频率从12次/min逐渐减少到4次/min,患者生命体征平稳,血气分析正常时,可停机改用导管内吸氧。

(3)压力辅助通气过渡撤离法　压力辅助通气逐渐减少至<0~0.5 kPa(0~5 cmH$_2$O),患者的生命体征平稳,可予撤机。

(4)同步间歇指令呼吸+压力辅助通气的应用　既可以减少通气次数,又可以改变支持压力的水平,效果较好。

八、使用呼吸机的并发症

1. 肺损伤　以气压伤最常见,是指机械通气时由于肺泡内压明显升高,导致肺泡壁和脏层胸膜破裂而出现的肺间质气肿、纵隔气肿、皮下气肿和气胸等。

2. 呼吸性碱中毒　当辅助通气水平过高,或采用辅助控制通气模式的患者自主呼吸频率过快时可导致过度通气,出现呼吸性碱中毒,对于Ⅱ型呼吸衰竭的患者应特别注意。

3. 氧中毒　长时间吸入高深度氧,使体内氧自由基产生过多,导致组织细胞损伤和功能障碍,称为氧中毒。机械通气患者主要表现为呼吸系统毒性作用,通常在吸入氧浓度>50%的氧6~30 h后出现咳嗽、胸闷、PaO$_2$下降等表现,48~60 h后可致肺活量和肺顺应性下降,X射线胸片可出现斑片状模糊浸润影。因此,应尽早将氧浓度降至50%以下。

4. 呼吸系统感染　机械通气的患者由于抵抗力低下、使用广谱抗生素和激素、人工气道的建立、气道湿化不足、吸痰等操作造成的气道黏膜损伤、呼吸道管道和湿化装置消毒不严密等因素,使呼吸系统感染的发生率较高,致病菌以革兰氏阴性杆菌(多为铜绿假单胞菌)最为常见。

5. 呼吸机故障所致的并发症

(1)气管插管脱出和管道脱开　这是最常见且比较严重的故障。常见原因是患者自己将气管插管拔出,少数患者是由于导管固定不牢、躁动和头颈部活动幅度过大或医护人员操作不当引起。患者可因自主呼吸过弱或因带呼吸机管道呼吸,无效腔过大,形成严重的重复呼吸而窒息。

(2)气管插管滑入右主支气管　气管插管可因各项操作、搬动患者、患者自身活动或固定不当等导致气管插管过深,滑入右侧主支气管,造成单纯右肺通气,一方面可因右肺高容通气造成气压伤(或称容积伤),另一方面可因左肺无通气而造成肺不张。

(3)人工气道堵塞　常因黏液、痰痂、呕吐物堵塞所致,也可因导管套囊滑脱堵塞而引起,导致通气不足甚至窒息。

(4)呼吸机管道堵塞　呼吸机管道可因积水、扭曲、连接不当或单向活瓣方向装反等原因造成堵塞,如不及时处理即可造成窒息。

(5)其他　包括断电、呼吸切换障碍、机械故障等。

第五节 抗休克裤的应用

抗休克裤是通过气囊内压上升压迫腹部以下静脉,促使周围血管的阻力上升,使血液重新分配,保证心、肺、脑、肾等重要器官的血液供应,在现场抢救中起到稳定病情、安全转送及为医院进一步抢救赢得时间的重要作用。

一、适应证与禁忌证

1. 适应证　①现场急救出血性和(或)外伤性休克,腹部及四肢出血引起的低血容量性休克者。②转运时间在 15 min 以上的休克者。③需用间断压迫方法,以减少或控制腹部、盆腔、下肢出血者。④需要固定盆腔和下肢骨折者。⑤用于心肺复苏后维持重要器官的循环血量者。⑥收缩压<80 mmHg 的感染性休克、过敏性休克、神经源性休克者。

2. 禁忌证　①绝对禁忌证:肺水肿者。②相对禁忌证:呼吸困难者,心源性休克、充血性心力衰竭者,低血压的妊娠者(要控制出血的妊娠者除外),抢救心搏骤停者,腹部外伤有脏器脱出者。

二、使用方法及注意事项

1. 操作步骤　①将抗休克裤展开,放于床上、地面或担架上。②置于腰腿部各包裹一个气囊,再扣上尼龙搭扣。③用简易气筒向囊内充气,根据休克指数决定加压部位的压力,使囊内压上升至 40 mmHg。

2. 应用原则　先下肢后腹部,先一肢后双肢,先低压后高压,既要使收缩压回升到正常值最低限,又要保证肢体回流通畅。

3. 注意事项　①充气前应密切观察意识、血压、心率及呼吸的变化。②一般充气压在 20~40 mmHg 就可取得较好的效果。③应用时间>4 h,尤其压力较高时应注意局部组织受压情况。④停止使用时应保证建立 1 条畅通的静脉通路后再逐个气囊缓缓放气,如血压下降>5 mmHg 应停止放气,加快输液速度,使血压稳定。⑤使用中防止发生心力衰竭、心源性休克和肺水肿。⑥使用中注意观察肢体远端的血液循环情况。

第六节　胸腔穿刺术与胸腔闭式引流术

一、胸腔穿刺术

1. 适应证

(1) 诊断性穿刺　胸部外伤后怀疑有血气胸,需要进一步明确者;胸腔积液性质待定,需穿刺抽取积液做实验室检查者。

(2)治疗性穿刺 大量胸腔积气积液影响呼吸、循环功能,且尚不具备条件施行胸腔引流术者。

2.操作步骤

(1)患者反向坐在椅子上,健侧手臂搭在椅背,头枕在手臂上(图11-11);或取半侧卧位,患侧向上,患侧手臂上举过头,以使肋间相对张开。

(2)穿刺抽液宜取叩诊实音处,一般在肩胛下角第7~8肋间,或腋中线第5~6肋间。包裹性积液穿刺部位应根据X射线透视或超声检查定位。

(3)气胸抽气,患者一般取半卧位,穿刺点取锁骨中线第2~3肋间处,或腋前线第4~5肋间处。

(4)严格执行无菌操作,戴口罩、帽子及无菌手套,穿刺部位皮肤用碘酊、酒精常规消毒,铺手术巾。局部麻醉应浸润至胸膜。

(5)与穿刺针相连的乳胶管应先以止血钳夹闭,进针时应沿下一肋骨之上缘缓慢刺入,当穿过壁层胸膜进入胸腔时,可感到针尖抵抗突然消失的"落空感",然后连接注射器(图11-12),放开乳胶管上的止血钳,即可抽液或抽气(抽气时亦可在证实抽出胸腔积气时连接人工气胸器,行连续抽气)。

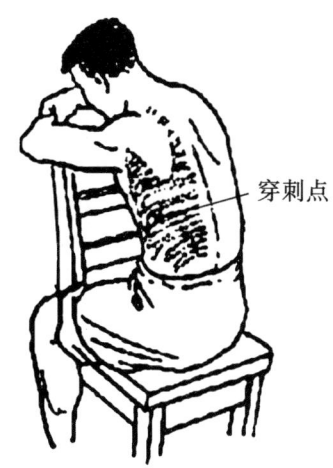

图11-11 胸腔穿刺体位及穿刺点

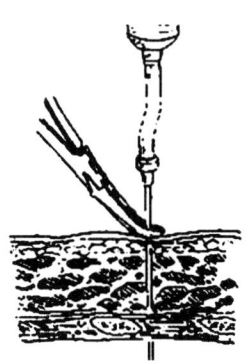

图11-12 胸腔穿刺术

(6)抽液完毕,拔出穿刺针,针孔处以无菌纱布按压1~3 min,并用胶布固定。嘱患者卧床休息。

(7)危重症患者穿刺时一般取平卧位,不宜为穿刺而过于移动体位。

3.注意事项及护理要点

(1)穿刺抽液量 以诊断为目的时,一般抽液量为50~100 mL;以减压为目的时,第一次抽液量不宜超过600 mL,以后每次不超过1 000 mL。创伤性血胸穿刺时,随时注意血压,并加快输血输液速度,以防抽液过程中突然发生呼吸、循环功能紊乱或休克。

(2)穿刺过程中应避免患者咳嗽及体位转动,必要时可先服可待因。术中若出现连续咳嗽或胸闷、眼花、出冷汗等表现,应立即停止抽液,必要时皮下注射肾上腺素。

(3)液气胸胸腔穿刺后,应继续临床观察,可能数小时或1~2 d后胸腔液体、气体又增多,必要时可重复穿刺。

二、胸腔闭式引流术

1. 适应证　①外伤性血气胸,影响呼吸、循环功能者。②脓胸者。

2. 器械准备　胸腔闭式引流手术包、消毒大头(蕈状)导尿管或直径 8～10 mm 的前端多孔硅胶管、消毒水封瓶一套。穿刺闭式引流时需直径 4 mm、长 30 cm 以上的前端多孔硅胶管,直径 5 mm 以上的穿刺套管针,水封瓶等,消毒备用。

3. 操作步骤

(1) 术前做普鲁卡因皮肤过敏试验(也可用利多卡因,免皮试),并肌内注射苯巴比妥钠 0.1 g。

(2) 患者取半卧位(生命体征未稳定者取平卧位)。积液(或积血)引流选腋中线第 6～7 肋间进针,气胸引流选锁骨中线第 2～3 肋间。术野皮肤以碘酒、酒精常规消毒,铺无菌手术巾,术者戴灭菌手套。

(3) 局部浸润麻醉切口区胸壁各层,直至胸膜;沿肋间走行切开皮肤 2 cm,沿肋骨上缘伸入血管钳,分开肋间肌肉各层直至胸腔;见有液体涌出时立即置入引流管。引流管伸入胸腔深度不宜超过 4～5 cm,以中号丝线缝合胸壁皮肤切口,并结扎固定引流管,敷盖无菌纱布;纱布外再以长胶布环绕引流管后粘贴于胸壁。引流管末端连接于消毒长橡皮管至水封瓶(图 11-13),并用胶布将接水封瓶的橡皮管固定于床面上(图 11-14)。引流瓶置于病床下不易被碰倒的地方。

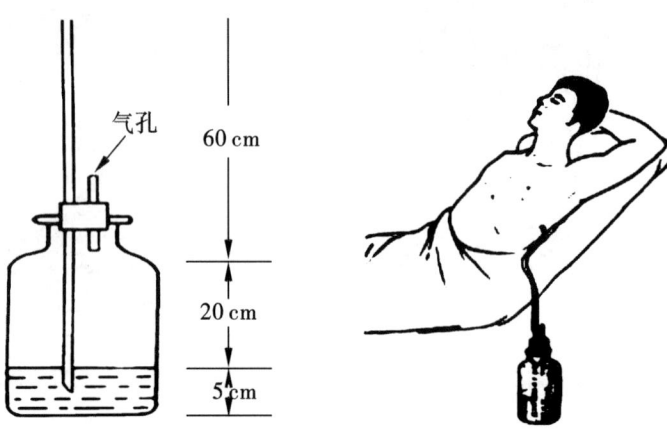

图 11-13　胸腔闭式引流的水封瓶　　图 11-14　胸腔闭式引流

4. 注意事项及护理要点

(1) 如系大量积血(或积液),初次引流时应密切监测血压,以防患者突然休克或虚脱,必要时间断施放,以免突发危险。

(2) 注意保持引流管畅通,不使其受压或扭曲。

(3) 每日帮助患者适当变动体位,或鼓励患者深呼吸,使之达到充分引流。

(4) 记录每天引流量(伤后早期每小时引流量)及其性状变化,并酌情进行 X 射线透视或摄片复查。

(5) 更换消毒水封瓶时,应先临时阻断引流管,待更换完毕后再重新放开引流管,以防空气被胸腔负压吸入。

(6)如发现引流液性状改变,为排除继发感染,可做引流液细菌培养及药敏试验。

(7)拔引流管时,应先消毒切口周围皮肤,拆除固定缝线,以血管钳夹住近胸壁处的引流管,用12~16层纱布及2层凡士林纱布(含凡士林稍多为佳)覆盖引流口处,术者一只手按住纱布,另一只手握住引流管,在患者深吸气末屏气迅速将其拔除。并用面积超过纱布的大块胶布将引流口处的纱布完全封贴在胸壁上,48~72 h后可更换敷料。

第七节 血液净化治疗

血液净化是将患者血液引出体外,并通过净化装置除去血液中的某些物质(如毒素),从而达到净化血液、治疗疾病的目的。

一、治疗方式及适应证

1. 血液透析 血液透析适用于终末期肾病、急性肾损伤、药物或毒物中毒等的治疗,能清除小分子毒素,但对中分子、大分子毒素无法清除。

2. 血液透析滤过 血液透析滤过除了能清除小分子毒素以外,还能有效清除中分子物质,适用于急、慢性肾衰竭患者,特别是伴有以下情况:①常规透析容易发生低血压者;②顽固性高血压者;③常规透析不能控制的体液过多和心力衰竭者;④严重继发性甲状旁腺功能亢进者;⑤尿毒症神经病变者;⑥心血管功能不稳定者。

3. 血液灌流 血液灌流主要清除大分子毒素及与蛋白质结合的毒素。适应证:①急性药物或毒物中毒;②尿毒症,特别是伴有顽固性瘙痒、难治性高血压、神经精神异常;③重症肝炎,特别是暴发性肝衰竭导致的肝性脑病、高胆红素血症;④脓毒症或系统性炎症综合征;⑤银屑病或其他自身免疫性疾病;⑥高脂血症;⑦精神分裂症、甲状腺危象。

4. 连续性血液净化治疗 连续性血液净化治疗适用于重症急性肾损伤、重症慢性肾衰竭、MODS、急性呼吸窘迫综合征、挤压综合征、脓毒血症、乳酸性酸中毒、急性重症胰腺炎、心肺体外循环手术、慢性心力衰竭、肝性脑病等。

5. 血浆置换与免疫吸附 适应证:①风湿免疫性疾病,如系统性红斑狼疮、难治性类风湿关节炎、系统性硬化症、抗磷脂抗体综合征等;②免疫性神经系统疾病,如重症肌无力、急性炎症性脱髓鞘性多发性神经病、多发性硬化病、慢性炎症性脱髓鞘性多发性神经病等;③消化系统疾病,如重症肝炎、严重肝衰竭、肝性脑病、胆汁淤积性肝病、高胆红素血症;④血液系统疾病,如多发性骨髓瘤等;⑤肾病,如抗肾小球基底膜病、急进性肾小球肾炎、难治性局灶节段性肾小球硬化症、系统性小血管炎、重症狼疮性肾炎等;⑥器官移植;⑦自身免疫性皮肤疾病,如大疱性皮肤病、天疱疮等;⑧代谢性疾病,如纯合子型家族性高胆固醇血症等。

二、设备准备及患者准备

1. 设备准备 最常用的设备是中空纤维型透析器,为人工合成的半透膜,空芯腔内供血液通过,外为透析液。血液透析机可控制透析液的流量及温度、脱水量、血液的流量等,并具有体外循环的各种监护系统。护士应熟练掌握透析机的操作,且注意在开机后各项指标达到稳定后才能开始进行透析。

透析设备准备还包括透析供水系统、透析管道、穿刺针、透析液的准备。透析液可分为醋酸盐和碳酸氢盐两类,首先配制成浓缩35倍的透析液,经机器稀释后流入透析器。透析用药包括生理盐水、肝素、5%的碳酸氢钠、急救药品、高渗葡萄糖注射液、10%的葡萄糖酸钙、地塞米松及透析液等。

2. 患者准备　主要是血管通路的准备,如使用动静脉内瘘,应熟悉内瘘的穿刺和保护方法;如使用动静脉外瘘,应熟悉其使用方法,并注意观察导管有无滑脱、出血、栓塞、感染等情况的发生,保持导管的清洁无菌。同时,透析的患者应注意补充蛋白质,摄入量为 1.2~1.4 g/(kg·d),还应特别注意控制摄入水量,透析间期患者的体重增长不能超过 2.5 kg。

三、护理措施

1. 常规护理　①透析时应严密观测生命体征,每小时测量 1 次,特殊情况随时监测并记录。②严格遵医嘱设定透析条件(降水量、透析时间、除水速度),并经第二人查对。③透析中用药严格执行"三查七对"制度。④应随时发现穿刺部位的渗血、漏血,及时处理。⑤观察患者体重变化,协助医生调节除水变化,保证透析充分。⑥透析中出现低血压时,应取头低脚高位,减慢除水速度,适当补充生理盐水。经常低血压者可采用高钠或去梯度高钠透析。⑦加强透析中生活护理。⑧加强健康教育,积极进行卫生宣传,了解患者心理,教会患者调整入量、计算体重及保护内瘘的方法。

2. 心理护理　由于患者及家属对血液透析疗法很陌生,容易产生恐惧心理,因此护士应向患者及家属介绍并解释,使其了解血液透析的必要性、方法及注意事项,透析前应尽量消除患者的恐惧和紧张心理。

第八节　心电除颤术

心电除颤术是在胸外应用心电除颤器,通过释放高能电脉冲,将各种异位快速心律失常转复为窦性心律的方法,具有速效、安全等优点。

一、适应证与禁忌证

(一)适应证

1. 紧急适应证　①室颤及心室扑动。②阵发性室性心动过速。
2. 选择性适应证

(1)房颤:出现下列情况时可考虑选用心电除颤术。①风湿性二尖瓣病变伴房颤时间在 1 年以内或二尖瓣手术后仍持续房颤超过 1 个月或术后发生房颤者。②甲状腺功能亢进、肺炎、肺栓塞等病因或诱因已控制或去除,房颤仍持续者。③有反复栓塞病史,但距栓塞已 3 个月者。④由于存在房颤,使心力衰竭、心绞痛难以用药物控制或由于心室率快而感到明显心悸、焦虑者。

(2)心房扑动。

(3)阵发性室上性心动过速,兴奋迷走神经措施及药物治疗无效者。

(4)预激综合征伴心动过速。

(5)心电图一时难以辨明的快速异位心律,病情危重者。

(二)禁忌证

①洋地黄过量。②电解质紊乱,特别是低钾血症。③伴有病态窦房结综合征或高度房室传导阻滞。④3个月内有栓塞史者。⑤甲状腺功能亢进引起的心律失常,原发病尚未控制或伴有急性感染。

二、放电方式

电击复律有同步复律和非同步复律两种,二者的区别在于它们的放电时间。同步是指除颤器的放电时间与心脏搏动的某个固定时期(R波时段)同时进行,它的放电方式是由R波触发放电,操作者按下放电按钮后除颤器并不立即放电,其放电控制权由患者心室除极时产生的R波掌握,只要R波达到一定的阈值就可以促使除颤器放电。这种放电方式的优点:由于同步除颤的时间(R波波峰或R波的降支)是心脏电活动的绝对不应期,这个时间肯定不在心脏的易损期,即T波升支后三分之二和顶峰,这样可以避免易损期受刺激而发生室颤。同步电复律用于房颤、室上性心动过速和室性心动过速的转复。

非同步复律是指除颤器的放电时间是任意的,与患者心脏电活动的时间毫不相干。也就是说操作者在任何时间按下放电按钮,除颤器就会立即放电,非同步复律只用于心室扑动和室颤,由于室颤已经发生,避开易损期与否已无任何意义。此外,由于心室扑动和室颤波型较小,达不到除颤阈值,故无法触发除颤器放电。

注意:院前急救时对除颤器的放电方式一定要认真确认,切勿轻易用非同步除颤来转复室上性和室性心动过速,否则如果非同步的放电时间恰恰落在易损期,就有可能导致室颤的发生。但是有时室性心动过速的R波峰值较低或患者心率过快,无法触发同步放电,此时可以采用非同步放电的方式。

三、操作步骤

1. 用物准备　除颤仪、导电糊或盐水纱布、抢救设备。

2. 步骤　①患者取平卧位。②迅速开放气道,放置口咽导管或气管插管,进行人工呼吸。③在准备除颤仪的同时,给予持续胸外心脏按压。④将两个电极板涂以导电糊。⑤将除颤仪设置为非同步状态。⑥选择合适能量:成人双向波首选150～200J,单向波选360J;小儿除颤的能量是2～4J/kg。⑦充电:按充电按钮,除颤仪自动充电至显示所选的能量水平。⑧放置电极板:将两个电极板分别放置于患者右锁骨中线第2肋下方及心尖部,紧贴皮肤。⑨检查术者及他人确无与患者身体接触后开始放电。⑩首次除颤后立即进行5个循环心肺复苏,然后观察并记录即刻心电图。如室颤持续存在,可连续电击,直至转复成功或停止抢救。⑪如心电监测显示心电静止,立即注射肾上腺素。⑫转复过程中与转复成功后,均需严密监测并记录心律、心率、呼吸、血压、意识等变化。

四、注意事项及护理要点

（1）患者皮肤清洁，保持干燥，胸毛浓密者应刮之。

（2）电极板应涂导电糊（膏），院前急救时如无耦合剂，可以用0.9%氯化钠注射液浸泡的纱布代替。紧贴皮肤并施加一定压力，以减少胸部阻抗；两块电极板之间的距离不能小于10 cm。除颤时电极板左右位置不要混淆。

（3）断开与患者相连的其他仪器设备，如心电图机（除非这些仪器设备具有"抗除颤"功能）。

（4）正确选择除颤时机，如心电监护显示为心室细颤，则应将1 mg肾上腺素用0.9%氯化钠注射液稀释成5 mL做气管内注射，或肘前静脉或颈外静脉穿刺并弹丸式静脉注射（用20 mL液体冲入并抬高该侧肢体10~20 s）1 mg肾上腺素，同时为患者胸外心脏按压，待细颤转为粗颤时再行除颤。

（5）尽量避免在潮湿环境下操作。

（6）在室颤的两次除颤间隔期，当除颤器充电时应为患者实施胸外心脏按压，维持患者的基本血液循环。

（7）严格确认电击复律的适应证和禁忌证，如无脉电活动（心电-机械分离）和心电静止时电击除颤无用有害，故不应进行，应该实行常规心肺脑复苏；洋地黄中毒和严重的低钾血症导致的室颤电击效果较差，且容易造成心脏电活动丧失，故不宜立即电击除颤等。

问题分析与能力提升

案例一：男性，38岁，车祸致骨盆、股骨干骨折，入院时血压80/60 mmHg，心率128次/min，少尿，面色青紫，呼吸深慢。

思考：①该患者需要监测中心静脉压，如何进行颈内静脉或锁骨下静脉穿刺置管？②该患者需要快速补充血容量，可采取什么样的抢救措施？

案例二：女性，42岁，因与家人生气服用有机磷杀虫剂约50 mL紧急入院，入院时血压110/70 mmHg，心率125次/min，体温38.1 ℃，浅昏迷，呼吸困难，口唇发绀，SpO_2 85%。

思考：①该患者首要解决的问题是什么？②如果采用呼吸机纠正患者呼吸困难，其重点监测的内容是什么？

案例三：男性，18岁，车祸致左上腹部外伤后发生脾破裂，入院时血压78/60 mmHg，心率136次/min，意识淡漠，口渴尿少，面色发绀。

思考：①该患者为何种休克？当前的主要护理诊断/护理问题是什么？②现场给患者穿抗休克裤，应注意哪些事项？

案例四：男性，18岁，车祸急诊入院，入院时血压80/60 mmHg，心率132次/min，面色发绀，呼吸困难，右胸部呼吸音减弱，叩诊浊音。X射线胸部平片示右侧第4、5肋骨多发骨折，胸腔有积液阴影。

思考：①该患者呼吸困难的主要原因是什么？②如果给患者行胸腔闭式引流，其护理要点是什么？

（平顶山学院　王福安）

第十二章 危重症患者的营养支持

> **学习目标**
> 1. 掌握肠内、肠外营养支持的适应证、禁忌证和并发症的护理。
> 2. 熟悉营养支持的目的、原则。
> 3. 了解危重症患者的代谢特点和营养状况的评价方法。
> 4. 具有对危重症患者正确实施营养支持护理的能力。

危重症患者由于机体的应激性反应使机体代谢处于高分解代谢状态,加之营养素摄入不足,容易发生营养不良。营养支持作为有效的治疗手段,在减少并发症、保护脏器功能、修复创伤组织、控制感染和促进机体康复等方面起着重要的作用。

第一节 危重症患者代谢特点及营养评定

一、危重症患者的代谢特点

严重应激后机体代谢率明显增高,出现一系列代谢紊乱,体重丢失 0.5～1.0 kg/d,机体营养状况迅速下降及发生营养不良是危重症患者普遍存在的现象,并成为独立因素影响患者预后。危重症患者的基本代谢变化包括内分泌改变与糖代谢紊乱、能量代谢增高、蛋白质分解代谢加速、脂肪代谢紊乱和胃肠功能改变。

1. 内分泌改变与糖代谢紊乱　主要表现为糖异生增加和胰岛素抵抗。在创伤、手术、感染等情况下,机体发生应激反应。一方面,应激反应使体内儿茶酚胺、糖皮质激素、胰高血糖素、甲状腺素的分泌增加,糖异生明显加强,葡萄糖生成增加;另一方面,胰岛素分泌减少或相对不足,机体对胰岛素的反应性降低,使胰岛素不能发挥正常作用,组织摄取和利用葡萄糖减少,出现胰岛素抵抗,最突出的表现是引发高血糖。在 MODS 的早期血糖明显升高,而高糖血症又加重机体的应激反应,形成恶性循环。

2. 能量代谢增高　静息能量消耗(resting energy expenditure,REE)增加是危重症患者能量代谢的基本特征。REE 是患者卧床时热量需要的基数。基础能量消耗

(basal energy expenditure,BEE)是指人体在清醒且极度安静的状态下,不受肌肉活动、环境温度、食物和精神紧张等因素影响时的能量代谢,REE 约为 BEE 的 1.1 倍。高代谢是指 BEE 在正常值的 110% 以上。创伤后基础代谢率可增加 50%~150%,最高可达正常时的 2 倍。Wilmore(1980 年)的研究表明,BEE 增高的程度随创伤或感染的原因及程度而异。烧伤面积达 60% 时,能量需要量增加到原正常值的 210%;腹腔感染时,增加到 150% 左右。机体呈高代谢状态,其程度与危重症患者创伤或感染的严重程度呈正相关。

3. 蛋白质分解代谢加速 创伤或感染后,蛋白质丢失及分解代谢增加,此消耗用于维持急性应激反应所需的蛋白质与能量。而总体上蛋白质合成降低,尿氮排出增加,源自氨基酸的糖异生增强,机体出现明显的负氮平衡。研究发现,机体氮丢失量达到 150~320 g(占蛋白质的 8%~17%),与机体衰弱和死亡率升高有关。

4. 脂肪代谢紊乱 在创伤或感染等应激状态下,由于储存的糖原很快被耗尽,脂肪被动员供能。脂肪是人体能量的主要储存形式,通常状态下约 30% 的热量由脂肪提供,1 g 脂肪组织能提供热量 33.5 kJ。创伤或感染后脂肪分解加速,血中游离脂肪酸、三酰甘油及甘油浓度增高,常出现高三酰甘油血症。但酮体的形成则根据创伤的种类和严重程度而有所变化。通常严重休克、创伤和感染后酮体生成降低或缺乏,轻度创伤或感染时酮体生成则稍增加。

5. 胃肠道功能改变 有研究者称肠道是创伤应激反应的中心器官。危重症患者的胃肠功能发生许多改变,如消化腺分泌功能受到抑制,胃肠功能障碍,蠕动减慢,患者出现食欲下降、厌食、腹胀等情况;危重症患者常并发应激性溃疡;因禁食和使用广谱抗生素,导致肠道菌群失调,肠道屏障功能障碍和肠源性细菌移位。此外,肠黏膜急性损伤后细胞因子的产生可导致全身炎症反应综合征和 MODS。对肠道黏膜屏障损伤与肠道细菌移位的防治效果研究,成为目前危重症患者营养支持领域探讨的核心问题之一。

二、营养评定

营养评定是通过人体组成测定、人体测量、生化检查、临床检查及多项综合营养评定方法等手段,判定人体营养状况,确定营养不良的类型及程度,评估营养不良所致后果的危险性,并监测营养支持疗效的方法。

1. 人体测量 人体测量包括身高、体重、体质指数、皮褶厚度、上臂肌围、腰围、臀围等指标的测量。

(1)体重 体重是营养评定中最简单、直接、可靠的指标,它可代表脂肪和蛋白质这两大类储能物质的总体情况,体重改变可从总体上反映人体营养状况。体重的常用指标:①实际体重占理想体重百分比,该值在 -10%~+10% 为正常;②体质指数,即体重(kg)/[身高(m)]^2。体质指数是反映蛋白质热量营养不良及肥胖症的可靠指标。正常值为 18~25 kg/m^2,体质指数 <18 kg/m^2 是营养不良的重要指标。

(2)皮褶厚度 人体皮下脂肪含量约占全身脂肪总量的 50%,通过皮下脂肪含量的测定可推算体脂总量,并间接反映热量代谢变化。皮褶厚度的测定部位有上臂肱三头肌、肩胛下角部、腹部、髂嵴上部等。临床上常用肱三头肌皮褶厚度测定。正常参考值男性为 11.3~13.7 mm,女性为 14.9~18.1 mm。实测值在正常参考值的 90% 以上为正常,80%~90%为体脂轻度亏损,60%~80%为中度亏损,<60%为重度亏损。

(3)上臂围和上臂肌围 测量上臂围时,被测者上臂自然下垂,取上臂中点,用软尺测量。软尺误差不得大于0.1 cm。上臂肌围=上臂围-3.14×肱三头肌皮褶厚度。其可间接反映体内蛋白质储存水平,它与血清白蛋白水平相关。正常值男性为22.8~27.8 cm,女性为20.9~25.5 cm。实测值在正常参考值的90%以上为正常,80%~90%为轻度营养不良,60%~80%为中度营养不良,小于60%为重度营养不良。

2. 实验室检查

(1)蛋白质测定 内脏蛋白测定是蛋白质营养状况测定中极其重要的方法之一,血浆蛋白水平可反映机体蛋白质营养状况。常用指标包括血清白蛋白、转铁蛋白、甲状腺结合前清蛋白和视黄醇结合蛋白,其中血清白蛋白应用最广,持续的低白蛋白血症被认为是判定营养不良的可靠指标。血清白蛋白正常参考值为40~50 g/L,<35 g/L为营养不良,<20 g/L为重度营养不良。由于白蛋白$t_{1/2}$长达20 d,故不能迅速反映短期营养变化。转铁蛋白(正常值>2 g/L)的$t_{1/2}$为8 d,对了解近期的营养变化更有用。

肌酐身高指数是衡量机体蛋白质水平敏感而重要的指标。测量方法为连续3 d保留24 h尿液,取肌酐平均值并与相同性别及身高的标准肌酐值比较所得的百分比。肌酐身高指数>90%为正常,80%~90%提示机体蛋白质轻度缺乏,60%~80%提示中度缺乏,<60%提示重度缺乏。

氮平衡是评价机体蛋白质营养状况最可靠和最常用的指标。一般食物蛋白质中氮的平均含量为16%,若氮摄入量大于排出量,为正氮平衡,否则为负氮平衡,两者相等则维持氮的平衡状态,提示摄入蛋白质量可满足基本要求。氮平衡的计算公式:氮平衡(g/d)=摄入氮量(g/d)-[尿氮量(g/d)+3]。

(2)免疫功能评定 细胞免疫功能在人体抗感染中起重要作用。蛋白质热量营养不良常伴有细胞免疫功能损害,增加患者术后感染率和死亡率。总淋巴细胞计数是评定细胞免疫功能的简易方法,计算公式:总淋巴细胞计数=淋巴细胞百分比×白细胞计数。总淋巴细胞计数>20×10^8/L为正常,(12~20)×10^8/L为轻度营养不良,(8~12)×10^8/L为中度营养不良,<8×10^8/L为重度营养不良。

3. 临床检查 临床检查是通过病史采集及体格检查发现营养素缺乏的体征,目的在于发现下述情况,判定其严重程度并与其他疾病相鉴别:①恶病质;②肌肉萎缩;③毛发脱落;④肝大;⑤水肿或腹腔积液;⑥皮肤改变;⑦维生素缺乏体征;⑧必需脂肪酸缺乏体征;⑨微量元素缺乏症等。在发现这些营养不良表现的同时,还必须找出这些表现与饮食等因素的关系。

4. 综合营养评定 单一指标评定人体营养状况的方法局限性强而误差较大,目前多数学者主张采用综合性营养评定方法,以提高灵敏性和特异性。判断患者有无营养不良,应对其营养状况进行全面评价,将营养不良分为轻、中、重3种程度。

三、危重症患者的营养支持目的和原则

1. 危重症患者的营养支持目的 营养支持虽不能完全阻止和逆转患者严重应激反应的高分解代谢状态,但合理的营养支持可减少机体蛋白的分解代谢,使蛋白质的合成增加,改善已发生或潜在的营养不良状态,防止发生严重并发症。营养支持的主要目的:①供给细胞代谢所需要的能量和营养物质,维持组织器官正常的结构和功能;

②调理代谢紊乱,调节免疫功能,增强机体抗病能力。

2.危重症患者的营养支持原则

(1)选择合适的营养支持时机　根据患者的病情变化来确定营养支持的时机。复苏早期、血流动力学尚未稳定或存在严重的代谢性酸中毒阶段,并不是开始营养支持的安全时机。此外,还要考虑不同原发疾病、不同阶段的代谢改变与器官功能的特点。

(2)控制应激性高血糖　应激性高血糖是危重症患者普遍存在的问题。研究表明,血糖>109 g/dL,死亡风险增加3倍。强化胰岛素治疗可以提高营养支持的安全性与可靠性。控制血糖水平≤8.3 mmol/L可明显改善危重症患者的预后,使MODS发生率和病死率明显降低。

(3)选择合适的营养支持途径　可经肠外营养、肠内营养或两种途径共用等方法进行营养支持治疗。若患者的肠道结构和功能完整,应首选肠内营养。但危重症患者多有胃肠功能减退,常首选肠外营养。为防止长期肠外营养造成胃肠道功能减退,可逐步从肠外营养过渡到肠内营养,其营养支持大致分为4个阶段:①肠外营养与管饲结合;②单纯管饲;③管饲与经口摄食结合;④正常肠内营养。根据患者的临床情况,营养支持的程序与方法选择应个别制订,选择肠外营养者需要确定是外周静脉还是中心静脉营养,选择肠内营养者也需要确定输注途径和方式。

(4)合理的能量供给　合理的能量供给是实现危重症患者有效营养支持的保障。不同疾病状态、时期及不同个体,其能量需求亦不同。应激早期,合并有全身炎症反应综合征的危重症患者应限制能量的供给量,可控制在20~26 kcal/(kg·d)(1 kcal=4.186 kJ),这常被认为是危重症患者能够接受并可实现的能量供给目标。对病程较长、合并感染和创伤的患者,待应激和代谢状态稳定后能量供给适当增加,目标喂养可达30~35 kcal/(kg·d)。

(5)其他　在补充营养物质的同时,应重视营养素的药理作用,改善危重症患者的营养支持效果,在肠外与肠内营养液中可根据需要添加特殊营养素。

第二节　营养支持方式

营养支持方式分肠内营养和肠外营养两种。肠内营养是采用口服或管饲等方式经胃肠道提供代谢所需的能量和营养物质的营养支持方式,它有符合生理、较经济和安全的优点,具有胃肠道功能的患者应将其作为首选。肠外营养是经静脉途径供给患者所需的能量及营养物质的营养支持方式,适于胃肠道功能丧失无法利用者。肠外营养分为完全肠外营养(total parenteral nutrition,TPN)和部分肠外营养(partial parenteral nutrition,PPN)。

一、肠外营养

1.肠外营养的适应证和禁忌证

(1)适应证　不能耐受肠内营养或有肠内营养禁忌的危重症患者,包括:①胃肠道功能障碍的危重症患者;②由于手术或解剖问题,胃肠道禁止使用的危重症患者;

③存在尚未控制的腹部情况,如肠梗阻、肠瘘、腹腔感染等。

(2)禁忌证 不宜给予肠外营养的情况:①早期复苏阶段血流动力学不稳定或存在严重的水、电解质紊乱及酸碱失衡患者;②严重肝功能障碍的患者;③急性肾功能障碍时存在严重氮质血症的患者;④严重高血糖尚未控制的患者等。

2. 肠外营养的输入途径 肠外营养的输入途径包括中心静脉和外周静脉。

(1)中心静脉营养 中心静脉营养是指全部营养要素通过中心静脉补充的营养支持方法。常用静脉有锁骨下静脉、颈外静脉、颈内静脉、股静脉和经外周中心静脉导管等,首选锁骨下静脉置管。其优点:①中心静脉管径粗,血液流速快,血流量大,输入液体很快被血液稀释,不受输入液体浓度、pH值和输注速度的限制,对血管壁的刺激小;②能在24 h内持续不断地进行液体输注,可依据机体的需要最大限度地调整输入液量、浓度和速度,保证供给机体所需的热量和各种营养物质;③一次穿刺置管后可长期使用,减少了反复穿刺的痛苦。中心静脉营养适宜于需长期肠外营养支持者,但需要熟练的置管技术及严格的无菌技术,且容易引起损伤、感染、空气栓塞、导管意外等多种并发症。

(2)外周静脉营养 外周静脉营养是指通过外周静脉导管全面输送蛋白质和热量的方法,适宜于病情较轻、用量小、肠外营养支持不超过2周者。其优点是任何可穿刺的外周静脉均可选用,能避免中心静脉置管的潜在并发症,并降低初始治疗费用,其不利之处是需要频繁穿刺,容易引起血管疼痛、静脉炎等并发症。因此,使用外周静脉营养时应每24 h更换输注部位,输注液的渗透压应低于800~900 mmol/L。

3. 肠外营养液的配制 近年来主张将脂肪乳剂、氨基酸、碳水化合物、电解质、微量元素及维生素等各种营养液混合于密封的无菌3 L输液袋中,称为全营养混合液(total nutrient admixture,TNA)或全合一营养液(all in one,AIO)。其优点:①全部营养物质混合后同时均匀输入体内,有利于更好地代谢和利用,增加节氮效果;②简化输液过程,节省护理时间;③降低了与肠外营养有关的代谢性并发症发生率;④配置时不需要用进气针,减少被污染和发生气栓的机会。该营养液既可经中心静脉又可经外周静脉输注,是目前医院内和家庭中进行TPN治疗的一种非常成功的方法。

TNA的配置步骤:①按医嘱备好所有的药液并检查3 L输液袋;②将电解质、微量元素、水溶性维生素、胰岛素加入葡萄糖注射液或氨基酸中;③将磷酸盐加入另一瓶葡萄糖注射液或氨基酸中;④将脂溶性维生素加入脂肪乳剂中;⑤用3 L输液袋把加入添加剂的液体按葡萄糖、氨基酸、脂肪乳剂的顺序进行混合,并不断地摇动使之均匀混合。混合后的葡萄糖最终浓度为10%~20%,能获得相容性稳定的TNA。

配制TNA时注意事项:①现配现用,配好的TNA应在24 h内输完,暂不使用时要置于4 ℃冰箱内保存;②钙剂和磷酸盐应分别加在不同的溶液内稀释,以免发生反应产生磷酸钙沉淀,故在加入葡萄糖和氨基酸后应检查有无沉淀生成,确认无沉淀后再加入脂肪乳剂;③加入3 L输液袋的溶液应超过1.5 L,葡萄糖最终浓度≤23%,阳离子浓度<150 mmol/L,其中Mg^{2+}浓度<3.4 mmol/L,Ca^{2+}浓度<1.7 mmol/L;④配好的TNA袋应注明床号、姓名及配制时间;⑤注意配伍禁忌。为确保输入TNA的安全性和有效性,目前主张不在TNA中添加其他药物,也不宜在输注TNA的静脉中输入其他药物。如必须经此静脉输入药物时,则暂停输注TNA,并在用药前后用生理盐水冲洗输液管道。

二、肠内营养

1. 肠内营养的适应证和禁忌证

（1）适应证　胃肠道功能存在或部分存在，但不能正常摄食的危重症患者，应优先考虑肠内营养，只有肠内营养不可实施时才考虑肠外营养。

（2）禁忌证　肠梗阻、肠道缺血或腹腔间室综合征的患者不宜给予肠内营养，因肠内营养可增加肠管或腹腔内压力，容易引起肠坏死、肠穿孔，增加反流与吸入性肺炎的发生率。经一般处理无改善的严重腹胀、腹泻患者，建议暂时停用肠内营养。

2. 肠内营养的输入途径　肠内营养的输入途径有口服、鼻胃管、鼻空肠管、经皮内镜下胃造瘘术、经皮内镜下空肠造瘘术、术中胃/空肠造瘘等，具体输入途径的选择则取决于疾病情况、喂养时间、患者精神状态及胃肠道功能。

（1）口服　口服是最经济、最安全、最简便的投给方式，而且符合人体正常生理过程。口服时，合理足够的膳食能满足大多数患者对各种营养素的需求。不能主动经口摄食或经口摄食不足的患者，则可通过其他方式进行肠内营养治疗。

（2）经鼻胃管　接受营养治疗不超过4周的患者，最理想的肠内营养治疗途径是放置鼻胃管。此喂养途径简单易行，是临床上使用最多的方法。其优点在于胃的容量大，对营养液的渗透压不敏感，适合于各种完全性营养配方。缺点是有反流与吸入气管的危险，长期使用者可出现咽部红肿、不适，增加呼吸系统并发症等。

（3）经鼻空肠置管　经鼻空肠置管的优点在于喂养管经过幽门进入十二指肠或空肠，使反流与误吸的发生率降低，患者对肠内营养的耐受性可增加。但要求在喂养的开始阶段营养液的渗透压不宜过高。

（4）经皮内镜下胃造瘘术　经皮内镜下胃造瘘术是指在纤维胃镜引导下行经皮胃造瘘，将营养管置入胃腔，具有不需要剖腹与麻醉、操作简便、创伤小等优点，可减少鼻咽与上呼吸道感染，适合于需长期肠内营养患者。经皮内镜下胃造瘘术置管完成6~8 h后才可开始经胃造瘘管进行喂养。每次应用前后，要用生理盐水冲洗管道。如要拔除胃造瘘，应在2周以后，待窦道形成后才能拔除。

（5）经皮内镜下空肠造瘘术　经皮内镜下空肠造瘘术是指在内镜引导下行经皮空肠造瘘，将喂养管置入空肠上段。优点：①因液体反流而引起的呕吐和误吸发生率低；②肠道营养与胃十二指肠减压可同时进行；③喂养管可长期放置，适用于需长期营养治疗患者；④患者可同时经口摄食；⑤患者无明显不适，机体和心理负担小，活动方便，生活质量好。

3. 肠内营养的输注方式　肠内营养的输注方式有一次性投给、间歇性重力输注和连续性经泵输注3种。具体采用哪种方法取决于营养液的性质、喂养管的类型与大小、管端的位置及营养素的需要量。

（1）一次性投给　将营养液用注射器缓慢地注入喂养管内，每次200 mL左右，6~8次/d。该方法容易引起腹胀、腹泻、恶心、呕吐，患者难以耐受，目前临床上已很少使用，仅适合于经鼻胃置管或经胃造瘘的患者。

（2）间歇性重力输注　将营养液置于输液瓶或输液袋中，经输液管与肠道喂养管连接，借重力作用将营养液缓慢滴入胃肠道内，4~6次/d，250~500 mL/次，速度为20~30 mL/min，每次持续30~60 min。临床上常用此法，适用于鼻饲的患者。优点是患者有较多的自由活动时间,类似正常饮食,耐受性好。

（3）连续性经泵输注　连续性经泵输注是指用输液泵将要素饮食输入胃和小肠,适用于十二指肠或空肠近端喂养患者。临床上多主张采用此方式进行肠内营养治疗。开始输注时速度宜慢,浓度宜低,从 40～60 mL/h 逐渐增至 100～150 mL/h,浓度亦逐渐增加,以便胃肠道逐步适应。临床实践表明,连续经泵滴注时,营养素吸收较间歇性输注佳,大便次数及大便量也明显少于间歇性输注,患者胃肠道不良反应也较少,营养效果好。

4. 肠内营养制剂的种类　肠内营养制剂有多种分类方法,如根据其组成分为要素型、非要素型(匀浆膳)、组件型和特殊应用型 4 类肠内营养制剂。根据氮源不同分为由氨基酸提供氮源、由水解蛋白质提供氮源、由完全蛋白提供氮源的营养液。

（1）要素饮食　要素饮食是一种人工精制、营养素齐全、由无渣小分子物质组成的水溶性营养合成剂。其特点：①营养全面；②不需消化即可直接或接近直接吸收；③成分明确；④不含残渣或残渣极少；⑤不含乳糖；⑥干粉制剂携带方便、易于保存；⑦适口性差。

（2）匀浆膳　匀浆膳是常用的非要素型肠内营养制剂,由天然食物配置而成的糊状、浓流体或粉剂的平衡饮食,由大分子营养素组成,可经鼻饲、胃或空肠置管滴入或以灌注的方式给予的经肠营养。自制匀浆膳的优点：三大营养素及液体量明确,可根据实际情况调整营养素成分,价格较低,制备方便、灵活。

（3）组件型肠内营养制剂　组件型肠内营养制剂是仅以某种或某类营养素为主的肠内营养制剂。它可对完全型肠内营养制剂进行补充或强化,以弥补完全型肠内营养制剂在适应个体差异方面不够灵活的缺点；亦可采用两种或两种以上的组件型肠内营养制剂构成组件配方,以适合患者的特殊需要。组件型肠内营养制剂主要包括蛋白质组件、脂肪组件、糖类组件、维生素组件和矿物质组件。

（4）特殊应用型肠内营养制剂　特殊应用型肠内营养制剂是为特殊患者制备的营养液,常用制剂：①浓缩营养液,1 mL 浓缩营养液提供 1.5～2.0 kcal 热量,每天只需 1 000～2 000 mL 即可提供必需的全部营养,适用于需要限制液体入量的心、肾、肝功能衰竭者；②高蛋白营养液,可大量提供所需蛋白质,减少氮损失,因其富含支链氨基酸,有助于促进氮平衡和合成蛋白质,适用于代谢亢进者,肾衰竭、氮质血症及肝性脑病者禁用；③婴儿用营养液,仿造人乳设计,以确保婴儿正常的生长发育；④特殊疾病(肾病、糖尿病、肝病、肺病、创伤、癌症等)营养液。

第三节　营养支持的监护

营养支持的监护是营养支持的重要组成部分。监护的目的,一是了解营养治疗效果、及时发现问题并调整治疗方案,提高营养支持的效果；二是及时发现、预防和处理可能发生的并发症。故应做好严密的监测和高质量的护理。

一、营养支持效果的监测

(一)肠外营养支持的监护

1. 常规监护 ①体重:监测体重有助于判断患者营养量的供给是否合适。每天体重增加超过 250 g,说明可能存在液体潴留。静脉营养的前 2 周,每天测体重 1 次,以后每周测 1 次。②体温:监测体温能及时了解感染等并发症。每日测量体温 4 次,如患者出现高热、寒战等,应及时寻找感染源,进行抗感染治疗。③输入速度:最好用输液泵。记录 24 h 尿量,统计总出入液量。④营养评价:每例患者应有临床观察表格,逐日填写平衡记录表,该表是了解肠外营养支持的重要依据。在静脉营养期间应进行营养状态的动态评价。⑤环境:保持环境清洁,物品每日用消毒液擦拭;空气清新,注意通风;床铺清洁,污染的衣、单应立即更换。

2. 特殊监护 中心静脉插管后监护:①中心静脉插管应通过 X 射线片予以证实其导管尖端是否在下腔静脉的根部;②插入导管处的皮肤应经常更换敷料,2～3 次/周,并用碘伏做局部处理;③每次治疗结束时应用生理盐水冲洗中心静脉导管,防止堵管;④定期更换中心静脉导管。

(二)肠内营养支持的监护

1. 喂养管置管的监护 ①喂养开始前,必须确定导管的位置。胃内喂养管可通过吸出胃内容物而证实,十二指肠或空肠内置管可借助 X 射线片或内镜定位而确定。导管内抽吸物的 pH 值测定对确定导管位置亦有价值,如为碱性说明导管在十二指肠内,如为酸性说明在胃内。②保持喂养管固定可靠,防止脱落。注完饮食后,胃管末端用纱布包好夹紧,固定于患者床旁。③保持喂养管通畅,在每次喂养前后均要用生理盐水冲洗喂养管。每次冲洗的液量至少为 50 mL。④每天检查鼻、口腔、咽喉部有无不适及疼痛,防止喂养管位置不当或长期置管引起的并发症。

2. 胃肠道状况的监护 ①监视胃内残留液量:至少每 4 h 测定 1 次,保证胃内残留液少于 150 mL,以防引起误吸。②胃肠道耐受性的监测:胃肠道不耐受的表现有腹痛、腹泻、腹胀。降低输入速率或营养液浓度,保持一定的温度及防止营养液的污染,可使患者逐步适应。

3. 代谢方面的监护 肠内营养出现代谢性并发症的机会较少,但亦需要周密的监测。①每日应记录患者的液体出入量。②定期测定血清胆红素、丙氨酸氨基转移酶、天冬酸氨基转移酶、碱性磷酸酶等。一般开始时每 3 d 测 1 次,以后可每周测 1 次。③定期查血糖、尿素、肌酐、钠、氯、钙、磷、碳酸氢盐等,开始阶段每 2 d 测 1 次,以后每周测 1 次。④定期进行全血细胞计数及凝血酶原时间测定,初期 2 次/周,稳定后 1 次/周。⑤每天留 24 h 尿,测尿素氮或尿总氮,必要时行尿钠、钙、磷等测定,病情稳定后可每周留尿 1～2 次测以上指标。

4. 营养方面的监护 营养方面监测的目的是确定治疗效果,以便及时调整营养素的补充量。①治疗前应对患者进行全面的营养状况评定,根据患者的营养情况确定其营养素的补给量。②体重、肱三头肌皮褶厚度、上臂肌围应每周测定 1 次,长期肠内营养者 2～3 周测 1 次。③测定内脏蛋白,如白蛋白、转铁蛋白、前白蛋白等。一般开始营养时应每周测 1 次,以后据病情每 1～2 周测定 1 次。④氮平衡在初期应每天测定,患者稳定后可每周测1~2次。⑤对长期行肠内营养者,可根据患者情况对容易出现缺乏的营养素(如铁、维生素B、叶酸等)进行不定期测定。

二、营养支持的并发症及其护理

(一)肠外营养支持的并发症

1. 穿刺插管引起的并发症

(1)损伤　如气胸、血胸、皮下气肿、血管神经损伤等。在插管中,掌握熟练的操作技术,严格操作规程,注意动作轻柔,损伤的并发症是可以避免的。

(2)空气栓塞　空气栓塞见于穿刺过程或更换输液器具时,有时也可发生在液体输完未及时补充。预防措施:严格遵守操作程序,插管穿刺时患者应处于头低位,使上腔静脉充盈,置管时患者屏气,置管过程中应快速并及时连接输液管道;加强巡视,及时添加液体,当穿刺插管或更换输液器具时,嘱患者不要深呼吸,小儿应避免哭闹;更换输液器具时,可将导管放在心脏水平以下,以减少空气吸入机会;如发现有空气吸入,应迅速捏住导管,用注射器将空气抽出。

(3)导管意外　如导管栓塞、导管异位、导管断入心脏和肺动脉等。应选择柔软的硅胶管,而不用硬塑料管。导管插入后,应用X射线片定位,如发现异位,应予以调整。

2. 感染　导管引起局部或全身性感染是肠外营养的主要并发症。常见的是化脓性静脉炎,严重者可引起脓毒血症,且发生局部及全身真菌感染的机会较多。感染的主要原因为插管时污染或伤口污染、输入器具或溶液污染和静脉血栓形成等。预防措施:①插管或更换导管入口处敷贴时应严格无菌操作;②选择柔软光滑的导管,操作要轻柔,以防损伤静脉内膜;③导管一经固定,不能随意拉出或插进,如导管阻塞,应将其拔出,不可冲洗后继续使用;④避免从导管抽血或输血及其制品;⑤输入溶液应新鲜配制,输液袋应每日更换。如果患者出现寒战、高热等症状而原因不明时,应考虑导管相关的感染,此时应立即拔管,并将拔出的管尖端进行培养,明确致病菌,以针对性地进行抗菌治疗。

3. 代谢性并发症

(1)高血糖和高渗性非酮症性昏迷　发生高血糖的原因是由于输入葡萄糖太多太快,机体不能及时利用,使血糖水平骤升。高血糖常导致渗透性利尿及诱发脱水,若不及时处理,会发展为高渗性非酮症性昏迷而成为致命的并发症。防治方法:①降低葡萄糖的输注速度;②严重创伤感染、肝功能衰竭、尿毒症、严重烧伤、脑外伤或大手术等是高渗性非酮症性昏迷的诱发因素,影响葡萄糖在体内的代谢及应用,此类患者在滴注营养液时,应从小量开始,逐渐增加,减少葡萄糖而适当增加脂肪乳剂用量;③一旦发生高渗性非酮症性昏迷,应立即停止葡萄糖的输入,用0.45%低渗盐水以950 mL/h的速度输入以降低血液渗透压,同时静脉滴注胰岛素10~20 U,以降低血糖浓度。

(2)低血糖　在使用TNA过程中,输注速度突然减慢,或大量输液突然停止,此时胰岛素的作用仍持续存在,会导致血糖浓度降低,诱发低血糖。防治方法:①TNA应持续慢速滴入;②需要暂时中断静脉营养时,应在24~48 h内逐渐减少葡萄糖用量;

③停输高渗糖时应继续补充5%或10%葡萄糖注射液2~3 h后再停输。

（3）脂肪代谢异常　脂肪代谢异常出现高脂血症，主要与脂肪输注过多、过快或机体利用脂肪降低有关。预防方法是监测患者的脂肪清除率，以指导应用脂肪乳剂。

（4）氨基酸代谢异常　高氨血症和高氯性代谢性酸中毒，现已很少发生。

（5）水、电解质紊乱　如脱水或水潴留、低钠血症、低钾或高钾血症等。故应每日记录患者出入量，定期监测血钠、钾、氯等电解质变化，以便及时调整使用量。

（6）微量元素缺乏　应注意补充钙、镁、磷及微量元素，防止出现低钙血症、低镁血症、低磷血症及微量元素缺乏症。

(二)肠内营养支持的并发症

1. 机械性并发症　常见有鼻咽不适，鼻咽部黏膜糜烂和坏死，急性鼻窦炎，声嘶，咽喉部溃疡和狭窄，食管炎，食管溃疡和狭窄，气管食管瘘，胃、空肠、颈部食管造口并发症等。预防措施主要是加强护理监测，熟练掌握操作技术，选择直径细、质地软的喂养管。

2. 胃肠道并发症

（1）恶心、呕吐与腹胀　主要见于营养液输注速度过快、乳糖不耐受、膳食口味不耐受及膳食中脂肪含量过多等。应针对原因采取相应措施，如减慢输注速度、加入调味剂或更改膳食品种等。

（2）腹泻　腹泻是肠内营养最常见的并发症，主要见于：①营养不良或低蛋白血症时小肠吸收力下降；②乳糖酶缺乏者应用含乳糖的肠内营养膳食；③肠腔内脂肪酶缺乏，脂肪吸收障碍；④应用高渗性膳食；⑤营养液温度过低或输注速度过快；⑥同时应用某些治疗性药物。一旦发生腹泻，应首先查明原因，针对原因进行处置，必要时遵医嘱给予止泻剂。

3. 代谢性并发症　代谢性并发症包括水、电解质、糖、维生素和蛋白质代谢的异常。常见的有高血糖、低血糖、水过多、脱水、低/高钠血症、低/高钾血症及脂肪酸缺乏等，其中最常见的是高血糖和低血糖。应注意监测，及时处理。

4. 感染性并发症　主要有吸入性肺炎和营养液污染导致的感染。

（1）吸入性肺炎　误吸是肠内营养最严重和致命的并发症。误吸后突然发生呼吸道炎症或呼吸功能衰竭，即吸入性肺炎。临床表现为呼吸急促，心率加快，X射线检查发现肺部有浸润影。如果大量的胃肠内营养液突然吸入气管，患者可在几秒内发生急性肺水肿。

治疗原则：①一旦误吸，立即停用肠内营养，并将胃内容物吸尽；②立即从气管内吸出液体或食物颗粒；③即使少量误吸，亦应鼓励患者咳嗽，咳出气管内液体；④如果食物颗粒进入气管，应立即行气管镜检查并清除食物颗粒；⑤行静脉输液及给予皮质激素，以消除肺水肿；⑥应用抗生素治疗肺内感染。

预防措施：①将患者置于半卧位，床头抬高 30°～45°；②经常检查胃潴留情况，如胃内潴留液体超过 150 mL，应停止滴入；③呼吸道原有病变时，可考虑行空肠造瘘；④必要时选用渗透压低的营养液。

（2）营养液及输送系统污染导致的感染　主要是操作不符合标准所致，如营养液和输送管道器具在配液时和更换管道时被污染，插鼻胃管时咽部细菌带入胃内。患者可出现肠炎、腹泻。所以，营养液应现配现用；配液器具要严格消毒；输注营养液管道应定时更换；管道接头处应保持基本无菌状态。

第十二章 危重症患者的营养支持

问题分析与能力提升

李某,男性,40岁,体重70 kg,剧烈运动中滑倒致左股骨干粉碎性骨折。伤后第2天行切开复位加内固定术。卧床40 d左右患者体重减轻至50 kg,并发顽固性肺部感染,未得到有效控制,发展为呼吸衰竭,行气管插管和机械通气,同时留置鼻胃管,转入ICU治疗后生命体征基本平稳。实验室检查:白细胞计数$9.5×10^9/L$,血红蛋白95 g/L,白蛋白30 g/L。

思考:①该患者的营养状况如何?②该患者应选择何种营养支持途径?③该患者可能发生哪些营养支持相关并发症?如何预防和护理?

习题

一、单项选择题

1. 肠内营养支持时,将营养液用注射器缓慢注入喂养管内,每次不宜超过( )
   A. 150 mL B. 200 mL C. 350 mL
   D. 450 mL E. 500 mL

2. 对于需要长期肠外营养者,输入途径以哪项为宜( )
   A. 经鼻胃管 B. 经鼻肠管 C. 经皮胃造瘘管
   D. 经外周静脉输入 E. 经中心静脉输入

3. 哪项不是肠内营养的常见并发症( )
   A. 误吸 B. 厌食 C. 肠道感染
   D. 腹胀、腹泻 E. 恶心、呕吐

4. TPN放置时间不能超过( )
   A. 20 h B. 24 h C. 36 h
   D. 48 h E. 72 h

5. 对于MODS患者,在注入肠内营养时,为防止误吸,检查胃内残留量,正确的是( )
   A. 注入前或期间,每隔4 h抽1次
   B. 注入前或期间,每隔2 h抽1次
   C. 注入前或期间,每隔6 h抽1次
   D. 注入前或期间,每隔8 h抽1次
   E. 注入前或期间,每隔10 h抽1次

6. 肠内营养支持最常见的代谢性并发症是( )
   A. 腹泻 B. 腹胀 C. 黏膜损伤
   D. 吸入性肺炎 E. 高血糖和低血糖

7. 患者,女性,52岁,因腹部刀刺伤行剖腹探查术,术中见脾、回肠、结肠数处刀刺伤口,边缘整齐。
   (1) 术后18 h见患者腹腔引流管流出少量粪渣,此时应考虑患者出现了( )
   A. 肠瘘 B. 肠粘连 C. 肠坏死
   D. 吻合口狭窄 E. 术中冲洗不彻底
   (2) 体格检查:体温37.9 ℃,血压100/75 mmHg,全腹尚软,除切口部位外,无明显压痛、反跳痛,移动性浊音阴性,肠鸣音尚未恢复。患者的处理应首选( )
   A. 手术补瘘 B. 油纱布填塞瘘口 C. 手术切除坏死肠段
   D. 手术扩张狭窄的吻合口 E. 加强腹腔灌洗及负压吸引引流

(3) 此时患者应采取的体位是（　　）
A. 半卧位　　　　　　　B. 平卧位　　　　　　　C. 俯卧位
D. 中凹卧位　　　　　　E. 头低足高位
(4) 患者的营养补充主要依靠（　　）
A. 无渣饮食　　　　　　B. 全胃肠外营养　　　　C. 鼻饲流质饮食
D. 管饲肠内营养剂　　　E. 肠外营养和肠内营养

二、简答题

1. 危重症患者营养支持的目的是什么？
2. 肠外营养和肠内营养的途径分别有哪些？
3. 肠外营养和肠内营养的禁忌证分别有哪些？
4. 如何预防肠内营养患者发生吸入性肺炎？

（平顶山学院　余小柱）

习题答案

单项选择题答案

第一章　1. C　2. C　3. C　4. A

第二章　1. A　2. A　3. E　4. B　5. E　6. B　7. C　8. E

第三章　1. D　2. B　3. A　4. A　5. C　6. B　7. B　8. B　9. D　10. C　11. E
　　　　12. C　13. E

第四章(一)　1. B　2. C　3. B　4. A　5. B　6. A　7. B　8. D　9. D　10. D
　　　　　　11. D　12. D　13. B　14. B　15. C　16. B　17. A　18. C　19. B
　　　　　　20. D

　　　(二)　1. E　2. E　3. C　4. A　5. D　6. A　7. A　8. B　9. E　10. A

第五章　1. A　2. C　3. E　4. A　5. D

第六章　1. A　2. C　3. A　4. B　5. B　6. B

第七章　1. D　2. D　3. A　4. A　5. D　6. C　7. E

第八章　1. E　2. E　3. A　4. A　5. A　6. C　7. A　8. E　9. C　10. C　11. C
　　　　12. C　13. B　14. E　15. E

第九章　1. B　2. C　3. C　4. B　5. B　6. B　7. D　8. A　9. B　10. D　11. C
　　　　12. A　13. C　14. E　15. B　16. B　17. D

第十二章　1. B　2. E　3. B　4. B　5. A　6. E　7. (1)A (2)E (3)A (4)B

参考文献

[1] 张波,桂莉. 急危重症护理学[M]. 4版. 北京:人民卫生出版社,2017.
[2] 邓辉,王新祥. 急危重症护理学[M]. 北京:人民卫生出版社,2016.
[3] 王慧珍. 急危重症护理学[M]. 3版. 北京:人民卫生出版社,2014.
[4] 高晓梅. 急救护理学[M]. 郑州:郑州大学出版社,2013.
[5] 李相中,蒋淑昆. 急危重症护理学[M]. 北京:军事医学科学出版社,2013.
[6] 桑文凤,汪国珍. 急救护理学[M]. 郑州:郑州大学出版社,2011.
[7] 马玲. 急救护理[M]. 郑州:河南科学技术出版社,2010.
[8] 吴在德,吴肇汉. 外科学[M]. 7版. 北京:人民卫生出版社,2008.
[9] 朱子扬,龚兆庆,汪国良. 中毒急救手册[M]. 3版. 上海:上海科学技术出版社,2007.

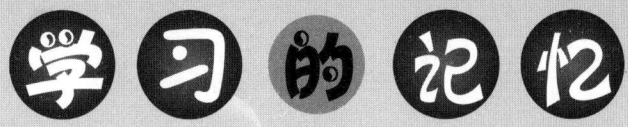

小事拾遗: ……………………………………………………………
………………………………………………………………………………
………………………………………………………………………………
………………………………………………………………………………
………………………………………………………………………………
………………………………………………………………………………
………………………………………………………………………………
………………………………………………………………………………

学习感想: ……………………………………………………………
………………………………………………………………………………
………………………………………………………………………………
………………………………………………………………………………
………………………………………………………………………………
………………………………………………………………………………
………………………………………………………………………………

　　学习的过程是知识积累的过程，也是提升能力、稳步成长的阶梯，大家的注释、理解汇集成无限的缘分、友情和牵挂，请简单手记这一过程中的某些"小事"，冉回首时定会有所发现、有所感悟！

学习的记忆

姓名：_____

本人于20____年____月至20____年____月参加了本课程的学习

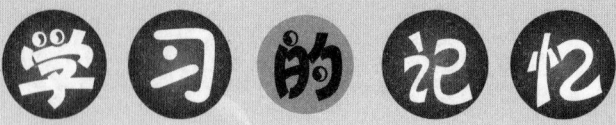
此处粘贴照片

任课老师：_____ _____   班主任：_____

班长或学生干部：_____ _____ _____

我的教室（请手写同学的名字，标记我的座位以及前后左右相邻同学的座位）